Curriculum Development and Evaluation in Nursing Education

护理教育课程设置与评价

（第4版）

原　著　〔美〕Sarah B. Keating, EdD, MPH, RN, C-PNP, FAAN
　　　　〔美〕Stephanie S. DeBoor, PhD, APRN, ACNS-BC, CCRN

主　译　孙宏玉

副主译　安力彬　唐四元　赵　岳　张立力

译　者　（按姓名汉语拼音排序）

安力彬	大连大学护理学院	唐四元	中南大学湘雅医学院
党　芸	北京大学口腔医院	王盼盼	郑州大学护理与健康学院
董超群	温州医科大学	杨晔琴	温州医科大学
范燕燕	滨州医学院	岳容兆	徐州医科大学
马　腾	内蒙古医科大学	岳　彤	大连大学护理学院
苏艾琳	Oakland University School of Nursing	张立力	南方医科大学
孙宏玉	北京大学护理学院	赵倩倩	南方医科大学
孙　玫	中南大学湘雅医学院	赵　岳	天津医科大学
孙　颖	北京中医药大学	周　芳	徐州医科大学

秘　书　岳容兆　王盼盼　赵倩倩

蔡季煜	徐州医科大学	徐天梦	温州医科大学
嵇　艳	南京医科大学	徐鋆娴	嘉兴学院医学院护理学系

U0196893

北京大学医学出版社

HULI JIAOYU KECHENG SHEZHI YU PINGJIA（DI 4 BAN）

图书在版编目（CIP）数据

护理教育课程设置与评价：第 4 版 /（美）莎拉·基廷（Sarah B. Keating），（美）斯蒂芬妮·德布尔（Stephanie S. DeBoor）原著；孙宏玉主译 . —北京：北京大学医学出版社，2022.8

书名原文：Curriculum Development and Evaluation in Nursing Education，4th edition
ISBN 978-7-5659-2637-2

Ⅰ. ①护… Ⅱ. ①莎… ②斯… ③孙… Ⅲ. ①护理学－教育学－课程设置②护理学－教育学－教学评估 Ⅳ. ① R47

中国版本图书馆 CIP 数据核字（2022）第 066099 号

北京市版权局著作权合同登记号：图字：01-2020-6581

The original English language work：
Curriculum Development and Evaluation in Nursing Education，Fourth Edition
ISBN：9780826174413
by Sarah B. Keating EdD，MPH，RN，C-PNP，FAAN and Stephanie S. DeBoor PhD，APRN，ACNS-BC，CCRN
has been published by：Springer Publishing Company New York，NY，USA
Copyright © 2018 Springer Publishing Company，LLC. All rights reserved.

Simplified Chinese translation Copyright © 2022 by Peking University Medical Press.

护理教育课程设置与评价（第 4 版）

主　　译：孙宏玉
出版发行：北京大学医学出版社
地　　址：（100191）北京市海淀区学院路 38 号　北京大学医学部院内
电　　话：发行部 010-82802230；图书邮购 010-82802495
网　　址：http://www.pumpress.com.cn
E-mail：booksale@bjmu.edu.cn
印　　刷：北京瑞达方舟印务有限公司
经　　销：新华书店
责任编辑：赵　欣　　责任校对：靳新强　　责任印制：李　啸
开　　本：787 mm×1092 mm　1/16　印张：16.25　字数：410 千字
版　　次：2022 年 8 月第 1 版　2022 年 8 月第 1 次印刷
书　　号：ISBN 978-7-5659-2637-2
定　　价：85.00 元
版权所有，违者必究
（凡属质量问题请与本社发行部联系退换）

原著名单

Kimberly Baxter, DNP, APRN, FNP-BC Assistant Professor and Associate Dean of Undergraduate Programs, Orvis School of Nursing, University of Nevada, Reno

Stephanie S. DeBoor, PhD, APRN, ACNS-BC, CCRN Assistant Professor and Associate Dean of Graduate Programs, Orvis School of Nursing, University of Nevada, Reno

Susan M. Ervin, PhD, RN, CNE Assistant Professor, Orvis School of Nursing, University of Nevada, Reno

Sarah B. Keating, EdD, MPH, RN, C-PNP, FAAN Professor and Dean Emerita, San Francisco State University, San Francisco, California, and Samuel Merritt University, Oakland, California

Felicia Lowenstein-Moffett, DNP, APRN, FNP-BC, NP-C, CCRN Assistant Professor, Orvis School of Nursing, University of Nevada, Reno

Heidi A. Mennenga, PhD, RN Assistant Professor, South Dakota State University, College of Nursing, Brookings, South Dakota

Patsy L. Ruchala, DNSc, RN Dean Orvis School of Nursing, University of Nevada, Reno

Michael T. Weaver, PhD, RN, FAAN Professor and Associate Dean for Research and Scholarship, College of Nursing, University of Florida, Gainesville

原著主编

Sarah B. Keating（EdD，MPH，RN，C-PNP，FAAN）是内华达大学里诺校区 Orvis 护理学院的荣休教授，讲授护理课程设置和评价、教学设计和评价、护士教育者实习课程，并且是 DNP 项目主任。她自 1970 年开始执教于护理学专业，并于 1982 年获得教学方向的教育学博士学位。Keating 博士曾是罗素贤者学院（纽约特洛伊）研究生项目负责人、旧金山州立大学护理系主任、塞缪尔梅里特大学和圣玛丽大学校际护理项目院长（1995—2000年）、伊克塞尔希尔学院兼职教授、加利福尼亚注册护士教育咨询委员会主席（2003—2005年）。她获得了许多奖项和荣誉，在许多期刊上发表过文章，并获得了 15 项研究资助，其中 2 项来自卫生资源和服务管理局（HRSA）。Keating 博士领导了许多教育项目的开发，包括开业护士、高级实践社区健康护理、临床护士主管、个案管理、入门级 MSN 项目、护士教育者路径、DNP 和 MSN/MPH 项目。她担任护理本科和研究生项目课程设置和评价的顾问，并担任美国西部学校和学院协会（WASC）认证机构实质性改革提案的评审专家。Keating 博士出版了《护理教育课程设置与评价》的第 1～3 版。

Stephanie S. DeBoor（PhD，APRN，ACNS-BC，CCRN）是内华达大学里诺校区 Orvis 护理学院研究生项目副院长，助理教授。她是大学课程委员会成员，讲授护理教育角色和实习课程，以及复杂健康变化患者的照护课程。此外，DeBoor 博士是内华达州斯帕克斯市北内华达医疗中心的患者照护协调员和每日注册护士。她获得了多项荣誉，包括美国护理学院协会（AACN）2013—2014 年的护理学术项目学者领袖，并被授予内华达大学里诺校区最具启发性的教师（2009、2010 和 2012 年）。DeBoor 博士在 *Journal of Nursing Education*、*Journal of Nursing Care Quality* 和 *American Journal of Critical Care* 上发表了文章。

主译前言

围绕健康中国战略，国家对健康事业发展提出新要求，从以治疗为主转向以人民健康为中心，关注生命全周期和健康全过程，这对培养新时代护理人才提出了挑战。课程是实现护理人才培养目标的主渠道，是提高学生创新和实践能力的关键所在，课程质量关乎教育质量，关乎百年大计。深入推进护理专业人才培养质量的提高，迫切要求准确理解课程内涵、优化课程设置与评价，有效发挥课程体系建设在护理教育中的作用。

当前，国家对高等教育质量的关切已逐步深入到课程层面，陆续提出建设一流课程、课程思政等新要求，同时，高等教育国际化战略深层次推进，日益呈现出向课程纵深的发展趋向，要求我们及时了解全球最新的护理教育理念与课程发展现状，同时展现出文化自觉、扎根本土。另外，信息化时代教学形态、资源形态和课程形态的变化，要求护理教育工作者在传承与创新的结合中不断成长。在此背景下，深刻把握课程价值意蕴、加强课程建设的国际交流，显得尤为重要与紧迫。

《护理教育课程设置与评价》（第4版）正是这样一本能帮助我们了解最新护理课程理念和全球护理课程实践的专著。该书针对不同教育层次的课程问题提出了诸多独到见解，帮助我们从中获取国外护理教育更新的理念与知识，同时反思课程实践现状以及自身文化学术传统，进一步汲取本土课程改革的实践经验和智慧，从而推动新时代的护理教育焕发出勃勃生机。本书的翻译工作邀请了国内众多护理教育专家、学者共同参与，是一本能够赋予一线护理教师和管理者理性的力量，进行课程行动研究的指导性书籍，可以帮助教师们在实际的护理教育情境中改进、变革课程教学实践，研究与解决课程问题，提高课程教学质量。

长期以来，北京大学医学出版社坚守医学教育出版阵地，助力护理教育事业蓬勃发展，在本书的翻译出版工作中倾注了大量心血，在此致以诚挚的感谢！本书的翻译工作也得到了北京大学、中南大学、南方医科大学、大连大学、天津医科大学、徐州医科大学、温州医科大学、内蒙古医科大学、北京中医药大学、郑州大学等多家单位的大力支持，本书的顺利出版与各单位参与老师的辛勤付出密不可分。在此，我向各院校及工作团队成员表示由衷的感谢！为保证翻译忠实于原著内容与风格，主译和全体译者尽最大努力，反复斟酌、修改，但由于水平有限，书中仍难免有疏漏与不当之处，恳请广大读者朋友们批评雅正！

孙宏玉

原著前言

从 2006 年《护理教育课程设置与评价》第 1 版出版至今，护理教育的发展和成长是令人欣慰的。护理教育正向高层次教育水平迈进，为护士提供更多接受继续教育的路径，也为学生创造更多攻读学士学位和硕士学位的机会。护理教育者意识到卫生保健系统的复杂性及更多的卫生保健需求，并将高级实践者和领导者等角色融入到博士教育中，以培养更多的护理研究者、学者及教师，维持专业当前水平，并为专业未来发展做准备。

与上一版本一样，Stephanie 和我在考虑逻辑顺序的基础上组织章节架构，期望本书能指导护理教育者或研究生，审视当前项目，并评价其是否需要修订或重新开发新项目。与课程设置和预算管理有关的财务讨论，为课程发展性活动的支持提供了实际且必要的信息。此版在附录中提供了一个有关需求评估和后续项目开发的虚拟案例，为读者提供了审视课程发展过程的机会。除此之外，案例中还提供了一些其他数据供读者开发新课程。本案例将通过网络平台的方式，利用国际上的可能性，建立协作式护理课程。

本书的核心是第 3 篇，首先描述了课程的典型组成，讨论如何将学习理论、教育分类法以及评判性思维应用到护理中，然后描述目前美国可行的护理本科和研究生项目。紧随其后的是统一的护理课程及其影响，并以技术、信息学、在线学习的影响结束本篇。课程设置与评价章节之后是对项目评价、监管机构及认证的概述。为保证护理教育项目质量，护理教育者应熟悉多种制度，如规范、认证及标准的制定。护理教育者不仅需要了解州委员会的法规及专业认证标准，还需结合区域特色，比如区域认证机构的特殊要求。结合规范，在项目实施过程中，定期评估与评价，以确保培养效果及课程的完整性。案例分析描述了专业认证报告及专家现场考察的准备过程，并说明实现专业认证所必须开展的活动。

本书的最后一篇回顾了护理教育相关课程设置与评价的文献。基于美国国家护理联盟确定的护理教育研究重点，在文献综述及对未来研究的建议基础上提出新的研究问题。令人欣慰的是，经过 10 年，相关研究的数量有很明显的增长，但在研究的复制推广及理论构建上，仍然还有很多工作需要去做。最后一章不仅对全书进行了总结，还提出了护理教育工作者面临的问题和挑战。

与 Stephanie 一起工作很开心，她将接管本书未来版本的主编工作。她是一位护理教育者、管理者及临床专家，更重要的是，她是我的好朋友兼同事。这一版本的贡献者们还包括年轻、有经验的专业护理教师和临床医生，他们分别是不同护理教育层次、其他学科、临床专业和美国不同区域的代表。感谢他们以及 Stephanie。我相信护理教育的未来是光明且有保障的。

Sarah B. Keating

护理教育的面貌正在迅速变化，将教育项目向研究生水平推进的需求越来越迫切。技术的发展增加了通过线上、远程教育项目接受教育的机会。当在线课程以更快、更经济的方式提供同样的教育水平时，面对面、现场授课的项目将面临挑战。此外，课程的开设方式也满足了非全日制学生的需求。课程设置与评价是一门超越了教学方法的艺术与科学。本书为护理学生、新教师以及经验丰富的教师提供必要的内容，以帮助他们在多变的环境中迎接挑战。本书不仅描述了当前护理课程的演变过程，还提供了护理课程设置与评价必要的理论、概念及工具。

我很荣幸有机会与 Sarah 共同撰写本书。她是我的导师、最有力的支持者及挚友。尽管她认为这种可能性很小，我还是希望我能说服她继续为下一版贡献内容。我很惶恐，也很激动地接过了火炬，那么我将会珍惜这个机会。同时，能贡献我的护理知识，并支持那些将护理教育作为未来追求的人，我感到非常自豪！

Stephanie S. DeBoor

有资格的教师可以通过联系 textbook@springerpub.com 获得辅助材料，包括教师手册和幻灯片。

目　录

第1篇

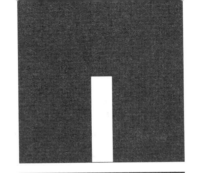

护理教育概述：历史、课程设置和批准流程以及教师的角色

Sarah B. Keating

Stephanie S. DeBoor

护理教育中的课程设置和评价概述

本书第4版主要探讨了护理教育课程设置与评价的基本理论、概念和科学性，并将其与教学过程的艺术性和科学性分开，可供新老教师和护理教育学习者使用。课程展示了教育项目的目标，为如何实施和最终评价有效性提供了指导方针。论述了一些与教学策略有关并有助于课程计划实施的主要理论和概念。

要讨论课程设置，就应有定义。本书将课程定义为：提供特定教育项目的哲学理念基础、目标和指导方针的正式学习计划。本书中正式课程始终使用这个概念，同时承认非正式课程的存在。非正式课程包括学生、教师、管理人员、工作人员和消费者在正式计划课程之外体验的活动，具体包括人际关系、体育/娱乐活动、学习小组、组织活动、特别活动、学术和个人咨询等。虽然本书侧重于正式课程，但护理教育工作者应牢记和利用非正式课程的影响，来加强正式课程的学习活动。

为正确地看待课程设置和评价，应回顾美国护理教育历史，以及它为今后的课程设置者提供的经验教训。本书第1篇审视了护理在高等教育历史中的地位，以及教师和管理人员在设置和评价课程中的作用。护理课程目前正在经历改革，特别是在基于互联网和教学策略技术应用的基础上，课程和项目的数量呈现大幅度增长。当今强调学习者和学习结果的测量，将安全和质量概念、循证实践、转化科学和研究融入课程，为护理教育者提供了令人兴奋的挑战和机会。今后的课程需要以学习者和消费者为中心进行逐步整合，通过建立用以衡量项目质量的结果测量手段，以追求卓越。此外，也需要课程设置与评价的研究为护理教育的循证实践提供依据。

美国护理教育历史

第 1 章追溯了从第一所南丁格尔护士学校到现在的美国护理教育历史。专业教育和社会需求的趋势影响了护理教育项目，如早期是学徒型学校，现在绝大多数是高等院校。尤其需要强调的是，高等院校的自由教育与自然科学教育在护理教育中发挥着重要作用，为护理工作所必需的评判性思维和临床决策的发展奠定了基础。

第 1 章回顾了社会和世界上影响护理实践和教育以及卫生保健系统变化的重大历史事件。20 世纪主要的世界战争增加了对护士的需求，护理教育系统为满足这一需求培养了一批人才。20 世纪中叶，社区学院出现的护理教育引发了关于实施护理教育的持续争论。近年来，护理实践博士（doctor of nursing practice，DNP）项目呈现快速增长趋势，随着其在高级实践、护理领导力和教育中的地位确定，护理专业的关注点转移到如何应对卫生保健和人口需求的变化上来。

教育环境变迁中的课程设置和批准过程

第 2 章论述了改革或创建新课程时教育项目所经历的组织结构和过程，以及教师在实现改革中的角色和职责。管理人员在组织和开展评价活动中发挥领导作用。为了将课程与现实结合，走出"象牙塔"，教师和管理人员必须将学生、校友、雇主及毕业生的服务对象纳入到课程建设和评价过程中来。

此章介绍了高等教育院校课程设置批准过程的经典模型，以及护理教师参与院校管理的重要性。学院和大学的管理组织通常包括课程委员会或类似的由选举出的教师组成的委员会，这些委员会有项目层面、学院层面和（或）大学层面的，通过他们的审查提出严格的学术要求，确保了教育质量。

在学术界，课程"属于教师"是一条基本规则。在高等教育中，教师被尊为其特定学科的专家，如护理、临床专业或行政管理、卫生保健政策、个案管理等职能领域。护理教师必须对项目进行定期审查，以保持课程充满活力，适应社会的变化、人口的卫生保健需求、卫生保健服务系统和学习者的需要。重要的是衡量该项目在为今后的环境培养护士方面是否成功。因此，鉴于学生进入毕业生队伍还需要几年时间，今后的实践必须要融入课程中。在护理领域，我们要培养善关怀、有能力、自信的开业护士或临床护士。同时，课程必须符合专业和认证标准。虽然建立在认证标准和专业标准基础上的课程可能不太受欢迎，但事实上，将标准融入课程有助于管理人员和教师为项目的批准、审查和认证做好准备。

无论是新教师还是经验丰富的教师，都在课程设置、实施和项目评价等方面发挥着重要作用。虽然教师倾向于只关注自己参与的课程部分，但必须要意识到教育项目是一个整体，只有这样，课程才能始终忠于其培养目标、学习目标（学生学习结果）和实现培养目标所必需的内容。完整的课程需要遵循课程计划，同时要为教师和学生提供识别项目不足或提出项目更新和修订需求的机会，这些需求涉及课程其他教师和协调员的想法、课程审查和改革进程中的评估和行动等级。

第1章

美国护理教育历史

Susan M. Ervin

本章目标

学习完第1章，读者能够：

- 比较19世纪与20世纪、21世纪的重要课程事件
- 列举两次世界大战对护理教育发展的影响
- 区分不同的入门级护士培养课程
- 列举护理研究生教育发展的重要里程碑
- 回顾护理教育项目发展最关键的十年，即证书教育、大专、学士、硕士或博士学位
- 评价护理教育历史对今后课程设置和评价活动的影响

概　述

　　正规护理教育始于19世纪末，当时美国内战和工业革命等事件强调需要训练有素的护士，采用弗洛伦斯·南丁格尔护理教育模式建立的以医院为基础的护理项目在整个19世纪和20世纪蓬勃发展。但后来，南丁格尔模式几乎消失殆尽，医院学校培训学生强调为医院服务而不是培养护士。早期具有改革精神的护士如 Isabel Hampton Robb、Lavinia Dock 和 Annie W. Goodrich，为建立以自然科学和社会科学为基础的护理教育奠定了基础。到20世纪20年代，护理课程在大学里出现。第一次世界大战和第二次世界大战强化了护士受到良好教育的重要性，军队护士学校和军队护士学员队极大地促进了护理教育迈向大学环境。

　　20世纪50年代，社区学院热衷于护理教育，所以设置了大专课程，Mildred Montag 的论文概述了在这种环境中技术护士的培养情况。社区学院的护理教育，以及美国护士协会（American Nurses Association，ANA）在大学里开设护理教育的建议，引发了护理教育的一段动荡时期。到20世纪下半叶，护理硕士和博士研究生教育项目在全国范围内建立起来。进入21世纪，研究生教育的学科性进一步加强。

起源

在过去的 150 年里，护理教育随着战争、经济波动和美国人口统计等重大事件而不断变化。美国内战是促进正规护理教育的最初里程碑。内战前，很多妇女为家庭提供护理服务，拥有丰富家庭护理经验并需要谋生的年长妇女可能经口头推荐去照顾邻居或雇主（Reverby，1987）。尽管护理工作不符合妇女行为准则，但在内战期间，还是有大约 2000 名未经训练但心地善良的爱国妇女从家中到战场上为士兵提供护理。不幸的是，由于教育缺乏、设施不足和卫生条件差导致士兵死亡的人数比子弹造成的死亡还多，护士接受正规教育的必要性显而易见。其他促进正规护理教育的因素还包括医院从贫困地区向应用新医学知识的场所的转变，以及引发贫民窟和疾病增多的工业革命（Rush，1992）。

正规培训的萌芽

弗洛伦斯·南丁格尔被认为是现代护理学的奠基人，她创立的护理教育模式已经持续了 100 多年。她认为教育是必要的，"不仅教要做什么，还教如何去做……以及为什么要做"（Nightingale，1860）。1872 年，新英格兰妇幼医院成为了第一所提供正规护理培训项目的美国学校。虽然它不是基于南丁格尔模式，但学校提供了一年制课程。除了 12 小时的讲座外，学生们还学习如何采集生命体征和使用绷带包扎。有趣的是，学生们不允许知道他们给患者服用药物的名称，药瓶都是用数字做标记的。1875 年，课程延长到 16 个月（Davis，1991）。Linda Richards 是美国第一位受过训练的护士，在学校开学的第一天就进入了这所学校。毕业后，她在其职业生涯中致力于护士培训学校的组织，指导马萨诸塞州总医院波士顿护士培训学校以及至少另外五所学校的发展（Kalisch & Kalisch，2004）。

第一所南丁格尔学校

南丁格尔的教育模式认为护士学校应保持自主，不隶属于附属医院，并制定严格的教育标准（Anderson，1981；Kelly & Joel，1996）。学校重点关注的应该是教育，而不是为医院服务。1873 年，美国开办了三所以南丁格尔模式开展护理教育的学校：纽约市的贝尔维尤培训学校、哈特福德的康涅狄格州培训学校和波士顿的波士顿培训学校。贝尔维尤培训学校开设了两年制课程，第一年包括讲课和临床实践，第二年侧重于临床实践（Kalisch & Kalisch，2004）。尽管实践主要是为医院服务（与南丁格尔模式相反），学习也是偶尔进行，但在贝尔维尤出现了多个有意义的第一次，包括跨学科查房、患者病历保存以及采用第一套学生制服（Kelly & Joel，1996）。

康涅狄格州培训学校开学时有四名学生和一名护士长。到第一年年底，有近 100 名申请人，到第二年年底，毕业生进入了私人护理领域。在办学的第六年，学校发行了一本《纽黑文护理手册》。该学校还发明了护士帽，戴大帽子是为了包住当时不属于"病房"的精致发型（Kalisch & Kalisch，2004）。波士顿培训学校是美国第三所学校，其最初目标是为自立的妇女提供理想的职业，并为社区提供私人护士，很少关注授课或临床指导。1874 年，Linda Richards 成为学校的第三任院长，对学校进行了重组，开始了教学指导。总的来说，"证明了受过训练的护士比未经训练的护士更好"（Kelly & Joel，1996，p. 27）。

20 世纪早期

到 20 世纪初，美国已开设了 2000 多家培训学校。几乎没有例外，学校优先考虑的都是

"服务第一、教育第二"，放弃了南丁格尔的教育原则（Kelly & Joel，1996）。大多数护士学校的三年制课程主要包括在职培训、医师授课以及长时间的临床实践。学生为医院提供护理服务，作为回报，他们在完成培训后获得了证书和徽章。基于空闲及服务的需求，学生们一个接一个地加入项目中。他们所服务的患者大多贫穷，没有家人和（或）家庭提供护理。从学校的角度来看，毕业生是培训学校的副产品，而不是目的（Reverby，1984）。

南丁格尔的著作《护理札记：什么是该做的，什么是不该做的》于 1859 年出版。几十年来，它一直是护理领域唯一的教科书，而可供学生使用的其他教科书主要是由医生编写的。美国第一本护士撰写的教科书《护理教科书：供培训学校、家庭和私立学校学生使用》是由 Clara Weeks（其后的 Weeks-Shaw，1902）撰写的。她是纽约医院 1880 年的毕业生，也是帕特森总医院学校的创始院长（Obituary，1940）。这本教科书能让毕业生减少对课程笔记的依赖，提供由于讲座取消或学生疲劳而错过的信息，强化了护理不仅需要良好品质的观念，而且对培训学校的期望产生了标准化的影响作用。

有趣的是，在 20 世纪初期，医院培训学校并不代表护理教育的唯一途径（V. Bullough，2004）。作为 21 世纪的先驱，远程学习提供了一种可选择的教育途径，函授学校应运而生，并被视为令人满意的医院学校的替代方案。这些学校中最著名的是纽约州的肖托夸护士学校，成立于 1900 年，提供包括普通护理、产科和外科护理在内的三门函授课程。它吸引学生的原因有很多，包括可能因年龄太大（超过 35 岁）而无法入读医院学校、已婚（因此没有资格上医院学校），或所居住的社区没有护理院校。20 世纪 20 年代，认证和注册机构的兴起迫使这些学校关闭（V. Bullough，2004）。

19 世纪末和 20 世纪初的（护士教育学校）报告和标准

随着护士学校的数量和训练有素的护士人数的增加，人们认识到教育和实践的组织和标准化的必要性。作为 1893 年哥伦比亚博览会的一部分，国际慈善会议在芝加哥举行。约翰·霍普金斯医院培训学校的创始负责人和护理部主任 Isabel Hampton 在策划护理会场方面发挥了领导作用，她汇报了一篇题为"护士教育标准"的论文，指出医院有责任为护理学生提供实际的教育，还敦促护理部主任共同努力建立教育标准（James，2002）。Hampton 的论文中建议将培训期限延长至 3 年，"实践培训"缩短至每天 8 小时。她还建议录取学生要有"入学开始时间……并根据公立院校通常采用的学期进行学年划分"（Robb，1907）。Hampton 发起了一次护理部主任非正式会议，为在美国和加拿大成立美国培训学校监督协会（American Society of Superintendents of Training Schools，ASSTS）奠定了基础。该协会后来于 1912 年更名为美国国家护理教育联盟（National League of Nursing Education，NLNE）。这也是第一个由女性组织和控制的具有专业性质的协会（V. Bullough & Bullough，1978）。

1893 年，《汉普顿护理：医院和私人使用的原则和实践》出版。前 25 页专门介绍了一所培训学校，包括实体设施、图书资源以及有关教学内容和临床轮转的 2 年课程计划（Dodd，2001）。1912 年，美国培训学校监督协会（ASSTS）更名为美国国家护理教育联盟（NLNE），其目标是为继续设置正规课程而努力。1915 年，Adelaide Nutting 对护理教育现状发表了评论，美国国家护理教育联盟（NLNE）提出了护士学校的标准课程，分为七个领域，每个领域包含两门及以上课程。它们非常重视学生的活动，包括观察、准确记录、参与实体解剖、实验和提供患者护理（Bacon，1987）。1925 年，护士学校等级评定委员会成立，从 1926 年到 1934 年一直致力于根据调查表的答案形成"等级评定"，并给予每所学校与其他参与学校不同的有关其自身特点的个性化反馈（Committee on the Grading of Nursing Schools，1931）。

在 1917 年、1927 年和 1937 年，美国国家护理教育联盟（NLNE）以书籍形式出版了一系列的课程推荐，分别是《护士学校标准课程》《课程设置》和《课程指南》。《护士学校标准课程》由一个相对较小的团队开发，但是《课程设置》和《课程指南》则经历了漫长过程并伴随广泛投入。出版的课程推荐旨在呈现好学校正在做的事情或想要达到的目标。虽然它们描绘了 20 年间的变化，但不能被视为典型学校的缩影。与之前版本相比，每一版本都呈现了实质性的变化。虽然各个版本都涉及相同的课程主题，但每十年的细节和特异程度都在增加。实际上，1937 年出版的这本书明显增加了篇幅，使其能恰如其分地冠以"指南"这一标题。

新一版的《课程设置》都比前一版增加了课堂时间，减少了患者护理的推荐时间，导致护理服务更加昂贵，也提高了对教育水平的要求：4 年高中（1917 年暂时允许 2 年），1927 年要求 4 年高中，到 1937 年除高中外还要求 1～2 年的大学或师范学校经历（NLNE，1917，1927，1937）。

尽管美国国家护理教育联盟（NLNE）倡导护理教育改革，但仍然有必要建立一个受训护士的全国性协会。贝尔维尤培训学校于 1889 年成立了第一个校友会，到 1890 年，美国有 21 个校友会（Kalisch & Kalisch，2004）。1896 年，在 Isabel Hampton 的协助下，受训护士全国性协会的建立得以实现。美国和加拿大护士联合校友会成立，并着手制定章程和细则，1 年后，章程和细则得以颁布，Robb 女士当选第一任会长。最初的参与者中没有注册护士，因为当时还没有执业法（www.nursingworld.org）。1911 年，护士联合校友会更名为美国护士协会（Kalisch & Kalisch，2004）。

多样化的护士学校

Mary Mahoney 是第一位非裔美国护士，于 1878 年 3 月 23 日进入新英格兰妇幼医院护士学校。她被这所学校录取，在当时的美国社会是独一无二的，因为大多数教育机构那时还没有实现种族融合（Davis，1991）。然而，这种种族融合的缺乏并没有阻止非裔美国妇女进入护理行业。1891 年，芝加哥的普罗维登特医院成立，这是第一所非裔美国护士培训学校（Kelly & Joel，1996）。

霍华德大学护士培训学校成立于 1893 年，其培训非裔美国护士以照顾内战后定居在华盛顿特区的许多黑种人，该校于 1894 年转入弗里德曼医院，到 1944 年已有 166 名学生（Washington，2012）。其他非裔美国护士项目也经历了这种快速扩张（Kalisch & Kalisch，1978）。弗里德曼医院学校于 1967 年并入霍华德大学，最后一届学生于 1973 年毕业。霍华德大学护理学院从 1974 年开始授予学士学位，并于 1980 年开设了护理学硕士学位。在 1954 年"布朗诉教育委员会"案判决后，主要为非裔美国学生服务的护士学校开始减少，到 20 世纪 60 年代末，全美国的护士学校已完全实现种族融合（Carnegie，2005）。

第一所美国本土护士学校是成立于 1930 年的萨奇纪念医院护士学校，位于亚利桑那州东北部的加纳多，它是保留地第一个获得认证的三年制护理项目（Charbonneau-Dahlen & Crow，2016），隶属于长老会国家传教会建造的萨奇纪念医院的一部分，为印第安人提供护理（Kalisch & Kalisch，1978）。到 1943 年，学校招收有不同背景的学生，包括美洲原住民、西班牙裔、夏威夷人、古巴人和日本人。在 20 世纪 30—40 年代，这种少数族裔女性的培训和文化交流在美国独一无二（Pollitt，Streeter，& Walsh，2011）。此护士学校一直运作到 1951 年，经费减少和对学士学位教育的日益重视是它关闭的主要原因。1993 年，北亚利桑那大学在萨奇纪念学校所在地开设了第一个基于保留地的护理学士学位项目（Charbonneau-Dahlen & Crow，2016）。

男性护理教育

美国内战鲜为人知的遗留问题是将男性纳入护理领域。以诗歌闻名的 Walt Whitman 是内战中的一名护士，他在华盛顿特区照顾受伤的士兵 5 年，是早期的整体护理从业者。他将积极倾听、治疗性接触和给予患者希望结合在一起（Ahrens，2002）。在 19 世纪末，很少有护士学校能容纳男性，少数学校提供了将男性培养为"服务生"的压缩版课程。马萨诸塞州的麦克莱恩庇护士学校是最早提供男性护理教育的学校之一。1882 年，其通过设置两年制课程，为当时的精神卫生机构培养毕业生。由于这些机构的治疗包括施加约束（例如，穿约束衣）和"盆浴"（将患者放在浴缸中，将木盖锁定在浴缸中，仅露出患者的头部），需要有体力的男护士来施加这些约束措施（Kenny，2008）。

1888 年，Darius Mills 在纽约市的贝尔维尤医院建立了第一所真正的正规男性护士学校。亚历克西斯兄弟医院护士学校是最著名的男性护士学校之一，开办于 1898 年，1969 年关闭时是最后一家男性护士学校（LaRocco，2011）。尽管在该学校的早期仅招收宗教信徒，但自 1927 年起学校开始接受非宗教学生。1939 年，该校与德保罗大学建立了合作关系，因此学生可以修读生物学和其他科学课程以申请学士学位。1955 年，学校获得了美国国家护理联盟（NLN）的正式认证。到 1962 年，有 13 名全职教师和 8 名讲师教授，毕业班有 42 名学生。这是该学校历史上人数最多的班级，也是全国男性护士学校中最大的班级之一（Wall，2009）。到 20 世纪 60 年代中期，大多数医院的护理项目都招收男性。此学校的最后一届学生毕业于 1969 年。

多样化的民族和种族群体占美国人口的 1/3 以上（U.S. Census Bureau，n.d.），护理教育力求确保该专业反映出国家的多样性。2016 年，有 31.5% 的本科护理学生并非白种人（10.6% 非裔美国人，10.5% 西班牙裔，0.5% 美洲印第安人，7.4% 亚太岛民，2.4% 两个或多个种族）；在研究生项目中，33.6%（硕士）至 34.6%（博士）学生并非白种人。男性本科护理学生占 12%（AACN，2016）。

入伍服役：战时护理教育

在第一次世界大战之前，护士在美国内战和美西战争中服役（1898 年 4—8 月）。与美国内战不同的是，只有从正规培训学校毕业的护士才有资格参加美西战争。疾病再次造成重大死亡，如黄热病夺去了士兵和护士的生命（Kalisch & Kalisch，2004）。在美西战争之后，对训练有素护士的需求增加，陆军护士队和海军护士队在 20 世纪初成立。

第一次世界大战

当美国参加第一次世界大战时，护士学校的入学人数增加了大约 25%（Bacon，1987）。第一次世界大战期间影响护理教育的两个现象是瓦萨护士训练营的发展和陆军护士学校的成立。瓦萨护士训练营成立于 1918 年，其目的是招收女性大学毕业生参加为期 3 个月的强化课程，内容涉及自然科学和社会科学以及基础护理技能。在这个课程之后，学生们在选定的35 所护士学校中完成最后 2 年的学业（Bacon，1987）。进入瓦萨训练营的 439 名大学毕业生中，418 人完成了课程，进入了护士学校，接替了进入陆军服役的护士，并在接下来的几十年中担任了护理领域的重要领导职务（Kalisch & Kalisch，1978）。尽管时间短暂，但是瓦萨训练营为在大学教育的基础上培养护理能力提供了机会，并最终促成了护理教育进入大学环境（Bacon，1987）。

1918 年，美国护士协会主席 Annie W. Goodrich 提议建立一所陆军护士学校，以回应那些强烈认为战争背景下护士的教育准备时间应该缩短的群体。在 Frances Payne Bolton 这样的护理领导者，以及美国国家护理教育联盟（NLNE）和美国护士协会的支持下批准成立此学校，战争部长 Annie Goodrich 成为第一任院长。她根据美国国家护理教育联盟（NLNE）于 1917 年出版的《护士学校标准课程》开发了课程（Kalisch & Kalisch，1978）。

第二次世界大战和军队护士学员队

第二次世界大战要求所有身体健全的年轻男子服兵役，尽可能地动员妇女参与就业或志愿服务。从 1941 年中期到 1943 年中期，在联邦政府的帮助下，护士学校增加了招生人数。获得证书后的护士完成了基础课程后的工作，以填补入伍护士的职位，一些停止工作的护士重新执业（Roberts，1954）。尽管为实现护士增长做出了必要的努力，但医院仍举步维艰，军队需要更多的护士。国会于 1943 年 6 月通过了《博尔顿法案》，该法案授权开展一系列名为"军队护士学员队"（Cadet Nurse Corps，CNC）的活动。这是一种避免民用医院崩溃，为军队提供护理，并确保护士学员得到充分教育的机制（Kalisch & Kalisch，1978）。

赞助培训学校的医院意识到，如果军队护士学员队（CNC）学校的招生人数超过非军队护士学员队学校，就意味着后者将几近关闭或彻底萎缩。因此，尽管医院必须建立单独的学校费用会计制度，他们还是签约以满足州护士检查员委员会的要求，并使军队护士学员队（CNC）顾问满意，同时允许他们的学生在项目的最后 6 个月内前往联邦服务，而不是服务于最需要他们的家乡学校。来访的顾问考察了教师人数和资历、可供学习的临床设施、课程、学生的临床和课堂学习时间、学校开设 30 个月速成课程的能力以及学校可以容纳的最佳学生人数。学校被迫增加班级规模和每年录取的班级数量，利用当地学院教授基础学科以节省护理教师的时间，并出于教育原因和为了腾出宿舍空间让更多的学生入学而与精神病医院建立附属关系（Robinson & Perry，2001）。

据估计，民用医院提供了 80% 的医疗服务的学生们经历了实践环境的变化，除了提供直接护理，学生现在决定什么可以安全地委托给红十字会志愿者和任何可用的有偿助手。由于人员短缺，护士不得不仔细地确定优先次序，所有这些情况都促进了学生的学习。顾问人员为华盛顿的美国公共卫生服务（U.S. Public Health Service，USPHS）和各学校之间提供阐释和联络，他们的热情及对缺点的指出、改进目标策略的制定，是项目成功的关键因素，同时也可以改进护理教育。如果没有联邦政府的财政资源来支付学生和学校的某些费用，并提供咨询、审计和公共关系 / 招聘职能，这些目标就无法实现。

其他战争

护士继续在战争中服役，包括朝鲜战争、越南战争、海湾战争沙漠风暴行动和持续的中东危机。教育激励措施，特别是陆军学生护士项目和预备役军官训练计划，用特定年份的现役服务的特定年限作为交换来帮助护生支付教育费用（Vuic，2006）。

当前实践教育路径的演变

在两次世界大战期间，大学成为高等教育的主要机构（Graham，1978）。在 1920—1940 年，18 ～ 21 岁年龄段的女性上大学的比例从 7.6% 上升到 12.2%。男性的比例增长得更快，因此女性在学生中的比例从 1920 年的 43% 下降到 1940 年的 40.2%（Eisenmann，2000；Solomon，1985）。在 20 世纪的前十年中，诸如费城的德雷塞尔、布鲁克林的普拉特、罗切斯特的机械学院、波士顿的西蒙斯学院和芝加哥的西北大学等技术学院为护理专业的学生提供课程（Robb，1907）。1917 年，《护士学校标准课程》的设计者对护理教育与大学制度的关系进行了思考，他们建议护士学校的理论教学应相当于 36 个单元或者大约 1 年的大学，而临床工作应相当于 51 个单元。尽管 20 世纪 20 年代早期在洛克菲勒基金会资助的 Goldmark（1923）的报告《美国的护理和护理教育》中有所提及，但直到 20 世纪 30 年代，仍很少有人积极倡导将护理教育与高等教育机构相结合。起初，大学教育只是为培训学校的领导者而设计的。

教育者希望建立独立的护士学校，关注教育目标和将学生从医院学徒制、在职学习课程中解放出来。这些教育家对耶鲁大学护理学院满怀希望，该学院由洛克菲勒基金会于 1924 年资助建设，由坚定而受人尊敬的 Annie W. Goodrich 领导。同样令人鼓舞的还有 1923 年 Francis Payne Bolton 资助的凯斯西储大学的项目开设。1930 年，洛克菲勒、卡内基和联邦基金共同资助了范德比尔特大学。1925 年，芝加哥大学建立了护理学院，由杰出但已停办的伊利诺伊州培训学校捐赠（Hanson，1991）。迪拉德大学成立于 1942 年，拥有雄厚的基础支持和政府与战争相关的基金。洛克菲勒基金会的护理顾问 Mary Tennant 称迪拉德护理分会是"美国护理教育中最有趣的发展之一"（Hine，1989）。尽管这些都是里程碑式的事件，但是捐赠并没有解决护理教育中所有的问题。他们虽然资助了重大项目改革，但却仍然无法满足后来几十年的认证标准的要求（Faddis，1973；Kalisch & Kalisch，1978；Sheahan，1980）。

本科教育

20 世纪 30 年代中多样化的本科课程在 20 世纪 50 年代成倍增加。正如一位教育学家在 1954 年所写的，"本科项目似乎仍处于实验阶段。它们在目标、结构、主题内容、入学要求、升学要求和毕业时授予的学位方面各不相同，一些开设本科项目的学校仍然培养专科方向的护士，另一些则从传统概念出发，试图培养刚开始工作的全科护理毕业生"（Harms，1954）。

尽管有一些项目在 5 年的学习中贯穿了通识教育和基础科学课程，但大多数项目在 3 年的护理专业培养前或后增加了 2 年的大学课程，或者将 2 年的大学课程拆分开，穿插在护理专业培养中（Bridgman，1949）。斯基德莫尔学院的教育家 Margaret Bridgma 咨询了大量护士学校，在她面向大学和护理教育者的书中都提到了"高级护理专业"（Bridgman，1953）。Bridgman 建议对已获得证书的学生进行单独评价，并根据先前的学习情况，包括护理专业课程和一学期学术工作的成功完成情况，临时授予学分，该学生项目将由缺少的通识教育和先修课程以及专业课程组成，不同地方授予学分的实践差异很大，因此护士可能需要 1.5 ～ 3 年的时间来完成本科学习。

鉴于护理相关知识的不断扩展，20 世纪 60—70 年代初，对于有 5 年课程历史的项目来说，缩减到 4 学年倍加困难。在 20 世纪 70 年代早期到中期，鉴于重症护士评估技能要求的提高以及硕士学位强调专科性和开业护士资格（NP）项目，促使了本科项目纳入更复杂的技能（Lynaugh & Brush，1996）。为了缩小新毕业生技能与最初就业要求之间的差距，以及很多关于"现实冲击"的讨论，本科项目构建了让学生们能够重点进行技能组织和整合技能练习的终期临床护理实习。

20 世纪 80—90 年代初，再次出现护士短缺。由于这一短缺的严重性，速成护理学本科和入门级硕士教育项目得以发展（Keating，2015）。这些项目想吸引非护理专业的学生，帮助他们积累学习经验，提供在 11 ～ 18 个月内获得学士学位和额外 12 ～ 24 个月获得硕士学位的途径（AACN，2015）。

认证

从普通护士学校的角度来看，实地认证的可能性在 20 世纪 50 年代成为现实。美国国家护理教育联盟（NLNE）制定了认证标准，并从 1934—1938 年进行了试点访问。从 1939 年开始，学校可以自行报名认证访问，为了有资格进入美国国家护理教育联盟（NLNE）发布的第一批认证访问名单中，尽管战争极大地增加了工作量、人员流动和全面破坏，但仍有 100 所学校有勇气和精力为认证评价做准备，并在 1945 年被判定为合格。然而，许多获得临时认证资格的学校，在第二次世界大战结束时仍需重新认证。自 1920 年以来，美国公共卫生护理组织（NOPHN）一直负责认证公共卫生的高级项目，但最近其关注点转移到了对本科和硕士层次的专科（specialty）项目以及全科本科项目中的公共卫生内容（Harms，1954）。到 1948 年，这些组织连同天主教医院护理教育理事会将认证职能移交给了美国护理评估服务机构（National Nursing Assessment Service，NNAS），并于 1949 年在美国护理服务改进委员会（National Committee for the Improvement of Nursing Services，NCINS）发布基于调查的学校临时分类的 1 个月前，美国护理评估服务机构（NNAS）发布了第一份认证项目的综合名单（Petry，1949）。

美国护理评估服务机构（NNAS）与之前的学员护士项目很相似，选择一个设计好的策略引导具有基本实力的学校进行改进，并于 1952 年发布了第一批获得临时认证的学校名单，给这些学校 5 年时间进行改进以及获得完全认证的资格。在此期间，NNAS 还开展了许多特别会议，提供自我评价指南并派专家顾问访问学校。到 1957 年，获得完全认证学校的数量增加了 72.4%（Kalisch & Kalisch，1978）。认证规范促进并引导了医院学校课程的改革（Committee of the Six National Nursing Organizations on Unification of Accrediting Services，1949）。最终，推动改革的力量终究主要来自外部，包括由医院受托人和医生所提供进行调解的高等教育的公共期望，以及到目前已经获得认证信息的学校为了争取潜在生源而进行的项目之间的竞争。到 1950 年，所有的州都参与设置州委员会考试，这是另一个让弱势学校改进或关闭的衡量标准。

1948 年，尽管富有影响力的 Carnegie 和 Sage 基金会资助了《未来护理》，建议将护理教育向普通高等教育广泛转移，但护理学最早的集中认证机制还是像之前的等级评定委员会一样将大量精力集中在改进证书学校上（E. L. Brown，1948；Roberts，1954）。为什么存在这种目标与实际工作看起来似乎不匹配的情况？部分原因源于现实：学生在医院学校就读，不管理想与否，他们需要尽可能最好的培养，因为护理服务会反映出培养质量。此外，许多本科项目的质量还有很多不尽如人意的地方，而且其容纳更多学生的能力有限，因此不能作为证书项目的直接或理想的替代品加以推广。尽管到了 1957 年，已经有 18 个大专项目（Kalisch & Kalisch，1978），但没有人预见到它们在未来 10 年里的增长速度。最后，随着教育场所从医院转移到高校，对社会责任感的共识使护理人员持续在医院和其他场所提供基本服务（Lynaugh，2002）。

大专教育

在 20 世纪 40 年代中后期，美国国家护理教育联盟（NLNE）与社区学院讨论了大专护理教育的可能性（Fondiller，2001）。1945 年，美国大专协会（American Association of Junior Colleges，AAJC）显示出对护理学的兴趣；不过那时的课程设置和招生是两大主要挑战。1946 年 1 月，由大学护理学院协会（Association of Collegiate Schools of Nursing，ACSN）代表的委员会，建议其考虑在社区学院开展护理教育。在 1949—1950 年间，委员会与美国国家护理教育联盟（NLNE）和护理学院联合会一起讨论了这一层次的护理教育。讨论的重点是"布朗"报告，即罗素·萨奇基金会社会人类学家 Esther Lucille Brown 撰写的《未来护理》（E. L. Brown，1948），从护理方面来说，委员会的系列工作意义重大。1947 年，美国国家护理教育联盟（NLNE）理事会通过了将护理教育纳入高等教育体系的政策目标。同样在 1947 年，哥伦比亚大学师范学院教师发起了一个规划过程。年轻的经济学家 Eli Ginzberg 认为，可以将护理看作一整套功能和角色，而不是单一的角色或工人类型，他认为护理至少需要两种类型的从业人员，一种是专业人员，另一种是技术人员（Haase，1990）。从 1947 年秋开始，Brown 开始与护理领导者们开会，走访了 50 多所学校，完成了报告，并于 1948 年 9 月发布。她认为，一个"床旁护士毕业生"或许比一个实践护士需要更多的培养，但比经过全面训练的专业护士要少。1949 年初，美国国家护理教育联盟（NLNE）为与社区学院的合作寻求资金，并得到罗素·萨奇基金会和凯格洛基金会的积极响应，获得了大力支持（Haase，1990）。

该委员会报告，社区学院可以制定以下两种类型护理项目的任一种：①两年制项目，其可以转到能授予学士学位的大学项目；②三年制项目，可获得文学或理学大专文凭。1951 年，Mildred Montag 加入了委员会，她在论文中提出了在大专院校中嵌入新型护理技术项目的建议。随后，于 1951 年被任命为联合委员会委员，并于 1952 年初成为匿名资助大专和社区学院护理教育合作研究项目（CRP）的项目主管（Haase，1990）。合作研究项目试点项目为期 2 年，或 2 年加上一个夏天。最初，项目包含 1/3 通识教育和 2/3 护理教育，但到项目结束时，二者的比例趋于相等。课程尽管由每所学校的教师控制，不过一般在第一年侧重于健康变化，然后在第二年侧重于疾病（生理和心理疾病）。这些"外围课程"伴随学校护理实验室和广泛环境中的临床学习经历，但主要是医院部分。参加试点项目的学生比证书学习学生和本科学生年龄要大一些，其中一些已经结婚（在许多证书项目中这是不可能的）并育有孩子。男性只占学生的一小部分，但比证书项目中的人数增加了 2 倍。试点组毕业生的州议会考试通过率与其他项目的通过率相当。当时，Montag 打算让该项目完全独立，但强调该项目的毕业生可以继续攻读本科学位，她还建议所有教育项目培养的护士都获取统一的执照，尽管 25 年后，她取消了这一建议（Fondiller，2001）。

从 20 世纪 50 年代中期到 70 年代中期，当大专项目增长率达到峰值时，每 4 年项目数量就翻一番。到 1975 年，护理大专项目有 618 个，占基础护理项目的 45%，证书项目占基础护理项目的 31%。尽管实践中绝大多数护士最初仍然毕业于证书项目（Haase，1990；Rines，1977）。1959 年，W. K. Kellogg 基金会对扩大大专护理教育的援助总额超过 300 万美元。1964 年的《护士培训法案》和随后的联邦立法也为护理项目的发展做出了贡献（Scott，1972）。到 20 世纪 90 年代，大专项目培养了近 60% 的新执照注册护士。

多年来，大专教育的时间延长了，部分原因是成为"床旁护士"需要的知识基础不断增多，其压力源于学校对通识教育的扩大，也源于对护理教师的排序要求。学校花了很多时间与医院护理服务代表进行交流，以确定学生在毕业时应具备的能力，并制定与之适应的新毕业生方向和教师发展计划。调整了课程设置，以确保学生达到这些基本能力。20 世纪 90 年代初，当"床旁护士"明显地走出医院时，家庭护理环境下的实践培养问题变得迫在眉睫，但是医院"护士短缺"的实际情况使这些问题被搁置了。

20 世纪 50 年代大学中的教育项目在努力做出改变的时候必须应对医院和大学根深蒂固的传统。相比之下，护理大专项目则是从零开始。它们最初受到社区学院的欢迎。尽管许多地方的医院护理人员和管理者对课程安排和学生有限的临床经验心存疑虑，但增加护士数量的诱惑至少促成了临床机构的勉强合作。

20 世纪 80 年代初，大专护士进入大学项目的期望和机制比 30 年前 Bridgman 所描述的要明确得多，事实上，一些大学项目专门为大专毕业生而设计。不断增加的护理知识体系迫使人们反复决策哪些内容最重要，哪些临床环境会带来最好的学习效果。到 20 世纪 90 年代，由于医院住院患者数量锐减，患者往返于家庭和门诊之间。伴随而来的挑战使教育项目不得不考虑持续增加基于社区的实习点，并提供跨地域指导。

护理教育的动荡时期

20 世纪 60 年代中期到 70 年代的动荡和文化剧变也体现在护理教育中。在护理界，有人认为渐进式的方法最终会使护理教育获得最佳成效，而另一些人则认为最终目标应该提前明确规定，以便根据目标进行改革。由于护理实践角色很少基于教育培养，所以参与日常患者护理的护士和许多证书教育者倾向于第一种意见（Fredrickson，1978）。在国家或地区担任领导职务的护士，特别是教育工作者，更专注于护理专业持续达到的终极目标，致力于使护理工作获得尽可能充分的学术和专业认可，使其倡导和行动具有广泛的公信力和影响力，试图界定三个教育层次（证书、大专和本科）之间的实践差异，并提倡立法承认毕业生之间的差异（Orsolini-Hain & Waters，2009）。

美国护士协会（ANA）1965 年的意见书《开业护士和护士助理的教育》，似乎是实践差异化的一个合理步骤（ANA，1965）。毕竟，历经 15 年多的时间，美国国家护理教育联盟（NLNE）与美国公共卫生护理组织（NOPHN）、护理学院联合会（ACSN）和国家工业护士协会（NAIN）在 1952 年重组合并为美国国家护理联盟（NLN），一直强调护理教育应该属于高等教育机构。护理是一个连续统一体，由职业、技术和专业共同组成。关于这一观点的研讨在行业内从未停止过。

不幸的是，这份意见书一经发布便引起了强烈反响。有人认为其忽视了证书教育学校和护士的作用，将证书教育培养的护士归为职业 / 实践护士，将大专培养的护士归为技术护士，这似乎是降低了证书教育和大专教育的层次。而证书护士和大专护士也因为害怕失去注册护士和专业护士的头衔，认为将护士划分为实践护士、技术护士和专业护士三种类型，各自的工作范畴、性质、教育项目的监管和执照内涵等问题都很难明确。

无论护理教育项目的背景如何，专业人员这个词已经运用于所有好的方面。同样，在一般用法中，用积极语言来塑造"专业人员"，学生"专业地"完成一个项目或处理一个情况说明做得很好；学生"看起来很专业"说明已经达到了一定的标准，例如着装整齐；学生学习成为"专业护士"将有资格参加州委员会考试，并且在意见书发布之前的几年里，认为他们将为患者提供全面的、个性化的护理。"技术人员"就不一样了，技术听起来是有限的、机械的，略逊一筹。然而，无论教育宏观计划者和经济学家所说的那些知识渊博、才华横溢、必不可少的技术工人有多优秀，这个词在护理领域的意思都不太好。

危机逐渐得到缓解，一部分原因是下一届护理研究委员会、国家护理研究和护理教育委员会 1970 年提出的行动建议，该委员会通常被称为 Lysaught 委员会。建议摘要如下：

1. 全国范围内护理教育项目的数量和分布计划
2. 护士个体的职业流动性
3. 护理服务与教育在改善患者护理中的合作

随着社区学院外部环境发生变化，越来越多的人（特别是女性）又重新恢复了正规教育。高校可以为想要追求学士学位的社区学院毕业生提供好的机会，护理领域中出现了"职业流动性"和"衔接"的概念。到 1972 年，美国国家护理联盟（NLN）制定了一个标题为"大专项目——向护理学士学位迈步"的汇编。然而，根据大专项目历史学家 Patricia Haase 的说法，"一些读本科的人认为两个护理项目的课程没有相关性，它们隶属于不同领域"（Haase，1990）。

在 21 世纪初，社区学院和大学之间的合作关系为大专和本科项目之间的衔接奠定了基础，它们设置了共享的课程、入学标准和申请程序，促进了大专项目的毕业生进入本科教育。俄勒冈州护理教育联盟（OCNE）是美国第一个设置这种途径的组织（Tanner，Gubrud-Howe，& Shores，2008），并成为了全美范围内大专和本科护理项目之间衔接协议的典范。

硕士教育

20 世纪 50 年代，硕士项目很少，规模也相对较小。1951 年美国自然科学院研究生评审委员会（NNAS）的报告指出，在某些情况下，同样的一套课程使持有学士学位的学生获得硕士学位，而使没有学位的学生获得学士学位。有些区别明显的硕士项目有很多先决条件，以至于学生都要在通过额外的课程学习来弥补多项不足的情况下才能获得入学资格。该报告认为，大部分硕士教育项目将重点放在教学和管理上，而不是"广义"的护理上（National Nursing Accrediting Service Postgraduate Board of Review，1951）。

1952 年秋，由美国国家护理联盟（NLN）护理教育分会主办的护士研究生教育工作会议得出结论，硕士毕业生需要具备在人际关系、沟通技巧、所选择的专业领域（如教学或管理）、社区健康促进，以及"通过充分熟悉研究的原则和方法开展和（或）参与护理问题的系统调查、评价和应用研究结果"等方面的能力（Harms，1954）。然而，1954 年的一项研究比较了 6 所顶尖学校的硕士课程，发现实际操作中存在很大差异。对于没有缺陷的学生，课程长度名义上为 1 年，而实际上包含 24～38 学分，尽管研究是大家一致同意的硕士项目的重点，但 6 所学校中只有 1 所学校有一门可以确定是针对这一领域的课程（Harms，1954）。

考虑到申请入学的学生相对较少，而且课程规模小，因此，区域规划变得非常重要，尤其是在美国南部和西部。作为南方护理大学教育委员会（SCCEN）前身的区域性活动，其在 1952 年同意 6 所大学——阿拉巴马大学、马里兰大学、北卡罗来纳大学、得克萨斯大学、范德比尔特大学和埃默里大学——共同计划 5 个新的硕士项目用以服务南方地区。护理学研究生教育的这一区域性项目获得了 W. K. Kellogg 基金会和联邦基金会的资助。到 1955 年，所有 6 个项目都在招收学生（Reitt，1987）。

在西部各州，西部州际高等教育委员会（WICHE）于 1956 年初召开了西部护理教育会议。护理教育工作者、担任其他多种职位的护士领导以及来自高等教育的非护士代表齐聚一堂，为西部州际高等教育委员会（WICHE）提供有关该地区护理教育计划发展的建议。Helen Nahm 主持的一项为期 2 个月的关于西部各州护理教育的研究为会议奠定了基础，这份报告向专家组提供了对 8 个州护理和相关领域的教育工作者进行的数百次访谈的主要内容，以及 1954 年各州护士人力资源数据。据报道，受访者认为护理专业的研究生项目应包括社会科学领域的更多内容、物理和生物科学领域的高级课程、坚实的教育基础、研究基础课程、哲学课程、护理某一领域的研究以及"临床护理领域真正具有研究生水平的研究生课程"（WICHE，1956）。随后，在 20 世纪 60 年代早期和中期，西部州际护理高等教育委员会（WICHEN）资助了发展早期硕士水平临床内容和终极能力的联合工作（J. M. Brown，1978；WICHE，1967）。

1951—1962 年，硕士课程的入学人数从 1290 人增加到 2472 人，几乎翻了一番（Harms，1954；Kalisch & Kalisch，1978）。在 20 世纪 60 年代，临床领域强调取消功能专科作为课程的组织框架。关注护理本身的转变不仅澄清和丰富了后来几十年的本科课程（Lynaugh & Brush，1996），而且还解放了博士水平的培训，使其直接专注于护理知识的发展。

源自医疗服务可及性的政治压力，如医生短缺和分布不均，以及护士能够胜任医生的一部分工作的事实，让联邦政府支持开业护士项目推广（B. Bullough，1976；National Commission for the Study of Nursing and Nursing Education，1971）。直到 20 世纪 70 年代中期，大多数开业护士培养工作都是与学位无关的继续教育。第一届美国家庭开业护士课程会议于 1976 年 1 月召开，在那个时候，农村或城市的环境有所不同，从 4 个月的资格证书水平的项目到专科硕士项目。当年美国公共卫生服务（USPHS）护理分会资助的开业护士项目有 71% 是资格证书项目，仅 9 年之后，在 1985 年，81% 的开业护士项目资助都用于硕士阶段的课程，而授权法律和大概的奖励标准没有任何变化。多种因素驱动或适应了这种变化，如实践环境有更高的期望，教育者对保留护理核心内容的担心逐渐减少，很多潜在学生认为硕士学位有价值，重新认识课程的教师具有说服力。重要的是，联邦基金可以帮助支付过渡的费用（Geolot，1987）。

到 20 世纪 80 年代中期，大多数大型硕士项目都具有多个专科，但这些项目与主要专科组织和认证机制之间的联系很少（Styles，1989）。临床专家和护理教师的兴趣、与地方资源的联系、社区对特定专科的需求以及联邦 / 州 / 地方志愿组织为解决特定健康问题而采取的经济举措均推动了专科发展的模式（Burns et al.，1993）。反映当前实践观点的护理专科组织对各自领域的专科课程内容产生了重大影响。20 世纪 80 年代后半期，硕士项目数量的迅速增加（27%）（Burns et al.，1993）可能激发了出于招生目的而对专科的创新性命名。为了应对这样的增长，要努力使各专科之间的关系合理化，并在可能的情况下实现资源的共同利用。

到 20 世纪 90 年代，临床专家的内容与开业护士途径相结合，两种类型的高级实践护士都开始质疑这两种角色是否真的如此不同（Elder & Bullough，1990）。卫生保健筹资和交付的变化要求临床护理专家项目涉及关乎毕业生对人群护理成本和报销问题的教育内容（Wolf，1990），并向开业护士项目施压，要求培养的毕业生能够护理病情不太稳定的患者。

到 21 世纪的第一个十年结束时，这一趋势成为一种具有研究生层次教育要求标准的高级实践监管模式（ANA，2017；Trossman，2009）。

2001 年，美国医学研究所（Institute of Medicine，IOM）发表了一份报告，呼吁对患者提供安全的护理环境给予更多的关注。在 2003—2004 年期间，临床护理主管（clinical nurse leader，CNL）角色确立，旨在护理中发挥领导作用。高级实践培养和临床领导能力，都是在硕士层次项目中获得的，护理主管的培养能够确保提供安全的、循证的护理，以达到高质量的患者结局。美国护理学院协会（American Association of Colleges of Nursing，AACN）为临床护理主管制定了标准，并为毕业生提供资格认证（AACN，2017；Reid，2011）。

《高等院校护理学专业教育标准》（AACN，1986）以其丰富的文理背景为目标，反映了护理的自我认识和不断变化的外部环境。申请人的兴趣和专业视野汇集在一起，支持为非护理专业大学毕业生设置硕士层次的项目。学生在专注于某一专科或限定的领域之前完成了全科课程的培养，使硕士学位成为第一个专业学历（Wu & Connelly，1992）。在过去的 20 年里，这样的项目很少（Diers，1976；Plummer & Phelan，1976）。《高级护理实践硕士教育标准》编纂了教育者之间关于硕士学位培养的广泛共识（AACN，1996），加上认证机制和共享的外部环境，推动了项目具有共同的课程特征。

1986 年的标准文件预示着此护理思想长期发展的另一个转折点，即将基本性的全科专业培养纳入高等教育的标准学位结构中。考虑到未来三十年卫生保健系统对护士的需求预测，由于护理复杂性的增加，需要在微观系统层面上培养更全面的护士。同时申请人对学士学位项目的兴趣下降，对第一个专业学历为硕士的项目兴趣强烈，似乎是时候开始将全科专业培养提升到硕士层次（AACN，2003，2007）。早期采用的项目开始将计划文件中的课程模板与每个学校的独特背景契合，与护理服务提供机构合作，针对护理学本科和非护理学本科毕业生申请人设计了不同课程（AACN，2013）。认证和个人毕业资格证书强化了各机构之间课程的相似性，许多人希望实践环境将采用差异化的实践角色，以至于最终支持监管认可（AACN，2008，2010）。

博士项目

第一批专为培养护理教师而设计的博士项目始于 20 世纪 20—30 年代。哥伦比亚大学和纽约大学在各自的教育系开设了教育学博士学位（EdD）和哲学博士学位（PhD）。当时，很少有专门针对护理的课程（Carter，2009）。到了 20 世纪 50 年代，教育者们开始关注护理学博士教育的发展，因为需要具有博士学位的教师来教授硕士研究生，以期他们毕业后能在更多本科项目中任教，这激发了人们对这个话题的部分兴趣。而对于已经接受过高等教育的领导者来说，他们非常清楚护理需要重点研究与护理干预措施有关的问题，建立一个连贯的、经过检验的知识体系并改善护理。

1954 年，Martha Rogers 担任纽约大学护理教育系主任，将博士项目改名为护理哲学博士学位项目。匹兹堡大学于 1954 年设立了一个以儿科或产妇护理为重点的哲学博士学位。Martha Rogers 认为，理论是指引"应用"护理领域知识发展的起点，而匹兹堡大学的 Florence Erickson 和 Reva Rubin 却认为，广泛接触临床现象，加上熟练的教师指导，将发展一门真正的护理科学（Parietti，1979）。在西部早期的西部州际高等教育委员会/西部州际护理高等教育委员会（WICHE/WICHEN）对话中，将对于来自其他学科研究培训帮助的暂时性需要当作建立护理知识的机制和增加研究人员数量的关键（WICHE，1956）。作为一种系统沟通机制，1952 年《护理研究》期刊开始出版（Bunge，1962）。

1955 年，美国公共卫生服务（USPHS）的"护理研究补助金和奖学金计划"分别拨款 50 万美元用于研究补助金和 125 万美元用于奖学金，这是第一笔用于护理的经费。1955—1970 年，有 156 名护士得到了特别博士前研究奖学金的支持以进行博士研究。1959—1968 年，有 18 所护理学院获得了联邦政府资助的教师研究发展补助金，以激发研究能力。为接受护士作为学生的非护理学科提供联邦激励基金和为学生提供奖学金，旨在组建一批重要的师资队伍，并为建立护理学博士项目创造良好的环境（Grace，1978）。该项目从 1962 年持续到 1976 年，资助了 350 多名护理学生（Berthold，Tschudin，Schlot-feldt，Rogers，& Peplau，1966；Murphy，1981）。

20 世纪 60 年代又增设了三个博士项目［波士顿大学，1960 年，护理学博士学位（DNS），精神／心理健康方向；加利福尼亚大学旧金山分校，1964 年，护理学博士学位（DNS），多专业方向；天主教大学，1968 年，护理学博士学位（DNS），外科学和精神／心理健康方向］。波士顿大学项目采取了一种类似匹兹堡大学的临床式教学方法。加州大学旧金山分校的项目是研究型学位，但认为临床参与是知识发展的基础，这既受到具有强烈临床认同感的教师的影响，也受到教师中的一些社会学家的扎根理论观点的影响。

由联邦政府资助的 9 个系列的美国护理协会研究年会起始于 1965 年，1968 年西部州际护理高等教育委员会（WICHEN）赞助了首届交流护理研究年会，为面对面的研究交流创造了空间。医学文献分析和检索系统（MEDLARS）于 1964 年首次亮相，是一系列有助于传播的数据库中的第一个，也是学校护理研究中心的基本组成部分（Gunter，1966）。1969—1970 年，在堪萨斯州堪萨斯城举行了三次由联邦政府资助的关于护理理论的会议，提供了进一步探讨研究理论、实践和研究之间不同观点的机会（Murphy，1981）。

1971 年，护理分会和护士科学家研究生培训委员会（NSGTC）召开了一次关于博士培养类型的邀请会议。护士科学家研究生培训委员会（NSGTC）主席 Joseph Matarazzo 汇报了一篇论文，他认为护理学作为一门学科已经做好了开展博士研究的准备，并列举了其知识体系和学生的资质（Matarazzo & Abdellah，1971；Murphy，1981）。在 20 世纪 70 年代中期，开始提供有关护理博士资源状况的全面信息（Leininger，1976）。到 20 世纪 70 年代末，面向已开设项目的学校开放全国博士论坛，为博士教育的观点交流提供了平台，并于 1978 年开始出版另外三个研究期刊（Gortner，1991）。"护理学科"（Donaldson & Crowley，1978）是一篇具有里程碑意义的论文，它把护理学科与护理实践区分开来，但也将两者联系起来，并提出了研究、理论和实践之间的富有成效的相互关系，将辩论的范围从基础／应用的二分法转移开。

在 20 世纪 70 年代末，相对于古老的学科而言，护理学的知识体系仍然相当有限。但 20 年来的进步是惊人的。支持进一步发展的基础设施是实质性的（Gortner & Nahm，1977）。学生的论文主要研究护理临床问题（Loomis，1984）。然而，护理学博士学位（DNS）和护理哲学博士学位（PhD）这两个主要的学位头衔，虽然名称不同，但在它们的目标和结果上没有区别（Grace，1978）。在 20 世纪 70 年代末，有关指导学生应对未知事物挑战，以及为鼓励学生成长而培养师生间"人性化关系"主题的文章开始发表（Downs，1978）。

在 20 世纪 70 年代，又开设了 15 个博士项目（Cleland，1976；Parietti，1979）。1980—1989 年，项目数量从 22 个增加到 50 个，这引发了一篇社论："像春天的蒲公英，越来越多的博士项目正在出现"（Downs，1984）。调查该情况的其他观察员建议，进行区域规划来赞助联合项目，但承认资源来自各个大学和州，且不存在开展此类工作的机制。他们预测在没有足够的内部和外部支持情况下启动的项目将陷入困境（McElmurray，Krueger，& Parsons，

1982）。20 世纪 80 年代末，博士生教育者一方面寻求理论和研究方法之间的平衡，另一方面寻求课程中的"知识"或"实质"之间的平衡（Downs，1988）。

1990—1999 年，博士项目从 50 个增加到 70 个。到了 20 世纪 90 年代初，随着更多而有力的研究项目在历史更悠久和规模更大的学校中出现，更多强调研究团队的参与（Keller & Ward，1993）和指导博士研究生开展各种活动成为明显的主题（Katefian，1991；Meleis，1992）。博士后研究变得更加可行和有吸引力（Hinshaw & Lucas，1993）。

20 世纪 60—80 年代，护理学应该采用哲学博士学位（PhD）还是护理学博士学位（DNS）这个长期存在的问题，由成百上千申请人的选择和学术项目数量进行了回答：到 2000 年，只有 12% 的护理博士项目授予护理学博士学位（DNS）或其变体（McEwen & Bechtel，2000），然而，两者之间的区别就不那么明显了，关注"实质"，即有组织地分析护理知识体系，为学生提供经验充分与否的研究项目，以及对研究生预期学术角色教学部分的培养，都是 20 世纪末研究型博士项目的课程规划者所关注的。

关于在护理领域设置基于临床或实践的博士项目的可取性和可行性的问题是常年存在的，但一直是断断续续的，直到过去十年（Mundinger et al.，2000），当时美国护理学院协会（AACN）在 2004 年通过了一项将高级护理实践的培养于 2015 年从硕士学位框架升至博士层次的建议（AACN，2004，2009）。目前，此类项目旨在与护理学本科和护理学硕士（第一和第二专业学历）衔接，大学课程后的四个学年包括所有学生的核心领域以及基于临床专科的学习，研究培训部分强调将研究转化为实践、实践评价和循证实践改进。在此基础上，要完成基于实践的毕业项目及展示学生综合能力和专业知识的项目报告，同时为未来的临床学术合作奠定基础（AACN，2006）。2017 年，共有 133 个研究项目和 241 个护理实践博士（DNP）项目（AACN，2017）。对于这两类课程，护理学术资源长期、稳定的分配方式尚待确定。设置护理实践–哲学博士学位（DNP-PhD）项目使护士能够将在护理实践博士（DNP）教育中获得的技能与哲学博士学位（PhD）获得的研究能力相结合；一些护理实践–哲学博士学位（DNP-PhD）项目还提供教育学课程，以帮助从业者转变为教师角色。

问题讨论

- 美国采用南丁格尔护理教育模式设置早期护理项目。19 世纪美国出现的什么样的社会文化现象影响了护理教育项目的发展？类似的现象是否影响了当今的护理教育？如果是，它们是什么？它们如何影响教育？

- 大专项目是在 20 世纪 50 年代根据 Mildred Montag 的论文设置的，其目的是培养不同于本科层次的护士。然而，事实并非如此，关于入门级护士教育项目的争论一直持续（到 21 世纪）。如果 Montag 制定的不同类型的护士计划得以实施，那么今天的大专和本科的护理教育会是什么样的？

- 美国护理学院协会（AACN）于 2004 年通过了一项提案：到 2015 年将高级实践护理的培养从硕士学位提升到博士水平。为了促进从护理学学士学位（BSN）到护理实践博士（DNP）的顺利进行，该项目在护理学院内实施。这些项目对其他护理学博士项目有什么影响？护理实践–哲学博士学位（DNP-PhD）项目正在发展中，以帮助高级实践护士从实践向研究和学术环境过渡。为护理教师和他们教的学生设置这些项目的风险和（或）获益是什么？

学习活动

学生学习活动

选择团队讨论将博士学位设置为高级实践护士最低教育水平的科学性和可行性。鉴于把执业前教育转移到大学环境中所获得的后见之明，你将如何协助州护理委员会完成这一转变？

教师发展活动

追溯你所在护理学院的历史，并将主要课程的改革与护理教育项目的外部事件联系起来。

参考文献

Ahrens, W. D. (2002). Walt Whitman, nurse and poet. *Nursing, 32*, 43.

American Association of Colleges of Nursing. (n.d.). Clinical nurse leader (CNL). Retrieved from http://www.aacnnursing.org/CNL

American Association of Colleges of Nursing. (1986). *Essentials of college and university education for professional nursing.* Washington, DC: Author.

American Association of Colleges of Nursing. (1996). *The essentials of master's education for advanced practice nursing.* Washington, DC: Author.

American Association of Colleges of Nursing. (2003). Brief history of the CNL. Retrieved from http://www.aacnnursing.org/CNL-Certification/Commission-of-Nurse-Certification/History

American Association of Colleges of Nursing. (2004). AACN position statement on the practice doctorate in nursing October 2004. Retrieved from http://www.aacnnursing.org/Portals/42/News/Position-Statements/DNP.pdf

American Association of Colleges of Nursing. (2006). *The essentials of doctoral education for advanced nursing practice.* Retrieved from http://www.aacnnursing.org/Portals/42/Publications/DNP Essentials.pdf

American Association of Colleges of Nursing. (2007). *Clinical nurse leader education models being implemented by schools of nursing.* Retrieved from http://www.aacnnursing.org/Portals/42/AcademicNursing/CurriculumGuidelines/CNL-Competencies-October-2013.pdf

American Association of Colleges of Nursing. (2008). CNL frequently asked questions. Retrieved from http://www.aacnnursing.org/CNL/About/FAQs

American Association of Colleges of Nursing. (2009). DNP fact sheet. Retrieved from http://www.aacnnursing.org/News-Information/Fact-Sheets/DNP-Fact-Sheet

American Association of Colleges of Nursing. (2010). *New AACN data show growth in doctoral nursing program* [Press release]. Retrieved from http://www.professionalnursing.org/article/S8755-7223(11)00210-9/pdf

American Association of Colleges of Nursing. (2013). *Competencies and curricular expectations for clinical nurse leader education and practice.* Retrieved from http://www.aacnnursing.org/Portals/42/AcademicNursing/CurriculumGuidelines/CNL-Competencies-October-2013.pdf

American Association of Colleges of Nursing. (2016). *2016–2017 enrollment and graduation in baccalaureate and graduate programs in nursing.* Washington, DC: Author.

American Association of Colleges of Nursing. (2017). Fact sheet: The doctor of nursing practice (DNP). Retrieved from http://www.aacnnursing.org/Portals/42/News/Factsheets/DNP-Factsheet-2017.pdf

American Nurses Association. (1965). *Educational preparation for nurse practitioners and assistants to nurses: A position paper.* New York, NY: Author.

American Nurses Association. (2017). APRN Consensus Model. Retrieved from http://www

.nursingworld.org/consensusmodel

Anderson, N. E. (1981). The historic development of American nursing education. *Journal of Nursing Education, 20*, 18–36.

Bacon, E. (1987). Curriculum development in nursing education, 1890–1952. *Nursing History Review, 2*, 50–66.

Berthold, J. S., Tschudin, M. S., Peplau, H. E., Schlotfeldt, R., & Rogers, M. E. (1966). A dialogue on approaches to doctoral preparation. *Nursing Forum, 5*, 48–104.

Bridgman, M. (1949). Consultant in collegiate nursing education. *American Journal of Nursing, 49*, 808.

Bridgman, M. (1953). *Collegiate education for nursing.* New York, NY: Russell Sage Foundation.

Brown, E. L. (1948). *Nursing for the future.* New York, NY: Russell Sage Foundation.

Brown, J. M. (1978). Master's education in nursing, 1945–1969. In J. Fitzpatrick (Ed.), *Historical studies in nursing* (pp. 104–130). New York, NY: Teachers College.

Bullough, B. (1976). Influences on role expansion. *American Journal of Nursing, 76*, 1476–1481.

Bullough, V. (2004). How one could once become a registered nurse in the United States without going to a hospital training school. *Nursing Inquiry, 11*, 161–165.

Bullough, V., & Bullough, B. (1978). *The care of the sick: The emergence of modern nursing.* New York, NY: Prodist.

Bunge, H. L. (1962). The first decade of nursing research. *Nursing Research, 11*, 132–137.

Burns, P. G., Nishikawa, H. A., Weatherby, F., Forni, P. R., Moran, M., Allen, M. E., & Booten, D. A. (1993). Master's degree nursing education: State of the art. *Journal of Professional Nursing, 9*, 267–277.

Carnegie, M. E. (2005). Educational preparation of Black nurses: A historical perspective. *The ABNF Journal, 16*, 6–7.

Carter, M. (2009). The history of doctoral education in nursing. In A. M. Barker (ed.), *Advanced Practice Nursing: Essential knowledge for the profession* (pp. 31–41). Boston, MA: Jones & Bartlett.

Charbonneau-Dahlen, B., & Crow, K. (2016). A brief overview of the history of American Indian nurses. *Journal of Cultural Diversity, 23*, 79–90.

Cleland, V. (1976). Developing a doctoral program. *Nursing Outlook, 24*, 631–635.

Committee of the Six National Nursing Organizations on Unification of Accrediting Services. (1949). *Manual of accrediting educational programs in nursing.* Atlanta, GA: National Nursing Accrediting Service.

Committee on the Grading of Nursing Schools. (1931). *Results of the first grading study of nursing schools.* New York, NY: Author.

Davis, A. T. (1991, April). America's first school of nursing: The New England Hospital for Women and Children. *Journal of Nursing Education, 30*, 158–161.

Diers, D. (1976). A combined basic-graduate program for college graduates. *Nursing Outlook, 24*, 92–98.

Dodd, D. (2001). Nurses' residences: Using the built environment as evidence. *Nursing History Review, 9*, 185–206.

Donaldson, S., & Crowley, D. (1978). The discipline of nursing. *Nursing Outlook, 26*, 113–120.

Downs, F. S. (1978). Doctoral education in nursing: Future directions. *Nursing Outlook, 26*, 56–61.

Downs, F. S. (1984). Caveat emptor. *Nursing Research, 33*, 59.

Downs, F. S. (1988). Doctoral education: Our claim to the future. *Nursing Outlook, 36*, 18–20.

Eisenmann, L. (2000). Reconsidering a classic: Assessing the history of women's higher education a dozen years after Barbara Solomon. In R. Lowe (Ed.), *History of education: Major themes* (Vol. 1, pp. 411–442). New York, NY: Routledge & Falmer.

Elder, R. G., & Bullough, B. (1990). Nurse practitioners and clinical nurse specialists: Are the roles merging? *Clinical Nurse Specialist, 4*, 78–84.

Faddis, M. (1973). *A school of nursing comes of age.* Cleveland, OH: Howard Allen.

Fondiller, S. H. (2001). The advancement of baccalaureate and graduate nursing education: 1952–1972. *Nursing and Health Care Perspectives, 22,* 8–10.

Fredrickson, K. (1978). *The AD graduate: Excellence in practice—fantasy or reality?* New York, NY: National League for Nursing.

Geolot, D. H. (1987). NP education: Observations from a national perspective. *Nursing Outlook, 35,* 132–135.

Goldmark, J. (1923). *Nursing and nursing education in the United States.* New York, NY: Macmillan.

Gortner, S. R. (1991). Historical development of doctoral programs: Shaping our expectations. *Journal of Professional Nursing, 7,* 45–53.

Gortner, S. R., & Nahm, H. (1977). An overview of nursing research in the United States. *Nursing Research, 26,* 10–33.

Grace, H. (1978). The development of doctoral education in nursing: An historical perspective. *Journal of Nursing Education, 17,* 17–27.

Graham, P. A. (1978). Expansion and exclusion: A history of women in higher education. *Signs, 3,* 759–773.

Gunter, L. M. (1966). Some problems in nursing care and services. In B. Bullough & V. Bullough (Eds.), *Issues in nursing* (pp. 152–156). New York, NY: Springer Publishing.

Haase, P. T. (1990). *The origins and rise of associate degree nursing education.* Durham, NC: Duke University.

Hanson, K. S. (1991). An analysis of the historical context of liberal education in nursing education from 1924 to 1939. *Journal of Professional Nursing, 7,* 341–350.

Harms, M. T. (1954). *Professional education in university schools of nursing* (Unpublished dissertation). Stanford University, Stanford, CA.

Hine, D. C. (1989). *Black women in white: Racial conflict and cooperation in the nursing profession, 1890–1950.* Indianapolis: Indiana University.

Hinshaw, A. S., & Lucas, M. D. (1993). Postdoctoral education—A new tradition for nursing research. *Journal of Professional Nursing, 9,* 309.

James, J. W. (2002). Isabel Hampton and the professionalization of nursing in the 1890s. In E. D. Baer, P. O. D'Antonio, S. Rinker, & J. E. Lynaugh (Eds.), *Enduring issues in American nursing* (pp. 42–84). New York, NY: Springer Publishing.

Kalisch, P. A., & Kalisch, B. J. (1978). *The advance of American nursing.* Boston, MA: Little, Brown.

Kalisch, P. A. & Kalisch, B. J. (2004). *American nursing: A history* (4th ed.). Philadelphia, PA: Lippincott Williams & Wilkins.

Katefian, S. (1991). Doctoral preparation for faculty roles: Expectations and realities. *Journal of Professional Nursing, 7,* 105–111.

Keating, S. B. (2015). Looking back to the future: Current issues facing nursing education from the reflections of a member of the silent generation. *Nursing Forum, 15,* 153–163.

Keller, M. L., & Ward, S. E. (1993). Funding and socialization in the doctoral program at the University of Wisconsin-Madison. *Journal of Professional Nursing, 9,* 262–266.

Kelly, L. Y., & Joel, L. A. (1996). *The nursing experience: Trends, challenges, and transitions* (3rd ed.). New York, NY: McGraw-Hill.

Kenny, P. E. (2008, June). Men in nursing: A history of caring and contribution to the profession. *Pennsylvania Nurse, 63* (Pt. 1), 3–5.

LaRocco, S. (2011, February). The last of its kind: The all-male Alexian Brothers Hospital school of nursing. *American Journal of Nursing, 111,* 62–63.

Leininger, M. (1976). Doctoral programs for nurses: Trends, questions, and projected plans. *Nursing Research, 25,* 201–210.

Loomis, M. (1984). Emerging content in nursing: An analysis of dissertation abstracts and titles: 1976–1982. *Nursing Research, 33,* 113–199.

Lynaugh, J. E. (2002). Nursing's history: Looking backward and seeing forward. In E. D. Baer, P. O. D'Antonio, S. Rinker, & J. E. Lynaugh (Eds.), *Enduring issues in American nursing* (pp. 10–24). New York, NY: Springer Publishing.

Lynaugh, J. E., & Brush, B. L. (1996). *American nursing: From hospitals to health systems*. Cambridge, MA: Blackwell.

Matarazzo, J., & Abdellah, F. (1971). Doctoral education for nurses in the United States. *Nursing Research, 20*, 404–414.

McElmurray, B. J., Kreuger, J. C., & Parsons, L. C. (1982). Resources for graduate education: A report of a survey of forty states in the Midwest, west and southern regions. *Nursing Research, 31*, 1–10.

McEwen, M., & Bechtel, G. A. (2000). Characteristics of nursing doctoral programs in the United States. *Journal of Professional Nursing, 16*, 282–292.

Meleis, A. I. (1992). On the way to scholarship: From master's to doctorate. *Journal of Professional Nursing, 8*, 328–334.

Mundinger, M. O., Cook, S. S., Lenz, E. R., Piacentini, K., Auerhahn, C., & Smith, J. (2000). Assuring quality and access in advanced practice nursing: A challenge to nurse educators. *Journal of Professional Nursing, 16*, 322–329.

Murphy, J. F. (1981). Doctoral education in, of, and for nursing: An historical analysis. *Nursing Outlook, 29*, 645–649.

National Commission for the Study of Nursing and Nursing Education. (1970). *An abstract for action*. New York, NY: McGraw-Hill.

National Commission for the Study of Nursing and Nursing Education. (1971). *Nurse clinician and physician's assistant: The relationship between two emerging practitioner concepts*. Rochester, NY: Author.

National League of Nursing Education. (1917). *Standard curriculum for schools of nursing*. Baltimore, MD: Waverly.

National League of Nursing Education. (1927). *A curriculum for schools of nursing*. New York, NY: Author.

National League of Nursing Education. (1937). *A curriculum guide for schools of nursing*. New York, NY: Author.

National Nursing Accrediting Service Postgraduate Board of Review. (1951). Some problems identified. *American Journal of Nursing, 51*, 337–338.

Nightingale, F. (1860). *Notes on nursing: What it is and what it is not*. New York, NY: D. Appleton & Co. Retrieved from http://www.digital.library.upenn.edu/women/nightingale/nursing/nursing.html

Obituary. (1940). Mrs. Clara S. Weeks Shaw. *American Journal of Nursing, 40*, 356.

Orsolini-Hain, L. & Waters, V. (2009). Education evolution: A historical perspective of associate degree nursing. *Journal of Nursing Education, 48*, 266–271.

Parietti, E. S. (1979). *Development of doctoral education for nurses: An historical survey*. Ann Arbor, MI: University Microfilms International.

Petry, L. (1949). We hail an important first. *American Journal of Nursing, 49*, 630–633.

Plummer, E. M., & Phelan, J. J. (1976). College graduates in nursing: A retrospective look. *Nursing Outlook, 24*, 99–102.

Pollitt, P., Streeter, C., & Walsh, C. (2011, Fall). A nurse's journey: Viola Garcia, RN: Lieutenant, nurse. *Minority Nurse*, 23–27. Retrieved from http://www.minoritynurse.com/article/nurses-journey#sthash.cTtXookM.dpuf

Reid, K. B. (2011). The clinical nurse leader: Point of care safety clinical. *Online Journal of Issues in Nursing, 16*(3), 1–12.

Reitt, B. B. (1987). *The first 25 years of the Southern Council on Collegiate Education for Nursing*. Atlanta, GA: Southern Council on Collegiate Education for Nursing.

Reverby, S. (1984). "Neither for the drawing room nor for the kitchen": Private duty nursing in Boston, 1873–1914. In J. W. Leavitt (Ed.), *Women and health in America* (pp. 454–466). Madison: University of Wisconsin.

Reverby, S. M. (1987). *Ordered to care: The dilemma of American nursing, 1850–1945*. New York, NY:

Cambridge University.

Rines, A. (1977). Associate degree education: History, development, and rationale. *Nursing Outlook, 25*, 496–501.

Robb, I. H. (1907). *Educational standards for nurses.* Cleveland, OH: E. C. Koeckert.

Roberts, M. M. (1954). *American nursing: History and interpretation.* New York, NY: Macmillan.

Robinson, T. M., & Perry, P. M. (2001). *Cadet nurse stories: The call for and response of women during World War II.* Indianapolis, IN: Center Press.

Rush, S. L. (1992). Nursing education in the United States, 1898–1910: A time of auspicious beginnings. *Journal of Nursing Education, 31*, 409–414.

Scott, J. (1972). Federal support for nursing education, 1964–1972. *American Journal of Nursing, 72*, 1855–1860.

Sheahan, D. A. (1980). *The social origins of American nursing and its movement into the university: A microscopic approach.* Ann Arbor, MI: University Microfilms.

Solomon, B. (1985). *In the company of educated women.* New Haven, CT: Yale University.

Styles, M. M. (1989). *On specialization in nursing: Toward a new empowerment.* Kansas City, MO: American Nurses Foundation.

Tanner, C. A., Gubrud-Howe, P. & Shores, L. (2008). The Oregone Consortium for Nursing Education: A response to the nursing shortage. *Policy, Politics & Nursing Practice, 9*, 203–209.

Trossman, S. (2009). APRN regulatory model continues to advance. *The American Nurse, 41*(6), 12–13.

U.S. Census Bureau. (n.d.). American fact finder. Retrieved from https://factfinder.census.gov/faces/tableservices/jsf/pages/productview.xhtml?pid=ACS_15_5YR_CP05&prodType=table

Vuic, K. D. (2006). "Officer. Nurse. Woman." Army Nurse Corps recruitment for the Vietnam War. *Nursing History Review, 14*, 111–159.

Wall, B. M. (2009, May/June). Religion and gender in a men's hospital and school of nursing, 1866–1969. *Nursing Research, 58*, 158–165.

Washington, L. C. (2012). Preserving the history of Black nurses. *Minority Nurse*, 28–31.

Weeks-Shaw, C. (1902). *A text-book of nursing: For the use of training schools, families, and private students* (3rd ed.). New York, NY: D. Appleton.

Western Interstate Commission for Higher Education. (1956). *Toward shared planning in western nursing education.* Boulder, CO: Author.

Western Interstate Commission on Higher Education. (1967). *Defining clinical content: Graduate programs* (pp. 1–4). Boulder, CO: Author.

Wolf, G. A. (1990). Clinical nurse specialists: The second generation. *Journal of Nursing Administration, 20*, 7–8.

Wu, C.-Y., & Connelly, C. (1992). Profile of nonnurse college graduates in accelerated baccalaureate nursing programs. *Journal of Professional Nursing, 8*, 35–40.

第 2 章

教育环境变迁中的课程设置和批准过程

Felicia Lowenstein-Moffett

Patsy L. Ruchala

本章目标

学习完第 2 章，读者能够：

- 分析影响有效课程设置和再设计的促进和障碍因素
- 运用课程改革潜在障碍方面的知识进行课程创新再设计以便获得批准
- 参与教师发展活动以提高课程设置和评价的知识和技能
- 分析教师在课程设置和评价中的角色和职责

概　　述

　　教师在课程设置、持续评价和再设计中扮演着关键的角色，因此教师应确定在护理教育实施过程中的最佳实践方式，使学生掌握成为熟练护士所必备的知识和技能。护理教育本身的复杂性、与学院或大学其他学科的合作需求、不断变化的和复杂的卫生保健系统，以及监管和认证机构要求，都让课程设置和再设计的过程富有挑战性。技术在学术和卫生保健环境中的发展，改变了护理教育和教师实践，除了引导课程的内部批准过程以外，监管和认证机构的要求也影响了教师在护理课程设置和再设计时所采取的方向。本章概述了护理课程设置/改革、课程设置创新、批准和认证所需的准备和支持，论述了教师在护理课程设置与评价中的重要作用。

课程设置过程

确定课程设置或改革的需求

对课程改革产生想法的人通常是少数对护理学院及其成果拥有既得利益的教师或利益相关者。这部分人认为课程已经落后时，不再足以让学生做好在当前的卫生保健环境中履行其专业职责的准备。这种刺激可以成为对课程目标、任务、理念、框架及学生学习成果评价和评估的催化剂，以及确定需要进行课程修订或新项目设置的课程内容和学习活动。

课程改革的准备和支持

护理教育源于其他学科的丰富理论应用及其专门应用于护理实践而发展的中层理论。护理的角色不断发展，以满足卫生保健的需要及更好地为个人、家庭和其所在社区服务 [American Association of Colleges of Nursing（AACN），n.d.；Institute of Medicine（IOM），2010；Quality and Safety Education for Nurses（QSEN），2014]。为确保教育质量，护理学院必须通过评价其机构的课程和项目，积极参与教学学术活动（Oermann，2014）。护理教育需要大量持续的改革，重点在于循证实践、质量改进、安全标准、领导力、能力框架、卫生保健技术和跨专业教育方面（Andre & Barnes，2010；Callen & Lee，2009；Phillips et al.，2013；Spencer，2012；Stephens-Lee，Der-Fa，& Wilson，2013）。

课程改革的成功，需要教师、管理人员和利益相关者的支持。根据 Billings 和 Halstead（2015）的观点，由于社区需求的变化、政策或认证的变化、项目基金和资源的变化、人事变动，或者只是简单地承认现有课程对今后的学生不再有效，随着新证据、新理念和新卫生保健政策的出现，课程改革都是不可避免的。为了实现有效的改革，教师必须意识到自己的角色和责任，并创造一种在持续质量改进的动态过程中支持课程设置的组织氛围。

除了认识和接受课程改革的必要性之外，教师还需要知识和技能来参与这项工作。教师参与课程设置和评价应该从院校的培训开始。其必须定期参加常规项目评价，以评价项目的目标、结果、愿景和使命是否正在实现。通常情况下，教师会在每次授课时及时更新相关信息。然而，随着时间的推移，单个课程的更新可能会影响整个课程设置，从而导致内容鸿沟。

教师们可以在学校的课程委员会任职，并持续、公开地对课程评价过程中的内容交换意见。新手教师或未参与课程再设计的教师可以从拥有更多课程经验教师的指导中获益（Bryant et al.，2015；Hagler，White，& Morris，2011；Huybrecht，Loeckx，Quaeyhaegens，DeTobel，& Mistiaen，2011）。实施所提议的改革必需的支持包括所需资源的行政管理：物理空间、行政助理支持、工作量考虑、专家顾问以及内部的管理保障和激励措施，这让课程改革的工作受到组织的重视和需要，更重要的是使学生取得成功。成功的课程改革需要来自组织、教师和学生各个层次的支持。学生为课程委员会的讨论带来了独特的视角，尤其是在教师们设计一个严格的项目，并同时创造一个有利于学生各种学习偏好的环境时。各个层次项目的学生都是新项目成功实施的建设性推动者。

单个教师或一小群体的教师可以发起课程评价、设置和改革。改革工作始于学校课程委员会这一层级。委员会可以是学校内部或小型学校的正式委员会，也可能包括全体教师。在大多数高等教育机构中，课程设置和再设计必须经过广泛的、多层级的批准程序。尽管在批准过程中有许多层级，但课程批准建议应该在完成后发给上级机构的最高审查机构，每个机构的流程各不相同，图 2.1 列举了一个课程批准流程。批准时应注意是针对本科还是研究生层次课程改革的方案，因为它们可能有不同的过程。提交课程改革方案时，完整性、准确性和可接受的机构格式对于成功通过各个级别的课程批准至关重要。

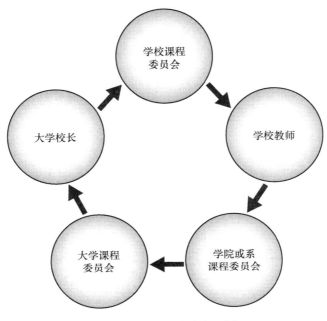

图 2.1　课程批准流程示例

课程设置和再设计相关问题

教师发展

护理学院的管理人员和教师有责任开展教师发展活动，以确保课程的完整性和教学实施的质量。这些活动最终能实现项目目标和学生学习成果，并确保护理项目的质量。课程设置本身就是一项教师发展活动（Elliott，2015；Slimmer，2012）。鉴于目前护理教师短缺（AACN，2017a），护理学院正在从卫生保健机构以及硕士或博士项目新毕业的学生中招聘新教师。尽管许多新教师具有临床专业知识，但他们可能缺乏学术和在课程评价或设计方面的经验。

课程定位是教师发展的第一步。不应假定所有教师都熟悉整个课程设置或课程宗旨、愿景、认证和监管要求的基础。与课程活动有关的其他教师发展主题包括讲授有关教师管理的知识、课程设置和项目评价的过程、学习理论的应用、教学设计策略和技术，以及学生评估方法。为达到服务和学术的角色期望，可以举办工作坊，来审查机构和团体内撰写基金、支持研究，以及出版作品的服务机会。可以在针对课程需求的教师会议、工作坊和研讨会上分享特别适用于课程开发、项目评价和教育循证实践的研究想法。

为了成功地设置课程和实施课程改革，Billings 和 Halstead（2015）指出，了解当前课程中固有问题的教师能够有效地评价解决课程中问题的策略。学术文献和证据可以为课程提供关于教学学术的信息（Faison & Montague，2013）。在课程设置方面，经验不足的教师可能需要获得所必需的知识和技能以胜任课程工作。对他们而言，教师发展机会包括与资深教师合作、参与小组讨论和辩论、了解他们在该过程中的贡献将得到倾听和重视，以及持续的行政支持。这些都是指导缺乏经验的教师学习课程改革过程的一部分。

经验丰富的教师大多通过他们的专业活动和文献回顾，在专业、专业组织、学术分工和临床实践中观察护理的发展趋势。在实践环境中与同事一起工作、指导学生或进行研究以及参加专业会议，都是识别护理课程变化和未来趋势的重要因素。新教师通常沉迷于承担教育者的新角色，因此可能没有时间或经验来观察这些对课程设置和评价的影响。此时，经验丰富的教师可以借此机会指导新教师，并指出评估影响课程相关的卫生保健系统或教育趋势和变化的重要性，以及其对课程的影响。如前所述，指导新教师是实践教师的一项职责，属于培训计划当中的正式部分，或者属于教师期望中的额外部分。

预算限制

护理一直是高等教育机构中成本较高的项目之一。近几十年来，国民经济状况对包括护理在内的高等教育的各个方面都产生了重大影响。资深教师的退休和护理教育者的短缺这类问题，限制了护理教育相关的人力、财力和物力资源。尽管对更多各教育层次护士有日益增长的需求，呼声不断，但许多护理项目的资金受到了重大影响。在设置或再设计护理课程时，对今后资源的评估是至关重要的。招聘教师和其他资源的预算限制，对课程设计改革和（或）课程实施产生重大影响，例如高仿真模拟的可及性和使用。2016 年，由于教师人数不足、临床场地、教室空间、临床指导人员和预算限制，超过 64 067 名有资格的申请者被美国护士学校拒之门外（AACN，2017b）。与护士雇主、基金会和其他利益相关者建立地方和区域合作伙伴关系是护理专业所需的可持续发展战略，在当前卫生保健改革和预算限制的时代应大力鼓励（AACN，2012）。

课程内容量

与护理相关的知识扩张是影响课程发展和课程内容管理变革的另一个问题。护理文献中提供了大量的证据表明教师和学生被庞大的内容所困（AACN，2017b；Lee，2015；Mailloux，2011）。随着健康科学教育中信息持续的爆炸，护理课程中纳入了越来越多的重要内容［AACN，2008，2009；Accreditation Commission for Education in Nursing（ACEN），2017；National Council of State Boards of Nursing（NCSBN），2016；Skiba，2012］。护理课程中的一个核心知识内容就是在所有专科领域不断提高卫生保健服务总体质量和安全的需求，随着护理实践对提高质量和安全的重视，即将毕业的护士明显缺乏关键能力的问题日益显露。其解决方案为一项国家重大课题——护士质量与安全教育（QSEN）。该课题关注患者安全和质量主题，其主要目标是应对挑战，使未来的护士具备必要的知识、技能和态度，以持续改进其实践所在的卫生保健系统的质量和安全（NCSBN，2016；NLN，2017）。随着核心知识和内容的增加，教师们往往会有一种固有的思维，即他们必须向学生详细讲授一切，因此，"内容饱和"是许多护理课程的主要问题。Giddens（2017）推测教师应该学会如何概念化地教学，从而减少对学生学习内容量的强调。Erickson（2007）建议，护理课程的主要模式将从单纯费力的内容关注转向有助于智力发展的概念和教学设计。课程可以关注对人类健康复杂性的概念化理解，而不是关注诸如记忆大量内容之类的低层次的认知工作。

技术

技术的进步及其在卫生保健和教育领域的应用迅速变成高等教育实践中的标准行为（Lee，2015），作为教学金标准的讲授法已迅速得到补充，有时甚至被技术所取代。课堂上可用的技术类型从低仿真到超高仿真设备不等。在任何课程分析、设置或再设计中，都必须强调课程的授课方式和技术的使用，包括技术使用的程度、获取和维持技术的资源以及教师发展，还应有效地应用技术，从而满足项目成果。例如，高仿真模拟人越来越多地用于护理项目中某些临床体验的辅助或替代。高仿真模拟需要大量的前期投资，以及用于模拟人的日常维护和升级及模拟中心辅助人员的成本。此外，有效使用高仿真模拟需要大量经费用于培训教师如何使用设备，以及如何最大限度地提高学习效果并将模拟体验纳入课程中。

教师问题

护理教育者的短缺是与课程设置和改革有关的问题，但是还出现了其他可能影响课程设置或再设计的教师问题。与坚持使用传统的旧课程范式的教师一起工作常常是课程修订的挑战（Grant，2014；Powell-Cope，Hughes，Sedlak，& Nelson，2008）。课程开发和再设计的内在本质是护理专业的人为维度，其次是与课程分析和再设计各个方面相关的人际动态（Oermann，2014）。

对改革的恐惧和抗拒是课程设置和再设计方面取得进展的最大障碍。影响课程设置和再设计成功的明确因素还包括：

- 教师关于护理教育的不同价值观
- 害怕失去对课程某些方面的控制
- 对课程优先次序的不同看法
- 缺乏接受课程改革的需要
- 不确定如何开始改革过程
- 缺乏资源
- 不文明行为
- 缺乏奖励
- 在现有资源、工作量和时间限制的情况下，感到课程改革过程太辛苦
- 在课程分析、开发和再设计领域能力不足（Billings & Halstead，2015）

教师在课程设置上的工作不仅要考虑到混乱而复杂的卫生保健环境，还要考虑到兼顾临床技能知识和教学技术所带来的压力（Gaza & Shellenbarger，2010）。Cash、Daines、Doyle和 von Tettenborn（2009）将这些压力确定为"支撑课程的张力以及通过教育（包括临床）经验框架构建知识的方式"（pp.318-319）。许多护理教师不再受雇于卫生保健机构，在一定程度上造成了"教育-实践差距"。尽管学生的临床导师帮助一些教师与当前的临床实践保持联系，但许多护理教师发现很难平衡他们的全职学术角色和临床实践的需要。教师可能会发现很难获得临床实践经验，即使是兼职，也难以维持当前的实践知识和技能。复杂的卫生保健系统和实践、成本因素以及风险管理考虑，加剧了教师实践安排的复杂性。教师在努力寻找工作与生活的平衡，例如他们努力维持学术、个人、专业和家庭生活，因此抑制了他们在课程设计中承担额外责任的意愿（AACN，2005）。

课程设置与评价研究

问题和趋势

影响当今护理教育的护理教师在课程设置和评价中角色的一些主要问题和趋势包含以下内容：

- 当前和迫在眉睫的护理师资短缺
- 提高兼职教师与全职教师的比例
- 经过正规的教育学培养的教师较少
- 博士学位毕业生数量越来越多，特别是护理实践博士（DNP）毕业生，但他们尚未掌握教师角色所需的教学法
- 在线平台、远程教育、高科技模拟和其他技术进步等教学设计的迅速变化，改变了教学设计和课程实施
- 不断变化的卫生保健系统影响着护士的培养，因此，教师具有保持课程与之联系的作用

Roberts 和 Glod（2013）在其论文中提到了护理教师角色困境的一些问题。从历史上看，护理教育关注的是患者护理中临床技能的发展，后来进入了学术环境并强调自然科学、社会科学、人文艺术与科学和临床技能的结合。因此，护理教育发现其面临着护理教师角色的许多挑战。最近，研究型机构希望终身制教师能够从事研究工作，同时也希望他们能够获得研究经费，这使临床兼职教师数量增多。他们在提供临床指导方面是基础保障，但他们参与教学管理活动和教学学术却很少。而终身制教师教授理论课程和研究生层次的课程，减轻了教学负担，为研究和学术活动提供了时间。护理教育的这一趋势对如何进行教育和课程设计产生了影响。

基于证据的课程设置和评价研究启示

护理教师有无限的机会进行课程设置和评价相关的教育研究。由于护理正在转向开设自己专业的博士教育，包括研究型（哲学博士学位 PhD/ 护理学博士学位 DNSc）或实践型（护理实践博士 DNP）、应用科学博士学位。因此，目前与护理教育相关的研究十分匮乏。许多护理研究侧重于实践问题和卫生保健政策，这对专业、卫生保健和公众都是有益的。然而，关于护理教育及其过程和结果的研究却很少。

教师角色和职责

课程实施

课程设置和（或）再设计的实施至关重要，也是教师的责任。为了确保课程能够按计划实施，有必要进行严格的监督。技术和经济的迅速变化、信息的快速增长以及多元文化主义的需求，要求必须定期进行护理课程的不断审查和再设计。在对新课程的有效性进行全面评价之前，不能对其进行快速改革是最大的挑战之一。

所有的教师都应该全面了解整个课程，特别是其宗旨、理念、组织架构、学生学习成果

和学习计划。专职教师应该对学院各层次护理项目的组成有一定的了解。虽然主要进行研究生或本科层次的教学，但教师了解每个项目是如何相互联系和相互建立是很有必要的。兼职教师不一定了解整个课程的细节，但他们应该了解所教授课程与课程设置框架和教学项目目标之间的关系。

学校的护理课程一般有一个可以用作各级学位工作路线图和论证各级专业护士培养基本原理的组织框架。课程完整性的关键是教师能够明确他们所教授的课程在组织和教育项目框架中的位置。因此，课程内容一般不会轻易改变。课程协调员为新教师进行课程及其与课程设置之间关系的培训，还负责定期评估授课内容，以确保其与课程的紧密联系。定期组织参与课程或项目的各层次教师召开会议，反思教学策略、学习活动和学生学习成果，这些对课程的实施和整体质量控制至关重要。

护理教育创新

护理课程设置和再设计过程的一个主要方面是考虑今后的资源和实施需求，包括未来护士工作所在的卫生保健环境的性质。文献中广泛指出，由于当今卫生保健系统和卫生保健服务的复杂性，有必要通过卫生系统框架来转变护理教育，以充分做好护士安全实践的准备（AACN，2017b；IOM，2010；National League for Nursing，2017；NCSBN，2009b；Phillips et al.，2013）。护理教育必须采用创新的方法培养各教育层次的毕业生，使其能够实施未来的护理实践和卫生保健领导力。NCSBN（2012）将创新定义为"一个动态的、系统的为护理教育创造新方法的过程"。护理文献中报道的创新包括在临床教育中应用特定的教育元素（Moscato，Miller，Logsdon，& Chor-Penning，2007），诸如叙事教学法、概念性思考和深度讨论等教学方法（Brown，Kirkpatrick，& Mangum，2008；Goodin & Stein，2008；Mauro，Hickey，McCabe，& Ea，2012；Nehring，2008；Reese，Jeffries，& Engum，2010）。创新包括使用高仿真模拟作为临床体验的辅助或替代，使用模拟和虚拟现实来扩展教学（Cleary，McBride，McClure，& Reinhard，2009）。护理教育的其他创新包括通过与临床机构或其他教育机构合作，形成一个资源共享联盟来实施护理教育。

护理教育的发展创新是满足未来护士需求和当今医疗环境要求的一项重要战略。但是，在计划创新课程时，教师应该意识到存在有可能延迟批准和实施过程的潜在阻碍。首先，最重要的是教育机构强加给自己的障碍，例如获得课程改革批准的多层次机构等级制度和冗长的委员会程序（Bellack，2008；Coonan，2008）。护理教育作为一种实践性职业，其与医疗机构的关系至关重要。临床实践机构、社区合作伙伴和教育机构可能有不同的结果目标，因此集中权力基础和线性思维可能成为障碍（Grant，2014；Untershuetz，Hughes，Nienhauser，Weberg，& Jackson，2008）。其次，护理教育创新可能存在实际的或可感知到的监管障碍。2008 年，NCSBN 成立了教育创新管理委员会。该委员会的职责是明确教育创新实际的和可感知到的监管障碍，并为创新教育提案制定监管模式（NCSBN，2009a）。潜在的护理教育创新监管障碍可能不够灵活，包括护理课程规定的临床或教学时数、师生比、专兼职教师比、由于缺乏教师监督或护理人员不具备资格以及模拟的局限性，不允许有专门的教育单位（NCSBN，2009b，2012）。但是，对潜在障碍深入了解可能会帮助教师与内部或外部利益相关者进行谈判，以克服这些障碍，并创建一门创新、资源友好和在培养未来护士上具有前瞻性思维的课程。在计划创新课程改革之前，务必遵守州护士执业法和州护理法规（Hargreaves，2008）。任何关于课程再设计的创新教学策略方案，在计划的概念阶段都应咨询各自的州委员会。

修订或新项目需求

在课程的实施过程中，教师会持续观察和评估学习活动的效果、学习方法、学生的学习成果，以及课程与课程体系的关系。当发现差距或问题时，教师有责任将观察结果报告给课程负责人或等级协调员，然后教师们应该一起深入调查和分析这些问题，结合学生和其他利益相关者的意见，将这个问题提交给课程委员会（或负责课程改革的学术委员会）进行考虑。提交报告应附有根本原因分析并提出补救建议，以促进课程评价和可能修订的需求。很多时候，教师、学生和利益相关者会根据他们在卫生保健系统中的经验和互动来确定新项目的必要性。让课程委员会注意到这些信息的过程也是一样，就是总结明确的需求，并附设置新路径和项目的文件或合理方案。

与课程设置、评价和认证相关的教师活动

回顾教师在课程设置中的许多角色和职责，在个人层面上包括：熟悉课程的组成部分，制定和执行与课程相适应的教学设计和策略，观察、评估以及报告课程修订或新项目设置，参加课程 / 学术 / 评价 / 认证委员会，并制定或参加与课程设置和评价有关的学术活动。作为学术教师，应参加新教师的培训，以确保课程的完整性；审查教师管理结构，以保持教师对课程的所有权；明确卫生保健、课程设置和评价的趋势和问题；萌发研究思路；筹集项目发展经费；积极参加教学学术活动；建立循证的教育实践思想。

认证机构如护理教育认证委员会（ACEN）（2013）和大学护理教育委员会（2017）的标准 / 条件包括护理教师的教育背景和资格。教师应熟悉这些标准，并确保他们符合教师角色的资格和期望。所有教师都必须参加认证活动和项目评价活动。学术机构的项目评价通常每 5 年进行一次，而认证则每 5 ~ 10 年进行一次，具体时间取决于项目的历史、项目类型和所授予的认证级别。教师在评价和认证过程中的重要职责是了解课程的组成部分，如宗旨、愿景、理念、组织框架、学生学习成果和学习计划。应该能够清楚地说明他们所教的课程在课程框架中的位置，应熟悉持续的课程分析过程，并确定课程设置和个别课程的需求，以便在必要时进行修订以确保项目的质量和一致性。

小结

课程设置、持续评价和再设计是护理教师的核心活动。教师参与认证计划可以提高他们实施课程评价和设计过程的能力，这与项目成果有直接关系。课程评价与设计的意义远远超出了课程本身。通过团队合作，明确和克服潜在的障碍，进而确定如何最有效地促进护理课程的设置过程。同时，以创新应对在不断变化的卫生系统中培养未来几代实践护士的挑战，是成功设置或再设计护理课程的关键因素。护理和健康科学领域的信息总量的持续挑战，设置跨学科课程的发展趋势，缩小师生之间技术知识的差距以及满足监管和认证机构的要求，都是我们为将来设置护理课程、为课程设计制定持续的流程改进计划以保证护士教育质量需要解决的问题。

问题讨论

- 有哪些方法可以激励护理教师参与课程的再设计？
- 为什么你认为教师对课程设置和评价负有最终责任？请至少列出五个原因。
- 监管机构对课程设置或再设计施加了哪些实际的或可感知的障碍？
- 针对当前护理教育中存在的问题，提出调查的研究问题和可能的解决方法。解释你为什么选择这个问题以及它对护理教育未来有什么影响。

学习活动

学生学习活动

1. 想象你自己是一所护理学院的新教师，列出你认为成为一名富有成效的教师所需要了解的主题，排出优先顺序，并解释原因。

2. 明确你所在州护理委员会如何审查和执行新的或修订的护理项目课程。参加州护理委员会会议，并描述护理项目批准过程与该委员会保护你所在州公众健康和福祉的宗旨有何关系。

教师发展活动

1. 评估你学校的培训和教师发展项目。找出项目中与课程设置和评价相关的任何差距。你将如何设置或改革项目以满足新教师和经验丰富教师的需求？

2. 描述你在课程实施时应用的两项课程和（或）教学策略创新。你认为哪些限制或障碍会延迟或阻止你实施这些创新？

3. 列出你所在护理学院课程设置和（或）再设计中的五个主要助力和五个主要障碍。作为一名教师，你将如何帮助你的学院或其他教师克服障碍？

参考文献

Accreditation Commission for Education in Nursing. (2013). *ACEN accreditation manual*. Atlanta, GA: Author.

Accreditation Commission for Education in Nursing. (2017). ACEN history of ensuring educational quality in nursing. Retrieved from http://www.acenursing.org/acen-history

American Association of Colleges of Nursing. (n.d.). Clinical nurse leader tool kit. Retrieved from http://www.aacnnursing.org/Education-Resources/Tool-Kits/Clinical-Nurse-Leader-Tool-Kit

American Association of Colleges of Nursing. (2005). Faculty shortages in baccalaureate and graduate nursing programs: Scope of the problem and strategies for expanding the supply. Retrieved from http://www.aacnnursing.org/Portals/42/News/White-Papers/facultyshortage-2005.pdf

American Association of Colleges of Nursing. (2008). *The essentials of baccalaureate education for professional nursing practice*. Washington, DC: Author.

American Association of Colleges of Nursing. (2009). *The essentials of baccalaureate education for professional nursing practice: Faculty tool kit*. Washington, DC: Author.

American Association of Colleges of Nursing. (2017a). Nursing faculty shortage. Retrieved from http://www.aacnnursing.org/News-Information/Fact-Sheets/Nursing-Faculty-Shortage

American Association of Colleges of Nursing. (2017b). Fact sheet: The impact of education on nursing practice. Retrieved from http://www.aacnnursing.org/Portals/42/News/Factsheets/Education-Impact-Fact-Sheet.pdf

American Association of Colleges of Nursing—American Organization of Nurse Executives Task Force on Academic Practice Partnerships. (2012). AONE guiding principles. Retrieved from http://www.aone.org/resources/academic-practice-partnerships.pdf

Andre, K., & Barnes, L. (2010). Creating a 21st century nursing workforce: Designing a bachelor of nursing program in response to the health reform agenda. *Nurse Education Today, 30*(3), 258–263.

Bellack, J. P. (2008). Letting go of the rock. *Journal of Nursing Education, 47*(10), 439–440.

Billings, D. M., & Halstead, J. A. (2015). *Teaching in nursing* (4th ed.). St. Louis, MO: Elsevier Saunders.

Brown, S. T., Kirkpatrick, M. K., & Mangum, D. (2008). A review of narrative pedagogy strategies to transform traditional nursing education. *Journal of Nursing Education, 47*(6), 283–286.

Bryant, A., Brody, A., Perez, A., Shillam, C., Edelman, L., Bond, S., . . . Siegel, E. (2015). Development and implementation of a peer mentoring program for early career gerontological faculty. *Journal of Nursing Scholarship, 47*(3), 258–266. doi:10.1111/jnu.12135

Callen, B. L., & Lee, J. L. (2009). Ready for the world: Preparing nursing students for tomorrow. *Journal of Professional Nursing, 25*(5), 292–298.

Cash, P. A., Daines, D., Doyle, R. M., & von Tettenborn, L. (2009). Quality workplace environments for nurse educators: Implications for recruitment and retention. *Nursing Economics, 27*(5), 315–321.

Cleary, B. L., McBride, A. B., McClure, M. L., & Reinhard, S. C. (2009). Expanding the capacity of nursing education. *Health Affairs, 26*(4), w634–w645.

Commission on Collegiate Nursing Education. (2017). *Achieving excellence in accreditation: The first 10 years of CCNE.* Washington, DC: Author.

Coonan, P. R. (2008). Educational innovation: Nursing's leadership challenge. *Nursing Economics, 26*(2), 117–121.

Elliott, R. (2015). Faculty development curriculum: What informs it? *Journal of Faculty Development, 28*(3), 35–45.

Erickson, L. (2007). *Concept-based curriculum and instruction for the thinking classroom.* Thousand Oaks, CA: Corwin Press, Sage.

Faison, K., & Montague, F. (2013). Paradigm shift: Curriculum change. *Association of Black Nursing Faculty Journal, 24*(1), 21–22.

Gaza, E. A., & Shellenbarger, T. (2010). The lived experience of part-time baccalaureate nursing faculty. *Journal of Professional Nursing, 26*(6), 353–359.

Giddens, J. (2017). *Concepts for nursing practice.* St. Louis, MO: Elsevier.

Goodin, H. J., & Stein, D. (2008). Deliberate discussion as an innovative teaching strategy. *Journal of Nursing Education, 47*(6), 272–274.

Grant, A. (2014). Neoliberal higher education and nursing scholarship: Power subjectification, threats and resistance. *Nursing Education Today, 34*(10), 1280–1282.

Hagler, D., White, B., & Morris, B. (2011). Cognitive tools as a scaffold for faculty during curriculum redesign. *Journal of Nursing Education, 50*(7), 417–422.

Hargreaves, J. (2008). Risk: The ethics of a creative curriculum. *Innovations in Education and Teaching International, 45*(3), 227–234.

Huybrecht, S., Loeckx, W., Quaeyhaegens, Y., De Tobel, D., & Mistiaen, W. (2011). Mentoring in nursing education: Perceived characteristics of mentors and the consequences of mentorship. *Nursing Education Today, 31*, 274–278.

Institute of Medicine. (2010). *The future of nursing: Leading change, advancing health.* Washington, DC: National Academies Press.

Lee, J. (2015). Effects of the use of high-fidelity human simulation in nursing education: A meta-analysis. *Journal of Nursing Education, 54*(9), 501–507.

Mailloux, C. F. (2011). Using the Essentials of Baccalaureate Education for Professional Nursing Practice (2008) as a framework for curriculum revision. *Journal of Professional Nursing, 27*(6), 385–389.

Mauro, A., Hickey, M., McCabe, D., & Ea, E. (2012). Attaining baccalaureate competencies for nursing care of older adults through curriculum innovation. *Nursing Education, 33*(3), 184–195.

Moscato, S. R., Miller, J., Logsdon, K., & Chorpenning, L. (2007). Dedicated education unit: An innovative clinical partner education model. *Nursing Outlook, 55*(1), 31–37.

National Council of State Boards of Nursing. (2009a). *Innovations in education regulation committee: Recommendations for boards of nursing for fostering innovations in education.* Retrieved from https://www.ncsbn.org/Recommendations_for_BONS.pdf

National Council of State Boards of Nursing. (2009b). *Tips for planning nursing education innovative approaches.* Retrieved from https://www.ncsbn.org/Tips_for_Faculty.pdf

National Council of State Boards of Nursing. (2012). *The initiative to advance innovations in nursing education: Three years later.* Retrieved from https://www.ncsbn.org/InitiavetoAdvanceInnovations.pdf

National Council of State Boards of Nursing. (2016). *FY 2015–16 Nursing Education Trends Committee.* Retrieved from https://www.ncsbn.org/2016_Nursing_Ed_Trends_Comm_Report.pdf

National League for Nursing. (2017). Advocacy teaching: Nursing is social justice advocacy. Retrieved from http://www.nln.org/professional-development-programs/teaching-resources/toolkits/advocacy-teaching

Nehring, W. (2008). U.S. boards of nursing and the use of high-fidelity patient simulators in nursing education. *Journal of Professional Nursing, 24*(2), 109–117.

Oermann, M. (2014). Defining and assessing the scholarship of teaching in nursing. *Journal of Professional Nursing, 30*(5), 370–375.

Phillips, J. M., Resnick, J., Boni, M. S., Bradely, P., Grady, J. L., Ruland, J. P., & Stuever, N. L. (2013). Voices of innovation: Building a model for curriculum transformation. *International Journal of Nursing Education Scholarship, 10*(1), 1–7.

Powell-Cope, G., Hughes, N. L., Sedlak, C., & Nelson, A. (2008). Faculty perceptions of implementing an evidence-based safe patient handling nursing curriculum module. *Online Journal of Issues in Nursing, 13*(3). doi:10.3912/OJIN.Vol13No03PPT03

Quality and Safety Education for Nurses. (2014). QSEN competencies. Retrieved from http://qsen.org/competencies/pre-licensure-ksas

Reese, C. E., Jeffries, P. R., & Engum, S. A. (2010). Using simulations to develop nursing and medical student collaboration. *Nursing Education Perspectives, 31*(1), 33–37.

Roberts, S. J., & Glod, C. (2013). Dilemmas in faculty roles. *Nursing Forum, 48*(2), 99–105.

Skiba, D. (2012). Technology and gerontology: Is this in your nursing curriculum? *Nursing Education Perspectives, 33*(3), 207–209.

Slimmer, L. (2012). A teaching mentorship program to facilitate excellence in teaching and learning. *Journal of Professional Nursing, 28*(3), 182–185.

Spencer, J. A. (2012). Integrating informatics in undergraduate nursing curricula: Using the QSEN framework as a guide. *Journal of Nursing Education, 51*(12), 697–701.

Stephens-Lee, C., Der-Fa, L., & Wilson, K. E. (2013). Preparing students for an electronic workplace. *Online Journal of Nursing Informatics, 17*(3), 1–10.

Unterschuetz, C., Hughes, P., Nienhauser, D., Weberg, D., & Jackson, L. (2008). Caring for innovation and caring for the innovator. *Nursing Administration Quarterly, 32*(2), 133–141.

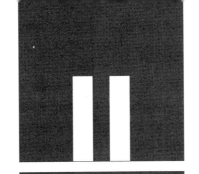

第 2 篇

课程设置的需求评估和财政支持

Sarah B. Keating

概　述

　　在考虑新的教育项目或修订现有课程时，需要进行需求评估。实施评估有以下两个目的：第一个是验证其现时性、学术性和专业相关性，以及对现有项目的持续需求；第二个是确定一个新的护理项目的可行性，包括对新项目的需求、可利用的资源、学术完整性和财务责任。

　　尽管有合理的理由来修订当前的项目，但明智的做法是调查利益相关方并收集新项目需求评估中所审查的相同因素的相关信息。这些信息可以是肯定了项目规划者对课程的设想，或者是确认了需要改变的差距或问题。评估有助于认证和项目审查，还可以作为评估总体计划的组织框架（见第 4 章）。第 3 章讨论了需求评估的基本组成部分，并提供了一个收集和分析信息的模型，这些信息是新项目开发、拓展或修订现有课程的基础。第 4 章回顾了财政支持、预算规划以及课程设置与评价的需求。

框架因素模型

　　Johnson（1977）提出了一个与护理程序相似的课程开发、教学计划和评价的概念模型。虽然这是一个简单的线性模型［P（计划）—I（实施）—E（评估）］，但 Johnson 将其扩展为一个复杂的循序渐进的逻辑过程。这一过程包括检查项目现存的框架因素或者背景、设定目标、确定课程内容、组织课程、规划教学，最后进行评价。Johnson 认为框架因素是课程存在的背景。此外，他还将情境脉络分为自然要素、文化要素、组织要素和个人要素（p. 36）。笔者从 Johnson 的讨论中选择了外部和内部框架因素这一术语，并将其应用于护理教育的课程设置，包括 Johnson 确定的要素并增加了专门适用于护理教育、卫生保健系统和其他专业的组成要素。

　　本文的框架因素指的是影响和（或）促进教育项目与课程的外部和内部因素。作为一个概念模型，框架因素收集、组织和分析了对课程设置和评价有用的信息。

　　框架因素主要分为两类：外部因素和内部因素。外部框架因素是指在上级机构以外更大的环境中影响课程设置的因素。内部框架因素是指在上级机构和项目本身的环境中影响课程设置的因素。图Ⅱ.1 说明了框架因素概念模型。

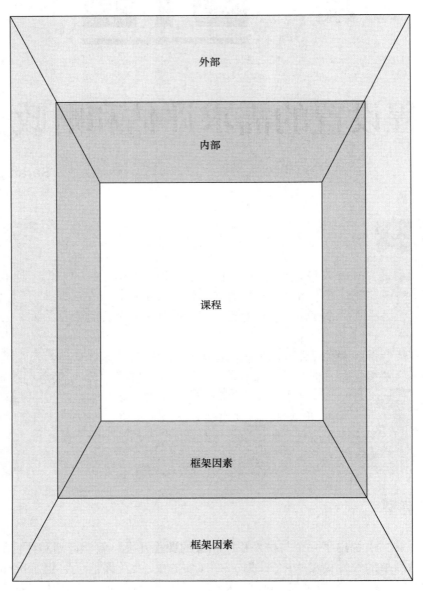

图Ⅱ.1　框架因素概念模型
来源：改编自 Johnson（1977）

　　教师应该参与需求评估，即使其课程发展需求方面的主要职责是评估基于课程实施和项目的结果。教师们认识到影响项目的一些相关因素，如项目的财务安全，在卫生保健系统和专业中的地位及其在满足医疗保健需求方面的作用，对于推动该项目进展具有优势。此外，教师可以利用需求评估的数据来寻求拨款和其他资金以支持科研和项目设置活动。

　　建议护理教育工作者在评估项目、考虑修订现有项目或启动新项目时使用框架因素模型。虽然管理人员在进行需求评估中发挥领导作用，但是教师们应该参与决定收集哪种类型的数据、收集的数量以及可能会影响课程的一些变化。

外部和内部框架因素

第 3 章从外部环境、上级机构和护理教育项目等方面阐述了影响护理课程设置的因素，包括社区因素、人口学资料、政治氛围、卫生保健系统、学术环境的特征、（护理）项目的需求、护理专业、法规和认证的要求以及外部财政支持。这些因素可能不受教师的控制，但会对课程设置产生正面和负面的影响，因此，认识和分析它们对课程的影响很重要，它们可以决定一个项目的成败。例如，缺乏对护理项目的认证可能会阻止其毕业生获得就业和继续教育的机会。

上级机构和护理教育项目自身影响课程的环境因素被称为内部框架因素，包括：对上级学术机构的组织结构的描述；宗旨、哲学理念和目标；经济状况及其对课程的影响；机构内部资源（实验室、教室、图书馆、学生服务等）以及现有和潜在师生的特征。与外部框架因素相似，内部框架因素影响课程，并对项目设置、修订和扩展起着重要作用。教师使用从评估中收集到的信息来做出与课程有关的决定。实际上，为需求评估收集的数据与课程的全面质量管理有关，并且有助于对项目进行评估。附录中提供了一个案例研究，该案例展示了如何使用外部和内部框架因素需求评估模型开发一个新项目。

需求评估与课程质量持续改进的关系

建立一个新项目不是在封闭状态下进行的练习，而是来自机构外部和内部的信息提示可能需要一个新的项目或修订或扩展现有项目。通常，有一些触发机制会引起需求的变化，例如 NCLEX® 分数下降、预算削减或护士短缺。教师和护理教育者应该制定一套总体评价计划，而不是以被动的方式回应这些外部刺激。该计划可以持续监测该项目，并提供规划当下及将来变革时所需的数据。此类活动是提供能够用于分析和决策的数据来持续改进教育项目质量过程的一部分。本文这一章节讨论的框架因素模型，在进行需求评估时，将评估的概念作为一个过程纳入其中是有用的，这不仅适用于当前项目的启动和变更，而且适用于未来的规划。

课程设置和评价的财政支持和预算管理

护理教育行政人员、管理者和教师认识到课程设置和评估过程中的财政支持和预算问题，对确保项目的成功和持续至关重要。第 4 章中提供了预算支持的实用指南，通过拨款、捐赠、奖学金和管理预算来寻求资金开发新项目。这一章节讨论了教师、管理者和工作人员在获得资金、规划和管理课程设置和评价活动预算方面的作用。

参考文献

Johnson, M. (1977). *Intentionality in education*. Albany, NY: Center for Curriculum Research and Services.

第 3 章

3

需求评估：外部和内部框架因素

Sarah B. Keating

本章目标

学习完第 3 章，读者能够：

- 理解需求评估在分析影响护理教育项目的因素及其对课程修订或发展方面的价值
- 识别需求评估的主要外部和内部框架因素
- 将框架因素的评估指南应用于模拟或实际课程的设置

概　述

　　学术环境中的课程设置活动与教育项目修订有关，这些修订通常基于来自员工、客户、学生、教师、管理人员、校友以及项目参与者和毕业生的反馈。无论课程设置涉及的是新项目还是现有课程的修订，项目规划者和教师们都必须评估影响课程的外部和内部环境因素、它们对当前项目的影响以及在预测未来中所起的作用。

　　课程设置的需求评估是指收集和分析有助于决定启动新项目或修订现有项目信息的过程。使用第 2 篇开篇部分概述中描述的框架因素概念模型，收集的信息分为两大类：外部和内部框架因素（Johnson，1977）。外部框架因素是护理项目和上级机构之外影响课程的因素。内部框架因素是上级机构内部和项目本身影响课程的因素。图 3.1 描述了进行需求评估时围绕课程的外部框架因素，图 3.2 描述了内部框架因素。

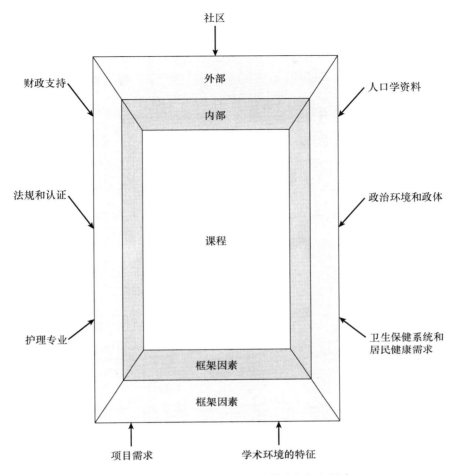

图 3.1　护理课程设置需求评估的外部框架因素

来源：改编自 Johnson（1977）

外部框架因素

社区描述

　　设置或修订课程的第一步是提供对该课程存在（或将要存在）的社区或背景的描述。需求评估确保项目与社区的相关性，并预测其最终的财务可行性。由于学术机构所服务的社区存在着巨大的差异，在本文的讨论中，"社区"是指一个较大的网络或系统中的实体。可通过其在系统内的集群和独特的功能结构进行识别（Young，Allard，Hébert-Dufresne，& Dubé，2015）。根据教育项目的性质，社区可以是国际性的，也可以是区域性的。美国大多数高等教育机构都根据卡耐基教学分类促进基金会中的分类来进行自我归类。卡耐基分类法在 1970 年首次发布，最新分类法在 2015 年发布（Indiana University Center for Postsecondary Research，2016）。2015 年新分类法是根据基础教育、本科教育和研究生教学项目、招生概况和本科生的概况、规模和情境而制定的。详细描述每种分类的清单详见以下网站：www.carnegieclassifications.iu.edu/downloads/CCIHE2015-FactsFigures.pdf。

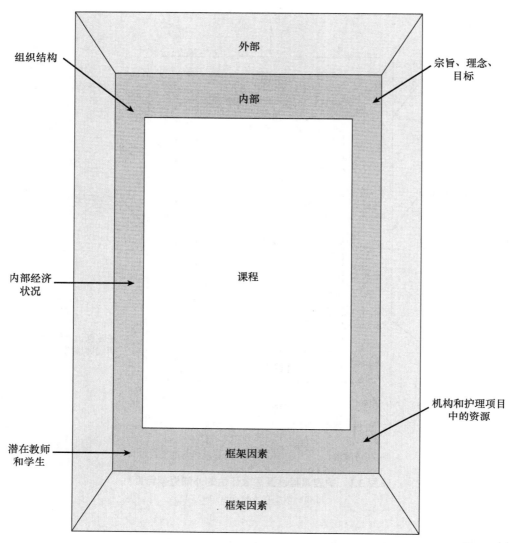

图 3.2　课程设置需求评估的内部框架因素
来源：改编自 Johnson（1977）

　　研究声誉靠后的大学或者学院通常会吸引国际学者来校园或者参加在线项目，而一些州支持的私立项目则吸引附近打算在家乡度过职业生涯的学生。随着基于网络课程的增长，包括大规模在线开放课程（massive open online courses，MOOCs），校园已经成为世界性的，可以吸引来自许多不同国家和文化背景的并且可能永远不会进入校园学习的学生。对于一些能够提供学位的基于网络的项目，它们可能没有实体校园，只有一个管理部门在线提供学生服务、图书馆资源、课堂参与等功能。在这些情况下，所服务社区的定义是根据其作为社区的功能结构来确定的，例如，希望在本国提高教育和实践水平的国际护士骨干们注册了在线学位课程。

　　网络校园和实体校园都应该为进入该项目的学生以及潜在合作伙伴（如在线资源、奖学金和学习经验）调查其社区中的主要行业和教育系统（或网络，如果是国际和互联网项目）。该行业拥有奖学金、财政援助计划、基于网络学习的硬件和软件资源，以及可以担任顾问、教师或兼职教师的该领域专家。特别是卫生保健行业，应该参与需求评估和课程规划，以此将实践环境和社区医疗保健需求纳入计划。对于实体校园，与机构、政党和系统（如交通、通讯、政府、社区服务和社区公共事业）相关的主要宗教信仰是其他外部框架因素。这些因素对课程是否符合社会需要，以及达到目标所需的支持均有影响。例如，州支持的学校非常依赖政府资金，而私立学校则依赖学费和捐赠。

人口统计学资料

在考虑一个新的项目或修订现有课程时，有必要了解教师和学生将与谁一起工作以获得临床经验，以及毕业生最终将为谁服务。人口统计学资料是描述人口特征（例如年龄、性别、社会经济地位、种族、教育水平）的数据。对课程规划者来说至关重要的人口统计学资料包括人口的年龄范围和年龄段的优势、预测人口变化（包括移民和移民统计）、民族和文化群体（包括主要语言）、教育水平和社会经济群体。这些信息确定了潜在的学生及其特征，以及学生和毕业生将要服务人群的需求。

教育项目和课程必须适应学习者的需求，如果学生主体来自机构的周边地区，则应针对特殊的学习需求来分析学生的特征，例如，寻求职业发展的护士需要课程侧重于成人学习理论和模式上，即将开始攻读第一个专业学位的年轻学生需要课程侧重于年轻人的发展需求，以及获得基本的护理知识、临床技能和融入专业角色所必需的内容。满足不同年龄段学习者的学习需求是课程规划的主要挑战。第 6 章讨论了实施课程时针对不同类型学习者可用的一些学习方法和策略。

项目规划者应该调查远道而来或来自世界各地的学生，了解是什么因素吸引他们参加该项目，以及这些因素是否对项目规划和招生有用。教师应该找出那些对学习资源的需求超出一般学生的潜在学生，例如，如果该项目是面向国际学生开课，需要为母语为非英语的学生提供辅导或者翻译。了解潜在学生群体的经济来源以及是否需要大额的经济资助计划是很有用的。社区中的种族和文化价值观及其对高等教育的看法对招生策略有影响；同时，鉴于增加护理队伍的多样性和提高全世界护士的教育水平的需要，这一点尤为重要。另一个与人口统计学相关的考虑因素是潜在教师的存在以及对有资格授课教师的识别。如果项目需要招聘新的教师或寻求有临床经验的兼职教师和导师，那么通过与行业和社区的合作关系来确定潜在的教师将有助于招聘。

政治环境和政体

在评估社区时，部分数据描述了公共治理结构。例如，如果是城市，了解是否有市长、行政长官和城市管理委员会很有用。如果是农村或郊区，重要信息包括县政府或区政府的类型、行政长官、官员是选举还是任命的以及主要政党是什么。如果该项目面向国际客户，则所涉及的政府类型和结构以及护理和教育在政府法规中的地位是至关重要的原始资料。

有关国家政体的信息也很重要。对"政体"的简单定义是：社区内官方政府背后的人民力量。它是由主要的政治力量和在社区内发挥影响力的人组成的，评估者应该确定主要参与者知名度的高低。其他信息包括当权者如何影响社区的决策，以及他们如何利用财政、个人、政治、任命或当选职位来行使权力。对于教育工作者有用的特定信息是，重要政客在选举和其他关键时期将如何看待大学和学院，以及他们能否认识到学院或大学中人员（即学生、教师和职工）的力量。

就护理行业而言，政治家和政治团体对这一专业的特定兴趣是有帮助的。例如，如果他们的家人中有护士或者他们曾接受过护理服务，那么他们更倾向于支持护理教育项目。所有的教育项目都需要社区及其权力机构的支持。因此，当需要额外的资源或政治推力以维持、修改或增加该项目时，从政治环境评估中得到的信息对于规划未来和寻求援助至关重要。

卫生保健系统和居民健康需求

提供护士来照顾居民的医疗保健需求对卫生保健系统和接受照顾者来说都至关重要。很明显，关于这两个因素的信息对于项目的规划和课程的设置必不可少。为了评估国际、国家和地区卫生保健系统，有必要确定主要的卫生保健提供者、组织类型和提供医疗保健的财政基础。在美国，随着《平价医疗法案》（ACA）的实施及其可能的废除或修订，对美国的医疗保健服务体系进行详细的讨论是不明智的。评估人员应该查阅政府和医疗保健系统的网站来了解现状并且预计未来的情况。ACA 的概述可以通过美国卫生和公众服务部网站进行查阅：www.hhs.gov/healthcare/rights/index.html。

为了方便读者查找有关医疗保健服务的最新信息，我们列出了美国主要医疗卫生机构及其网站。以下列出了可为教育项目服务的地方、区域或国家提供医疗保健系统信息的主要资源。

- 主要的政府医疗保健系统，如联邦医疗保险、联邦医疗补助、军警部队文职人员保健医疗计划（CHAMPUS）和退伍军人事务（VA）等
- 非营利性或营利性医疗保健系统和机构以及服务资格
- 宗派和无宗派健康相关的机构和服务资格
- 城市、县、地区、州和国家公共卫生服务
- 为医疗条件薄弱或稀缺的人群提供的服务
- 主要初级卫生保健系统和机构及提供者
- 志愿卫生保健机构及其服务
- 其他基于社区的由护士提供的健康相关服务，例如学校、企业、州机构、司法机构

汇总列表概述了该项目所在的医疗保健系统，包括护理学校和机构在内的人群可用或不可用的医疗保健资源，指出了社区服务方面的差距以及社区伙伴关系的可能性，包括为医疗条件薄弱或稀缺的人群提供基于学校的服务，确定了医疗保健服务的趋势和未来可能影响课程设置的预期变化。

了解系统内的资源是很有用的，如医学图书馆，在临床实践期间是否可以提供给学生和教师使用，或者作为学习资源将其提供给远程教育项目注册学生使用等。对该列表的回顾指出了现有的和潜在的实习场所。机构中具有资格证书的人员如指导教师、导师和兼职教师都是有可能合作的其他资源。学生和教师的奖学金和研究机会可能会从此类回顾中产生，并且能够影响课程设置以及促进教师和学生的发展。

对该地区主要健康问题的概述有助于作为卫生保健干预措施的范例来制定课程。国家卫生统计中心网站（www.cdc.gov/nchs）提供有关死亡和发病主要原因的基本信息。2020 年生命统计、健康统计和目标以及 2030 年健康人群发展信息可在 2020 年健康人群网站上查询（www.healthypeople.gov）。世界卫生组织网站（www.who.int/en）是一个很好的起点，它提供了有关各成员国卫生系统和主要卫生问题的信息。

学术环境的特征

附近社区、地区或在线竞争者的其他高等院校对该项目及其课程有影响，确定其他机构、高等教育水平（技术学校、大专学位、学士学位和更高学位）、财政基础（私立或公立）和隶属关系（宗派或无宗派）可以使评估者了解现有的竞争者和毕业生继续教育项目的需求。其他机构的未来规划方面的信息，可以使开发人员了解项目类型上的差距以及其他项目的竞争性质。例如，如果该机构提供了开业护士教育项目，而该地区的另外两个项目也提供了类似的教育项目，那么可能需要对该项目进行修订（例如，作为专业的初级或急症护理项目如成年人老年急症开业护士）、停止或者可能与其他学校合作办学。依靠学费和捐赠的私立机构可能会考虑它是否应该继续提供公立学校所删减的课程。其他需要考虑的数据是该机构服务的地区及其周边地区对护士的需求，以及即使有多个项目，毕业生在该地区就业的成功率如何。

我们建议从高等教育认证委员会网站（www.chea.org）上收集国际和美国其他学术机构的数据资源。国家数据库可以访问国家教育统计中心网站（www.nces.ed.gov）。找到该地区其他护理课程的另一个来源是国家护理委员会提供的已批准项目清单。国家护理委员会及其网站和联系方式的列表可以访问国家护理委员会理事会网站（www.ncsbn.org/index.htm）。

项目需求

通过对外部环境的检视，教师可以了解到对护士的需求持续或增加。以下数据可以作为指导，记录对项目的需求。

- 护理人员的特点及护理短缺的程度（如果存在）
- 对未来护理人员需求的预测
- 目前和将来有足够数量的合格申请人参加该项目
- 专科护理实践领域出现短缺
- 用人单位对未来所需护士人数的预测
- 用人单位对所需毕业生类型的看法

尽管目前卫生保健管理人员面临很大的压力，有时很难期望得到良好的响应率，但对他们的简短访谈还是可以获取这方面的信息。另一个策略是在卫生机构开展不超过 15 分钟的焦点小组访谈，对象可以是指导学生或临床带教老师使用设施的老师。有以下几种资源可以用来确定国家和地区对护士的需求。它们是州护士协会，可以通过美国护士协会（www.nursingworld.org/FunctionalMenuCategories/AboutANA/WhoWeAre/CMA.aspx）及美国卫生和公众服务部（http://bhpr.hrsa.gov）进行查找。关于国际方面的信息，世界卫生组织网站提供了关于世界范围内劳动力问题以及护士和护理教育工作者资格的信息。

如前所述，在学术环境中，本地区和在线的其他护理项目的信息可用于避免课程冗余。有关该项目需求的数据会显示目前和未来需要多少毕业生，提供所需医疗水平的相应教育水平，以及短期和长期卫生保健系统的需求。当前护理人员的需求表明了进行速成项目的可能性。专科护士的短缺表明高级实践课程和注册护士接受继续教育的机会增加。

护理专业

除了对护士的需求，了解该地区或国家的护理专业也很重要。行业组织是确定领导者、导师和财政支持（如奖学金）的丰富资源。课程开发人员应该调查教师和同事来获得该地区护理专业的清单。这些组织包括 ANA 的地方或区域分支机构、美国国家护理联盟（NLN）、Sigma Theta Tau 护理学会、教育机构如美国护理学院协会（AACN）和全国大专学位护理组织（National Organization of Associate Degree Nursing，NOADN），以及大量的专业组织。收集有关专业的信息如下：谁是该地区的护士？是否有专业组织与该项目建立联系？大多数实践护士的受教育程度如何？是否有高学历的护士作为教育者或导师？是否有为学生和教师提供机会的护理和卫生保健方面的奖学金和研究活动？

法规和认证的要求

无论是新项目还是正在修订中的项目，都应审查各个州和国家有关护理学校的规定，以了解其要求以及会对课程产生影响的近期或预期变化。可以通过州护理委员会获得相关法规信息。有关州护理委员会的具体名单，可以访问 NCSBN 网站（www.ncsbn.org）。

虽未规定护理学院都要进行国家认证，但认证为护理项目提供了标准并证明了项目质量。经验丰富的学校申请者会查阅认证信息。校友们发现，在就业市场、未来高等教育和军队申请职务时，从被认证的机构毕业是有利的。许多奖学金和经济援助项目都要求学生进入官方认可的机构学习。护理有两个主要的认证机构和一些专业认证机构。护理教育认证委员会认证临床博士学位、硕士 / 硕士后学位、学士学位、大专学位、毕业文凭和实践护理项目。认证过程和标准的详细信息可在其网站上获得（www.acenursing.org）。护理教育认证委员会也列出了国际项目的标准（www.acenurisng.org/resources）。大学护理教育委员会认证学士学位和更高的学位项目，相关信息可以在其网站上获得（www.aacn.nche.edu/ccne-accreditation）。全国护理教育认证委员会联盟是最近才成立的全国护理认证机构，负责认证有执照的实践 / 职业护士（LPN/LVN）到临床博士的护理课程，网址是 www.nln.org/accreditation-services/overview。

除认证外，专业组织还制定了一些标准和能力要求，作为课程的指导方针和组织框架。执照前教育和研究生水平项目的几个例子是由 AACN 在学士学位和更高学位课程的标准中开发的。可以在网站（www.aacn.nche.edu/education-resources/essential-series）获取这些文件。

影响美国护理课程的另一个外部框架因素是地区认证。护理项目的上级机构接受其地区认证机构的定期审查。护理学院的成员参与地区认证过程，并应该考虑该组织及专业机构制定的标准。地区认证机构的信息可在 CHEA 网站上查询（https://www.chea.org/4DCGI/cms/review.html?Action=CMS_Document&DocID=38&MenuKey=main）。有关项目的认证过程和标准的详细说明见本书第 4 篇。

财政支持系统

对项目财务状况的分析为课程开发人员提供了有关项目经济状况的重要信息。财务健康的指标会影响项目的实施方式。教师应该认识到课程财务可行性的迹象。如果该课程有新的资金来源，则需要确定可能的资源。就成本而言，拟议的课程修订必须切合实际。如果这是一个新项目，则必须有足够的资源，包括用于实施该项目的启动资金。如果是一个既有的项目，教师和管理人员应该考虑是在当前的财务支持水平上继续该计划，还是增加或减少支持。

根据拟议的新项目或课程修订来分析外部框架因素，有助于教师和管理人员确定所需新项目的类型，或在既有项目的情况下，确定需要做出的改变。对外部框架因素的审查提供了对实际情况进行检查的途径，包括该项目所在的社区、该项目培养的毕业生所从事的行业以及该课程的经济可行性。其他研究项目包括该项目资金来源和主要收入来源，如学杂费、国家资助、私人捐款、拨款、奖学金或捐赠。了解是否有足够的资源来支持该项目自给自足是财务可行性分析中的一个关键因素。尽管这类信息属于管理部门的职责范围，但课程开发人员必须对影响项目开发的财务支持系统有基本的了解。第 4 章讨论了教师和课程规划者在获取资金支持以及课程设置和评价中的作用，并概述了预算的规划和管理。

内部框架因素

　　内部框架因素包括对上级学术机构组织结构的描述，其宗旨和目的、哲学理念和目标，内部经济状况及其对课程的影响，机构内的资源（如实验室、教室、图书馆、学术服务、教学技术支持、学生服务等），以及现有和潜在的教师和学生特征。对于这些因素相关的信息进行分析，以确定其与项目的相关性，并对结果进行权衡，以确定其对项目质量、存在性和可能变化的重要性。

上级学术机构的描述和组织结构

　　当观察护理教育项目周围的环境时，其所在的上级机构将根据其为该项目设定的情景进行检查。现实中的校园及其建筑创造了该项目存在的环境，在这种环境中，护理项目反映了它在机构中的位置，或者在基于网络课程的互联网特性。该机构的性质会影响校园的结构和护理教育项目，可以设在医疗保健机构、学术医疗中心、文科院校、大型研究型大学、赠地大学、多用途国立或私立大学、社区学院或独立的互联网实体。在小型私人机构中，护理学院可能是规模最大和最有影响力的组成部分之一，而在州立的大学系统中，护理可能是较大的大学内与健康相关的较小院系。了解该机构的历史很重要，比如它多年来的发展或变化，以及护理项目在其政治命运中幸运或不幸中的作用。

　　教育机构和卫生保健机构通常是具有科层性质的组织结构。教师应该分析上级机构和护理课程的结构，以描述指导教师开发和修订课程的沟通渠道的层级和形式。例如，如第 2 章所述，课程的提议和变更首先必须获得基层（护理课程委员会和教师）批准，然后提交到上一层组织，如学院课程委员会和院长。最后提交到全学院或大学范围内的课程委员会，并和其建议意见一起提交给教师评议会（或类似机构）进行最终审批。部门负责人、院长或学术副校长或教务长都可能会进行行政审批，尤其是在经济和行政可行性方面。不过，主要的审批机构是那些由教师组成并在教师管理职权范围内的机构。

　　同时，将主要参与者纳入学院和行政机构中，以便与他们讨论拟议的新方案或课程修订的计划和理由。事先与这些关键人物进行协商，可以为准备进入正式讨论的提案提供便利，并可能会得到提高批准通过概率的更改建议或有助于理解提案的最佳呈现方式的建议。这些联系可以是正式的，也可以是非正式的；但是，提醒一句，为了避免灾难性的结果，千万不要蒙蔽管理者和决策者。明智的做法是让他们及时了解新的提案和可能的更改，让他们以倡导者的角色在系统通过审批流程。

上级机构的宗旨、哲学理念和目标

　　上级机构的宗旨、理念和目标决定了护理项目的性质。大多数高等教育机构将它们的宗旨和理念集中在三个方面：教育、服务和学术研究。护理必须研究其上级机构的宗旨和理念，以确定其在这三项基本活动中的位置。例如，一所州政府支持的大学可能会将本州居民的专业、领导和服务角色的教育作为其宗旨和哲学理念的一部分。因此，护理项目可以将其宗旨和理念集中在培训护士担任领导者角色和为居民提供卫生保健服务方面。与独立学院相比，全州系统是该州护士的主要培养者，那么额外的任务或目的是为这个州提供足够的护理人员。

相比之下，独立或私立学院或大学可能具有宗派色彩的宗旨和理念，比如培养具有良好文科基础的个人在公共服务或志愿职业中发挥作用。同样，护理项目的宗旨通常与这一宗旨保持一致。学术医疗中心是护理与卫生学科相匹配的又一示例，这些学科都设在同一个机构中，其使命是为个人从事卫生职业做好准备。社区学院或专科学校的使命通常侧重在技术教育或为进入高等院校的必要准备上。

内部经济状况及其对课程的影响

如前所述，机构的经济健康状况对护理项目和课程有着重大的影响。护理项目在资源、收入和支出中所占份额的多少会影响项目的稳定性和扩展空间。例如，由护士运营的诊所必须自给自足，经营不善可能会导致诊所倒闭。对于州政府资助的项目，它的发展与州政府的经济发展有关。独立学院除非得到大量的资助，否则将依赖于学费、学杂费或其他创收业务。有些上级机构允许项目向来自州内外的学生收取更高的学费，以支付开发和维护基于网络课程的额外费用。

所有机构都依赖于对学生的捐赠和经济资助计划，包括奖学金、贷款和助学金。护理项目有资格获得许多联邦拨款，并且有从私人基金会、州政府支持的项目和包括校友会在内的私人捐款获得其他类型资助的历史。这些创收项目向上级机构表明护理项目可行。同时，该机构的声誉和获得外部财政资源的能力有助于护理项目获得资金。机构通常具有支持系统来帮助教职工申请拨款和寻求外部资金支持。护理项目应该与这些支持系统保持密切联系，并制定计划以确保获得更多额外的资金。教师在为获得资助项目的开发、奖学金和研究活动的拨款和津贴中发挥着重要的作用。美国资助国家级项目开发的两个资金来源是卫生资源和服务管理局（bhpr.hrsa.gov/nursing）以及国家护理研究所（www.ninr.nih.gov）。后者侧重于临床研究。但是，教师可能希望进行课程和教育项目研究。其他资源的列表可以在以下网站上查询：https://proposalcentral.altum.com。

对上级机构和护理项目的经济状况进行评估，为项目的扩展和修订提供了现实的前景。在开发课程时，对财政支持的首要需求是进行资源需求评估，例如给评估者专门的时间做文献回顾和关键利益相关者的调查。修订课程或开发新课程的成本分析需要一个商业案例来证明成本的合理性并预测其财务的可行性。除非有护理项目财务的官员，否则护理项目的管理者和教职工应该与上级机构的商务办公室或首席财务官密切合作，共同开发商业案例。

机构和护理项目中的资源

对现有机构内和护理项目资源的分析提供了与可能的项目扩展和课程修订有关的信息。首先，应该为当前课程提供足够的教室、学习实验室、图书馆人员和资源、计算机设施、临床实践模拟、教学技术支持和远程教育资源。在计划修订课程或开发新项目时，应该确定是否需要扩增设施和增加人员。如果无法扩大规模，那么可以研究最大限度地使用这些设施的创造性方法，例如，采用夜校、周末学习和在线授课等方式。

图书馆、学术咨询、教学资源和教学技术等学术支持服务有助于维持优质教育项目，也是设置新项目或修订现有项目时需要评估的内部框架因素。如果需要开发新的项目或拓展当前的课程，图书馆资源必须充足，图书馆资源不仅包括校内资源，还包括为校外课程和学生提供的服务。应该为学生和教师提供基于互联网和网络的图书馆访问权限，尤其是当校园里有大量通勤学生、开设远程教育项目或提出新的教育项目时。必须配备充足的图书馆和教学技术支持人员，并且他们要了解护理教育的需求。因此，教师应该与图书管理专员和教学技术人员保持紧密的联系，以建立修订课程或开发新项目所必需的资源。

学术咨询服务在项目规划中起着重要作用，因为新课程可能需要额外配置人员。如果课程需要修订，则有必要进行学术咨询的更新，以便提供相关服务的教师及教辅人员能够向学生传达最新的消息。为使教师掌握教学策略方面的最新进展，特别是如果课程的修订对教学设计有影响的话，需要为他们提供可获得的教学资源。例如，一项学士学位项目可能决定将其 RN 项目转换为基于网络开展的教学模式。在这种情况下，教师需要在准备和实施基于网络的课程方面接受相关培训。

教学支持系统也是计划的一部分，因为拟议的项目或修订课程的性质可能需要额外的资源。这些资源包括程序化的教学单元、视听辅助设备、硬件和软件、计算机技术、用于模拟临床情境的高仿真度和低仿真度的模拟人等。它们可能会给项目带来巨大的成本，因此应当计入商业案例中，并且随着时间的推移还会增加相关维护和更换等费用。一些教学支持系统还包括每月或每年的学生费用。对于新的项目或修订的项目，这些费用通常包含在额外的学生实验室费用或外部资金的申请中。如果升级或创建新的实验室 / 模拟实践实验室涉及一次性成本，则可以通过捐赠、拨款或资助获得外部资金。

学生支持服务对护理教育项目同样重要，是课程设置过程中不可或缺的一部分。主要的学生服务包括注册（招生、录取、注册活动和毕业记录）、学生记录保存、建议和咨询、纪律事项、补习和学习技能、勤工俭学项目、职业咨询、就业咨询和经济援助。根据大学或学院的规模，这些服务可以集中到一个部门，也可以细分为几个。因为扩大或改变教育项目需要学生支持服务，所以他们在课程设置中发挥着重要的作用，例如，如果提出了一个新的项目，那么招生和录取的工作人员需要了解该计划，以便在招生和录取活动中最好地满足新项目的需求。

财政支持项目对招收、录取和留住学生至关重要，如果该提案通过援助助学金或其他财政支持结构带来新的收入，财政援助人员则必须了解该提案。他们可以为项目规划者提供有用的信息，因此，学生服务人员和护理项目工作人员之间的合作伙伴关系是有益的。

如果勤工俭学项目和就业信息与教育计划一致且与学习计划不冲突，则可以将其作为课程的补充项目。一个冲突的例子就是修订后的课程要求加快学习和临床经验，不允许学生就业，因此禁止学生参加勤工俭学项目。另一方面是学生的兼职工作对课程的潜在影响，以及它对教育体验的预期和非预期结果的作用。在护理项目中，成人学习者占优势，必须考虑到他们学习期间的在外就业情况。

非正式课程通常通过学生服务部门设定的活动开展。同样，学生服务人员和护理教师之间的合作关系可提高正式课程的有效性。可能从补习或学习技能研讨会中受益的学生应该也提交给学生服务中心。教职员工与学生服务人员合作可以确定护理学生的学习需求，这在课程改革时尤其重要。此外，学生服务人员与教师合作，关注学习障碍学生的特殊需求和他们所需的住宿，可避免危及学生的个人需求，也不会危及学生所照护的患者的安全。

现有和潜在的教师和学生特征

在提出新的教育项目或修改现有课程时，需要考虑现有教师和将参与教育项目的学生群体的特征。如果提出了新的教育项目，则需要重新评估教师的构成，应该能够有代表性别和种族背景多样性的足够数量的教师，并达到理想的师生比。根据项目的性质，对学生的临床监督要求生师比较低，但根据项目的不同可能有所不同。例如，硕士和博士生通常是注册护士，因此可能不需要像本科生那样密切监督。当然，在一些高级实践角色中，还是需要教师进行密切监督，但是在这种情况下，通常会采用导师或实习制，教师可以与临床导师合作来指导更多的学生。在初级课程中，生师比通常为（8 ～ 10）：1。但是，根据临床经验的性质，在高年级，生师比可以为（12 ～ 15）：1。虽然讲座的方式可以容纳许多学生，但研讨会和学习实验室可以容纳的学生数量较少，因此需要增加教师。在线课程的注册人数可能会有所不同，其中研究生课程和研讨型课程只能容纳 10 ～ 12 人，而在线教学课程可以容纳多达 30 名或更多学生。在后一种情况下，可以通过修改课程的形式来容纳更多的学生并减轻由此产生的教师教学负担。

与教师有关的另一个考虑因素是其知识与学科、临床专业知识和教学技能的匹配。有关所需要教师的人数和类型、教育水平以及学术活动和学术研究历史的信息将影响课程设置的决策。对于基于网络的国际课程，必须调查和确定来自参与国家的潜在教师，以及将英语（如果基于美国）翻译成主流语言的难题。与教师的考虑一样，教师希望为新项目或修订后的课程吸引到的学生群体的类型也很重要。如果是一个新项目，应该根据兴趣、人数、可用性以及与其他护理项目的竞争情况确定潜在的申请者群体。如果正在计划一个新的项目，它的类型决定了该项目和招生部门的目标申请人的类型。

项目中学生的特征有助于根据他们的学习需求定制课程。例如，如果是入门级大专学位或学士学位课程，那么申请者可能是高中应届毕业生、有大学就读准备的转学生和有一定工作经验的成年学生。课程设计的目的是满足从传统教育学学习理论到成人学习理论的多样化学习需求。种族、民族和文化特征的多样性是另一个需要考虑的因素，教育项目必须在文化上响应学生，并培养具有文化胜任力的专业人员。

小结

外部框架因素考察的是项目的宏观环境，内部框架因素考察的是更接近项目的因素，包括上级机构和护理项目本身。考察的因素包括上级机构的特点及其组织结构。护理项目如何适应这一结构可以决定项目变迁的经济、政治和资源支持情况。它设置了一个教师需要经历的过程阶段，以获得对提议变更的批准。上级机构的宗旨、哲学理念和目标会影响护理项目的性质，并且为了确保成功，护理项目必须与上级机构的项目保持一致。对上级机构和护理项目内部的经济状况和可用资源进行财务可行性评估，并为拟议修订或新项目提供必要的额外资源和支持服务。最后，对教师和潜在学生群体的特征进行审查，以确定他们是否与拟议的变化相匹配。

本章介绍了在课程设置与修订中进行需求评估的步骤。在修订或设置新课程之前，有必要对影响项目的因素进行评估。表 3.1 和表 3.2 为确定框架因素、收集评估数据的指南以及分析调查结果来确定是否需要一个新的项目或是对现有项目进行修订。附录 A 提供了一个阐释需求评估的案例分析，以及基于需求评估而进行的一个项目修订。

表 3.1　外部框架因素评估准则

框架因素	数据收集的问题	预期结果
社区的描述	社区环境是否有利于学术项目？ 请你描述其主要特征，例如远程教育和（或）现场、完全或部分基于网络、国际、国内、城市、郊区或农村 与学校相关的主要行业是什么？它们是否为毕业生提供经济支持和就业机会？ 主要的教育体系是什么？课程的质量如何？它们是如何进入上级机构的？ 哪些社区服务为机构提供了基础设施，如交通和通信服务？	校园为学生、教师和员工提供了一个安全和支持的环境 行业稳定并有财政支持该机构和聘用毕业生的历史 公立、私立和专业的学校系统为机构提供了高质量的毕业生。学校辅导员和学校招生部门关系密切 社区学院和高等学位机构合作，并有明确的协议以便于转学 学生可以以合理的费用乘坐公共交通工具往返家中（对于通勤学生）以及商店和其他社区服务 社区拥有多个高质量的媒体传播网络，用于营销、公共关系和教育等。互联网、邮政服务和其他投递系统都是可靠的
	哪些公共服务机构为学校提供基础设施，如娱乐、住房、公共事业以及人类和健康服务？ 社区里有什么样的政府？它的政治主张是什么？政府是否支持该机构？是否承认其对社会的贡献？	学生的休闲活动场所是丰富多样的 如果没有学生保健服务，社区将为学生提供高质量的健康和公共服务 政府体系支持其所在社区的上级机构 上级机构的主要成员在地方政府咨询委员会中的任职
社区居民的人口统计学资料	普通人群的特征是什么？ 有什么迹象表明居民支持高等教育？ 在居民中，该课程招收学生、教师和员工的潜力有多大？	人口反映了不同年龄段的多元文化和种族特征 大多数的居民完成了高中或更高水平的教育，以及（或）对该教育水平的兴趣和需求日益增长 该课程有足够的申请人。有潜在符合资格的教师和员工
政治环境和政体	确认政府的类型及其结构。社区中具有话语权的是谁？ 上级机构与政治权力经纪人之间的关系是什么？	主要政治家和社区领导支持该机构并与教育机构内的人员建立工作关系
卫生保健系统和居民健康需求	确定卫生保健系统的主要类型和主要的卫生保健提供模式 描述教育课程所在地区居民的主要卫生保健问题和需求 描述护理在卫生保健系统中的作用	在目前和将来，在不同的医疗保健系统和环境中都有足够的临床空间来容纳护理学生 主要的卫生保健问题和需要与课程的重点相符合 护理人员作为卫生保健工作人员的一部分，在卫生保健系统中有很强的代表性
学术环境的特征	确定该地区或互联网上的其他高等院校。若有这些机构，它们能够提供什么类型的护理课程？ 是否有潜在或现有的竞争对手？	该地区或互联网上的其他高等学校提供的项目与课程没有直接竞争，可以作为项目的进修学校 目前还没有发现可能与该项目冲突的其他规划中的项目

（续表）

框架因素	数据收集的问题	预期结果
项目的需求	描述该地区、州和国家的护理人员队伍 描述该地区、州和国家所需的护士人数和类型	该地区、州和国家目前和未来都表明需要护士 护士的数量和类型符合未来教育项目的目标和类型
护理专业	列出该地区或国家主要的专业护理机构 描述该地区护士的特征	该地区或国家至少有两个主要的护理组织为该课程提供支持，并为学生和教师提供组织关系 该地区的护士类型与继续教育和（或）教师及导师职位的潜在申请人群体相匹配
财政支持	分析上级机构目前的财务状况及护理计划 制定现有和潜在的经济资源清单	该机构和护理项目的财政状况良好，有来自州或国家的担保支持，也有来自当地和更大社区的大量捐赠资金 目前和将来都有足够的经济资源
法规和认证要求	确定州注册委员会或国家教育项目法规 列出影响上级机构和护理教育项目的认证机构	护理教育项目符合国家委员会或国家规定，并已获得或有资格获得批准 上级机构由其所在的地区或国家机构认证，护理项目符合国家专业认证机构的标准

表 3.2　内部框架因素评估准则

框架因素	数据收集的问题	预期结果
上级学术机构的描述和组织结构	护理项目存在于哪种类型的教育机构中？ 上级机构在护理项目方面的环境如何？ 上级机构的组织结构是什么？护理项目在机构中处于什么位置？它有什么影响？ 项目必须按什么顺序通过审批流程？在各级审批流程中，谁是主要参与者？ 项目批准和课程修订的审批流程有哪些层级？	护理项目在其目标、宗旨和愿景上与教育机构的类型相匹配 项目规划和项目修订有一个支持性的组织体系 护理项目在教育、奖学金和为社区服务方面的地位得到了该机构的认可 一个公平、参与性和全面的审查过程从项目层面开始，按照管理机构的逻辑顺序有序进行审批流程，从而形成经济合理、质量优良的教育项目
上级机构的宗旨、理念和目标	上级机构的宗旨、理念和目标是什么？ 它们是否能一致并且支持护理项目？	上级机构的宗旨、理念和目标与护理项目一致并予以支持
内部经济状况及其对课程的影响	护理项目的运作预算是多少？它是否足以支持现有项目？ 是否有资源用于课程或课程开发活动？ 该项目是否有一名财务主管或行政助理负责为拟开发的项目或课程修订制定商业计划？如果没有，是否有来自上级机构的资源？	护理项目有足够的资源来支持其上级机构的教育计划 护理项目拥有课程开发活动的资源 护理项目有一个商业计划、资源和行政支持，以开发一个新的课程或修订现有的课程
机构和护理课程中的资源	如果该课程项目是在校园内进行或是现场和非现场形式的结合，该护理项目有多少教室、临床实践、模拟和计算机实验室？它们是否在	现有的物理设施，例如教室、办公室、临床实践和模拟实验室、计算机设备等都是足够的，能够适应项目

（续表）

框架因素	数据收集的问题	预期结果
机构和护理课程中的资源	其控制之下？它能否在拟议的项目或课程修订中容纳更多的学生或更新的技术？提案中是否有针对这些设施的计划？商业计划中是否已计算了其成本？ 对于现场和非现场项目，机构和护理课程的网络、技术系统和员工是否都能到位？他们的人数是否足够并且掌握了最新的技术？是否有根据修订或新的课程需求增加和更新系统和员工的计划？ 课程规划和课程修订可用的资源是什么？相关人员是否有时间？是否有员工支持？教师有哪些教与学的继续教育课程？ 图书馆有多少教材和期刊以及电子数据库？它们是否能满足未来师生的需求？ 是否有足够的图书管理员和技术支持？ 学生和教师使用图书馆和其他电子通信资源的可用时间/天数和员工支持是多少？	修订或新课程，或者扩展计划，这些计划是商业计划的一部分，并得到了机构的财政支持 有技术系统和教师支持系统，有助于课程规划和课程修订 目前和未来的计划都有足够的教学和技术支持系统和员工 目前和拟议的图书馆和电子馆藏足以满足护理课程和拟议课程修订的需求 有合理的时间/天数和员工支持学生和教师使用图书馆和其他电子通信资源
潜在的教师和学生特征	描述目前学生群体的特征和护理课程申请者的历史。在过去的 5 年里，该课程是否能够达到招生目标？如果没有，采取了哪些策略来实现目标？ 拟议课程或修订课程的学生群体有什么特征？是否有足够的申请人资源来完成招生目标？护理课程是否与招生部门合作并制定招生和留住学生的计划？ 描述当前教师的特征 教师人数是否足够？他们是否具备符合课程要求的教育水平、临床专业知识、学术/研究和教学经验资格？他们能代表多样性吗？如有需要，是否计划招聘更多的教师？	上级机构和护理课程有资源招收、教育和毕业新课程或课程修订所需的学生群体类型 有足够数量的合格教师，他们能代表多样性、符合生师比标准以及学术、认证和专业要求
数据分析与决策	通过生成一个能影响课程和课程计划的积极、消极和中立的调查结果，总结结论	根据需求评估及其对外部和内部框架因素的调查结果，就开发新课程或修订课程的可行性制定最终结论报告

问题讨论

1. 进行需求评估很耗时，讨论教师全员参与、选取一个有代表性的工作组参与、付费咨询或三者结合来进行评估的利弊。

2. 需求评估过程如何同时适用课程设置和课程评估？

建议的学习活动

学生学习项目

作为一个学生群体，评估你周围的社区是否有潜力开设护理项目。使用表 3.1 和表 3.2 收集需要考虑因素的数据。数据收集完成后，总结结论，并与表格中列出的"预期结果"进行比较。根据调查结果，说明是否需要新的护理项目或修订项目。

教师项目

使用表 3.1 和表 3.2 评估护理课程。收集适用于课程的所有框架因素的数据。总结发现并将其与表格中列出的"预期结果"进行比较。根据总结，说明是需要修订还是开发新项目。解释做出这一决定的理由。

参考文献

Indiana University Center for Postsecondary Research. (2016). *The Carnegie Classification of institutions of higher education* (2015 ed.). Bloomington, IN: Author.

Johnson, M. (1977). *Intentionality in education* (distributed by the Center for Curriculum Research and Services, Albany, NY). Troy, NY: Walter Snyder Printer.

Young, J., Allard, A., Hébert-Dufresne, L., & Dubé, L. J. (2015). A shadowing problem in the detection of overlapping communities: Lifting the resolution limit through a cascading procedure. *Public Library of Science One, 10*(10), 1–19.

第 4 章

课程设置或修订的经费支持和
预算管理

Sarah B. Keating

本章目标

学习完第 4 章后，读者能够：

- 分析财务成本和预算管理对课程设置或修订的影响
- 逐项列出与课程设置或修订相关的成本
- 确定用于课程设置和修订活动的财务支持资源
- 分析教师、管理人员和员工在课程设置和修订的预算规划、管理以及固定资金筹措中的作用

概　　述

　　项目相关人员在新项目的课程设置或对课程修订的项目中花费的时间及其有关成本需要资金支持。成本的高低取决于课程的变化程度或新课程设置的范围。例如，如果是对现有课程的修订，那它可能不需要额外的教师，但可能需要更新教学设施和其他教学需求支持。新项目通常需要启动成本，如在学生入学前开发该项目所花费的时间、认证机构和监管机构的批准，以及学生和新教师招聘活动的增加。本章讨论成本产生的类型、它们对拟议项目或修订项目的影响、预算规划和管理以及可能的资金来源，同时也阐述了管理者、教师和员工的角色。

财务成本和预算编制

财务成本

　　相关管理人员、教师和员工对现有项目进行修订评估，并对可能的修订或创建新的课程进行需求分析，这些都会花费他们的时间。根据新课程的修订或开发的程度，所花费的时间可能是这些人员工作职责的一部分。例如，教师委员会成员在委员会活动中审查课程修订建议，这反过来也是对教师服务角色期望的一部分。另一个例子是，在编制和管理预算时，管理人员可能会发现，由于学生入学率低，一方面整个项目正在亏损，而另一方面相关部门却正在拒绝申请者。分析问题并且引起教师注意是解决该问题的下一步，这通常被视为是管理责任。

　　虽然与课程改革相关的活动由教师委员会推进，他们对此工作投入的时间也被视为教师角色任务的一部分，但教师投入额外时间也很有必要。与额外时间相关的成本以豁免时间①或个别教师津贴的形式产生，或者可以聘请顾问来协调项目。成本中包括工作人员对活动的支持，如记录会议、协调与会人员的时间表、收集评估数据等。

　　在计算与课程设置有关的成本时，必须同时考虑直接成本和间接成本。直接成本是指所产生新的支出，包括新增人员；教学设施如办公室、实验室、教室和家具；员工和教学支持设备；基于网络的信息学和技术系统；计算机及其软硬件；办公用品等。间接成本是指与使用现有工作人员、办公室和会议室等设施、公用设施、家具和该机构从其资源中提供用品有关的费用。这些间接成本通常以占总成本的百分比为基础进行估算，其范围为总成本的 3% ~ 40%。人力成本是支持课程改革或设置的最大支出。但是，还有一些其他直接成本，如进行需求评估与数据收集相关的费用、办公用品、新的计算机硬件和软件以及用于收集数据或咨询的差旅费用。

学院的护理项目费用

　　通常，护理项目必须防止受到其他一些认为护理教育是一项成本高昂的事业的学科的影响。当然，在卫生保健机构进行临床指导所需的师生比较高。然而，以讲授为主的大型理论课是入门课程和在线教育的呈现方式，而临床模拟则有助于平衡支出。此外，临床教师通常是兼职的，工资低于全职的终身制教师。虽然有关项目开发成本的文献很少，但是已经有几篇文章讨论了如何评估新项目的成本和收益。读者会在参与课程设置和规划时从中获益。

　　Greene 和 Turner（2014）描述了临床学术合作关系，其中护理学院和医院合作支付与临床教育相关的费用使学生受益，并减少了教师对学生进行临床监督相关的成本。Stout、Short、Cintron 和 Provencio-Vasquez（2015）描述了实践和学术之间另一个成功的合作关系。这个关系包括在高年级最后一个学期为护理专业的学生提供高级学士学位的实习。医院的获益方面包括增加了医院的本科毕业生数量，降低了入职培训项目的成本，而大学的获益方面则是大大提升了该大学毕业生的满意度。

　　Moore、Banks 和 Neely（2014）以在美国医院发展临床护士长职位为例，提出了为拟议项目提供商业案例的建议。他们指出，第一步是要知道谁是受众，这样提案就可以针对特定的感兴趣群体。拟议的项目应该与机构的战略目标和计划保持一致。为了开发该项目的商业案例，作者建议对该项目的目标对象和产品进行简洁的描述，例如，谁将成为毕业生以及他们在提供医疗保健服务中的作用是什么？第二步是列出必要的行动方案，如招收学生、聘用

---

　　①　豁免时间（released time）是指分配给教师的、用于特殊活动的时间，如个人研究等。——译者注

教师等，接着列出该项目的实施计划。最后是用一个电子表格列出开展和维护项目的成本以及预估的投资回报，包括长期的可持续性回报。投资回报的例子包括通过提高学生的入学率增加学费、学杂费、奖学金等收入，以及为项目募得可能的长期拨款和捐赠。

预算编制与管理

教育项目的首席护理官员（chief nursing officer，CNO；院长、主任或主席）负责预算管理。行政辅助人员协助管理预算的分配，尽管在一些较小的护理项目中，这些职责可能包含在对首席护理官员（CNO）的期望中。开展年度预算和长期预算都是 CNO 职责的一部分。护理学院及其上级机构对未来通常有一个 5 年之内的战略目标和规划。此外，大多数学校都有评估的总体计划。这些计划及其目标，为预计的课程修订、新项目的提议以及项目的认证活动提供了指导。因此，预算中用于课程设置和评估的成本应该在计划中被考虑。在编制与短期和长期目标相关的年度预算时，管理人员应让教师与员工参与，以帮助确定当前和潜在的课程修订需求、新项目的开发及其相关费用。

预算中与课程规划相关的具体项目包括教师确定修订课程或新项目需要的时间、进行需求评估需要的时间；重大修订或新项目开发所需的咨询费用；参加相关会议/研讨会的相关费用以及额外的工作人员支持、办公用品、通信和技术支持。根据项目的长期目标或战略计划，这些可能是一年或几年的成本，具体取决于变更的程度。随着规划过程的发展，对于变更或新项目的指示，需要根据开发新项目的成本对未来进行进一步的规划，可能还需要终止无法达到目标的项目。表 4.1 列出了编制年度预算时需要考虑的因素，这些因素要适用于课程修订或新项目的开发。

表 4.1　课程评估和计划的预算要素

条目	相关成本	潜在益处	风险	总成本
教师豁免时间	必需的豁免时间（工资）百分比	课程设置和评估中的教师发展 教师对课程的所有权	从事非教学活动的时间 课程改革的障碍与阻力发展	$
参加会议/研讨会	会议费、差旅费	课程规划的教师发展	从事非教学活动的时间	$
顾问	咨询费、差旅费、住宿费	专家咨询以帮助确定需求、冗余和非产出性课程	投入产出比不高或不充分	$
员工	必需的豁免时间（工资）百分比或新的临时职位	有丰富的课程管理经验或百分之百的时间投入到活动中	脱离日常活动的时间 临时职位很难填补	$（工资和福利）
办公用品	电脑配件、纸张、办公桌用品等	为过程提供支持	无	$
需求评估	访问数据库费用、相关机构之间的往返交通、邮寄费用、电话费用等	文件需求 与外部机构发展潜在的合作关系	耗时 偏倚 缺失数据	$
报表	人员时间 办公用品	文档编制和规划的记录	耗费时间	$
合计				$

如果一个项目决定根据需求评估的结果提供一个新的项目，那么规划启动和维护该项目的预算是至关重要的一步。开发课程所需的费用，包括招收学生、教师、员工、教学设施和办公用品，这部分支出连同预算收入共同纳入预算，并明确财政支持的来源。表 4.2 列出了规划新项目时预算中应包括的项目。

有几篇文章描述了资助新项目的方法，包括新建设中需要获得批准的相关实体设施。Bavier 和 Bavier（2016）描述了作为护理学院院长和建筑师在护理项目新设施建设中的作用。他们的描述中包括成本估算、设计、示意图、拟建的设施图纸、验收日期以及验收流程。Millett（2016）讨论了能够让非护理学院毕业生更快获得护理学位的课程，以及这些学生以奖学金形式从 Robert Wood Johnson 基金会获得的支持。这有助于维持入学率，因为这些攻读另一个本科学位的学生不符合申请国家补助的条件。

Yucha、Smyer 和 Strano-Perry（2014）报告了在预算削减和师资短缺的情况下维持和创建新项目的几种策略。第一种方法是利用附属医院护理人员对学生进行临床督导；第二种方法是为护理学生设立差别化的招生费用，以帮助降低课程成本；第三种方法是与另一所护理学校建立合作项目，将教师授课的数量削减下来，从而降低成本。Roark（2015）提出了一个有趣的观点，在预算紧张的情况下，可以不需要向项目规划者提供经济补偿。作者指出，最近的一项研究发现，大约 60% 的美国人更喜欢以激励、欣赏和认可的非现金奖励形式予以补偿。激励计划可以改善组织内部的关系和整体环境。

表 4.2 新项目预算编制要素

条目	第一年	第二年	第三年	第四年	第五年 [a]
费用					
现有教师、管理人员和课程设置人员的工资和福利					
课程协调员的工资和福利					
课程教师的工资和福利					
专家咨询费和其他费用					
教辅人员的工资和福利					
人才招聘					
招生					
设备改建 / 增加					
物资、服务、技术和信息服务及员工					
图书馆扩建和新进人员					
收益					
学生入学 / 学费［包括入学率、预期减员率和毕业率；非全日制、全日制（如适用）］					
学费					
来自拨款、捐赠、募捐、奖学金或其他的收入					
合计					

[a] 建议进行五年预算编制及年度审查以进行调整。

经费支持的来源

　　除了上级机构常规预算的支持外，课程设置和规划还有三大主要的资金来源。根据上级机构的性质，预算的大部分资金来自常规的基金（如果得到州财政支持）、学杂费、赠款和捐赠。在涉及课程设置的资金时，资金的三个主要来源是赠款（个人和社会）、与社区的合作关系以及慈善事业（捐赠和赠款）。下文对每一种资金来源，都根据资金筹措有关的文献观点进行了讨论。

拨款

　　联邦一级的项目开发以及学生和教师支持的主要资源来自卫生资源与服务管理局（Health Resources and Services Administration，HRSA）的护理部（2017）。拨款项目中包括针对高年级学生的实践实习、教师贷款、护士管理的医疗保健服务支持和项目开发。项目建设基金大部分集中在开办新项目，并且大部分资金是用来支持课程设置。它不是永久性资金，而是作为一种奖励措施来扩大高级实践护理人员队伍，并支持其他类型的高级护理教育项目，例如教育和公共卫生。有关此主要资源的详细信息，请访问 HRSA 卫生人力资源护理网站（www.bhw.hrsa.gov/grants/nursing）。项目中包括：高级护理教育人才；高等教育护理实习——高级护士教育；麻醉护理师实习；护士教育、实践、质量和留任；护士教育、实践、质量和留任——退伍军人护理专业理学学士学位；护士教师贷款项目；护理人员队伍多元化。准备拨款提案的成本必须纳入计划的过程，包括教师和员工的时间以及准备拨款的额外相关成本。Kulage（2015）等列出了与准备提交给国家护理研究所（National Institute of Nursing Research，NINR）拨款相关的成本。NINR（2017）支持与临床实践和护理学科进步相关的研究活动，而不是项目规划，这可能比撰写项目拨款更耗时。但是，Kulage 等是将拨款申请包含在了成本条目中。

　　除了政府拨款外，还有一些大型的私人基金会和相关组织有兴趣支持护理教育项目，比如比尔和梅琳达·盖茨基金会（www.gatesfoundation.org）、罗伯特·伍德·约翰逊基金会（www.rwjf.org）、凯洛格基金会（www.wkkf.org）、约西亚·梅西基金会（www.macyfoundation.org）、戈登和贝蒂·摩尔基金会（www.moore.org）以及其他基金会。其他资源列表可在 proposalCENTRAL 网站上查询，网址是 http://proposalcentral.altum.com。许多大学和学院都提供拨款申请写作课程，还有一些在线课程。美国总务管理局的一个在线网站提供了开发和撰写拨款申请的建议，网址是 www.nmfs.noaa.gov/trade/howtodogrants.htm。

合作伙伴

　　护理教育项目和医疗机构之间的合作关系由来已久。这些合作关系的目的不仅是为学生提供临床经验，而且还支持护理学校培养专业人才。这些合作关系有多种形式，包括为学生提供勤工俭学、实习或居住场所，让学生能够在赚取薪水的同时获得学分；临床护士作为导师对学校的贡献；使用设备进行实验室和模拟体验；为教师提供继续教育和研究的机会；以及为学生提供奖学金和贷款项目，并签订毕业后的工作合同。根据护理人员的需求和当时的经济环境，机构提供的财政支持数量也在不断变化。

　　医疗保健系统和教育机构之间建立合作关系的一个模式是退伍军人事务部（VA）护理学院项目，该项目提供 6000 万美元用于 VA 和具有授予护理学士学位资格的学校建立合作关系。它通过为教师提供资金，使用来自 VA 系统的临床专家（或者如果人员缺乏的话就使用社区专家）为教师提供资金，为学生提供临床实践经验，并为 VA 系统招收新的毕业生。美国已经有四个地区的医疗保健系统和教育机构之间建立了合作关系，分别是西部、中西部、南部和东北部地区。对学校和 VA 的好处包括能够了解临床实践的最新进展，增加教师队伍和护理队伍。这一模式可以为希望增加护理人员数量的卫生保健系统提供一个示例，同时可以参与更新护理课程并解决护理师资短缺问题（Bowma et al.，2011）。

Pearson、Wyte-Lake、Bowman、Needleman 和 Dobalian（2015）介绍了 VA 项目的最新情况，他们对学生实习的 VA 单位的护士进行了调查。作者发现，80% 的护士（$n = 314$）认为带教学生不会增加他们的工作负担，并且对带教工作持有肯定的态度，这些护士已经被录取或者正在计划攻读更高的学位。员工对项目的了解越多，他们对项目的满意度和参与度就越高。本研究建议护理人员应该了解学生的学习目标，经常与学生互动，并且应该鼓励他们担任学生的导师。

Moch、Jansen、Jadack、Page 和 Topp（2015）介绍了护理教育工作者为了客户服务的利益而从医疗机构获得研究资金和项目建设资金的方式。从卫生保健机构获得资金计划的步骤和相关流程包括与商业机构合作、与潜在资助者建立联系、制定并提交简明的商业计划、与资助者经常沟通以及规划未来的合作。有关该计划和相关流程的详细信息有助于教育工作者从附属机构获得资金。

其他护理学院与机构护理项目之间的合作关系可以衍生出共同的校园活动，如所设项目或课程说明会议、核心课程的共享，如统计学方法；提供不同但协同的综合临床经验；以及反映不同实践水平和功能的教学目标。这些合作活动可以在教师和员工的成本和设施等方面节约资源。Edward、Rayman、Diffenderfer 和 Stidham（2016）描述了 DNP 和博士项目之间的合作计划，这不仅节省了成本，而且改善了两组学生之间的关系，并且建立了研究–实践的合作模型。

慈善组织

慈善基金来自对护理项目的捐款。这些捐款中有很大一部分是专门为学生提供奖学金的。然而，有时项目也会收到用于项目开发的捐款。Starck（2015）描述了护理学院为加快护理博士学位项目而进行的一笔筹资。成功的筹资包括了解潜在的捐赠者和建立人脉关系，因为与陌生人的联系很少成功，应该了解捐赠者为该项目捐款的动机是出于与学校的某个人联系，还是出于匿名或公开捐赠，或是为与捐赠者关系密切的个人建立纪念或致敬的机会等。在提议为项目捐款时，重要的是指出捐赠方从捐赠中获得的直接和间接利益，以及这将对当前和未来的项目及卫生保健系统产生的影响。

校友会组织是护理项目的良好资源，学校可以通过如毕业聚会、研究活动和客座讲座来获得校友会组织的支持。在教师指导和支持下的护理学生协会可以在专业社会化过程的早期就开始培养校友的参与。教育促进和支持委员会的网站提供了有关筹集资金以及与捐赠者和校友合作为项目提供财政支持的信息（www.case.org/About_CASE.html）。

管理人员、工作人员和教师在课程设置活动的经费支持中的作用

管理人员和工作人员

当开始课程修订或即将推出新课程时，管理人员和工作人员需要花费更多的时间，而且通常会超出正常的工作预期。因此，必须在预算中规划豁免时间和其他相关的成本。管理人员和教师的投入应该在预算中通过一个项目规划来支付这些预期的费用。虽然来自赠款的间接资金可以用于支付时间成本，但它们通常只有在实际情况发生之后才可用，也就是说，拨款在初始活动发生后才能得到批准和资助。根据机构关于间接资金的政策，管理者可以自行决定将其他拨款资金用于项目开发。否则，用于项目规划的资金应该成为常规预算流程的一部分。

管理人员和行政人员负责学校预算的管理和课程修订或新课程设置费用的记录。这些记录尤其有助于说明支出与资金用途和拨款/项目目标之间的联系，并且它们为会计提供文件。每年，在年度预算审查和预测期间，管理人员、工作人员和教师应该确定项目开发所需的持续和未来资金的需求。

教师

课程设置和评价是教育项目活动中一个持续的过程。护理教育工作者通过课堂讲座、研讨会、会议、实验室实习、模拟仿真活动、在线教学和临床监督教学活动来收集课程实施情况的信息。这种对教学效果和学生学习成果的持续评估是教师角色的一部分，也是一种工作期望。因此，作为日常职责的一部分，是通过教师工资提供支持的。教师工作的另一个方面是参加工作组，如课程、标准和课程委员会会议。这些活动被认为是教师服务角色的一部分，并且从预算的角度来看，是支付给教师工资和预期职责的一部分。如果有较大的课程修订或新课程，进行需求评估和课程设置需要比平常更多的时间。在这种情况下，项目中的管理人员和教师需要确定资金来源，以支持这些活动需要的时间成本，并在预算中对其进行规划。

小结

本章讨论了财政支持对课程修订和课程设置的重要性。它审查了与课程设置和修订相关的成本、收益、预算规划和管理活动。本章还提供了资助这些活动的资源，并描述了管理人员、工作人员和教师在寻求资金、规划和管理预算方面的角色。

问题讨论

- 资金和资源对开发和维持课程的活力有什么影响？
- 您认为什么样的个人或团体有责任为项目开发和课程修订筹集资金？请提供理由。

学习活动

学生学习活动

采访课程委员会的成员或主席，了解他们对课程设置和课程修订的财政支持的看法。采访时你可以考虑询问以下问题：

1. 您在课程活动上花费了多少时间？

2. 对于这类时间，您有没有获得任何加班费用？或者这本来就是你工作职责的一部分吗？您认为教师应该腾出专门时间进行课程设置活动吗？原因是什么？加班费怎么支付？

3. 上一次修订课程是什么时候？您预计在不久的将来会有修订吗？学校战略规划中是否有审核和修订课程的规划？

4. 您是否参与课程委员会制订未来活动和发展的规划？规划中是否涉及预算问题？

5. 您是否知道支持课程更改或新项目开发的资源？若您知道，都有哪些资源？

教师发展活动

1. 调查所在社区 / 地区护理教育项目和临床机构之间现有的合作关系。除了为学生提供临床实习经验外，合作伙伴关系中是否还有其他与课程修订或新课程设置有关的财务资助计划？

2. 确定您所在地区护理教育的需求和支持护理教育可能的合作伙伴关系。说明发展合作伙伴关系并对其维持的策略。

参考文献

Bavier, A., & Bavier, R. (2016). Creating nursing's new academic spaces: Making dreams come true. *Journal of Professional Nursing*, 32(3), 213–223.

Bowman, C. C., Johnson, L., Cox, M., Rick, C., Dougherty, M., Alt-White, A. C., . . . Dobalian, A. (2011). The Department of Veterans Affairs Nursing Academy: Forging strategic alliances with schools of nursing to address nursing's workforce needs. *Nursing Outlook*, 59, 299–307.

Edward, J., Rayman, K., Diffenderfer, S., & Stidham, A. (2016). Strategic innovation between PhD and DNP programs: Collaboration, collegiality, and shared resources. *Nursing Outlook*, 64(4), 312–320.

Greene, M., & Turner, J. (2014). The financial impact of a clinical academic practice partnership. *Nursing economics*, 32(1), 45–48.

Kulage, K., Schnall, R., Hickey, K. Travers, J., Zezulinski, K., Torres, F., . . . Larson E. L. (2015). Time and costs of preparing and submitting an NIH grant application at a school of nursing. *Nursing Outlook*, 63(6), 639–649.

Millett, C. (2016). Dollars and sense: The policy implications of financing an accelerated nursing degree. *Journal of Professional Nursing*, 32(5), S14–S23.

Moch, S., Jansen, D., Jadack, R., Page, P., & Topp, R. (2015). Collaborating with businesses to support and sustain research. *Western Journal of Nursing Research*, 37(1), 1308–1322.

Moore, P., Banks, D., & Neely, B. (2014). Making the business case for innovation. *Nursing management*, 21(8), 22–27.

National Institute of Nursing Research. (2017). Mission & strategic plan. Retrieved from https://www.ninr.nih.gov/aboutninr/ninr-mission-and-strategic-plan

Pearson, M., Wyte-Lake, T., Bowman, C., Needleman, J., & Dobalian, A. (2015). Assessing the impact of academic-practice partnerships on nursing staff. *BioMed Central Nursing, 14,* 28. doi:10.1186/s12912-015-0085-7

Roark, S. (2015). Why incentives are key to surviving tight safety budget challenges. *Occupational Health & Safety, 84*(9), 72.

Starck, P. (2015). Fundraising for accelerated study for the PhD in nursing: A community partnership. *Journal of Professional Nursing, 31*(3), 179–186.

Stout, C., Short, N., Aldrich, K., Cintron, R., Provencio-Vasquez, E. (2015). Meeting the future of nursing report™ recommendations: A successful practice-academic partnership. *Nursing Economics, 33*(3), 161.

Yucha, C., Smyer, T., & Strano-Perry, S. (2014). Sustaining nursing programs in the face of budget cuts and faculty shortages. *Journal of Professional Nursing, 30*(1), 5–9.

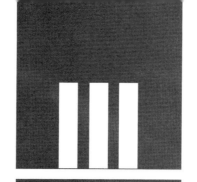

第3篇

课程设置过程

Stephanie S. DeBoor

Sarah B. Keating

课程设置过程概述

在讨论课程设置之前，我们需要先明确课程的概念。本文中，课程是指为特定教学项目制定的正式计划，它包括教学的哲学基础、教学目标以及实施指南。本篇中，第5章主要介绍课程的典型要素以及设置过程；之后章节主要描述学习理论、教育分类法、评判性思维概念、学习者为中心的理念以及教学策略在课程实施过程中的应用。接下来的具体章节介绍了本科生和研究生项目以及与之相关的各种职业发展路径，包括高级实践和以研究为重点的博士学位的章节。第10章提出了统一的课程，总结了护理教育的不同路径。最后一章讨论了技术在课程实施中的应用，主要包括学习策略、远程教育和蓬勃发展的线上教育项目。

有经验的教育工作者会证明这样一个事实，随着时间的推移，最初的课程计划总是会发生一些意想不到的变化。这些变化大多基于学生、教师和使用者的反馈，比如教师对教学目标以及课程内容的个人解释，教学人员变化后不熟悉课程设置，实践机构的变化，以及护理知识的扩展。因此只有对课程进行持续的评估，才能避免课程偏离设置的初衷。

在这些章节之后，第4篇详细描述了评估活动的价值，因为评估活动适用于护理项目的批准、审查和认证。本篇关于课程设置过程的内容是明智的，它让我们认识到需要对课程设置进行持续监测，每年至少一次，以确保课程设置符合最初使命、框架、目标和目的。基于评估审查获得的相关数据向教师提出相应的建议：需要修改课程，停止其中的某些项目，或者开启新的路径。如果每年都进行此项工作，那么保持课程完整性就比较容易，而且为课程设置申请大的或小的变动时，障碍也会减少。每年的审查和小修订有助于使课程与时俱进，使课程成为一个充满生命力的有机体，为当前和未来的市场培养护理专业人才。

课程设置的目的

护理教育课程设置的总体目的是：确保课程符合教育和专业标准，并能满足卫生保健系统当前和未来的需求，以满足学习者的需要。为了实现这一长期目标，课程充当起供教师表达其对护理项目的愿景、使命、理念、框架、目标和目的的范本。虽然课程设置是教师的特权，但这一过程同样需要项目的使用者参与。所谓使用者包括学生、他们的家人、招募毕业生的卫生保健系统、护理教育者和实践机构中的工作人员，最后但并非最不重要的还有，接受护理学生和毕业生服务的患者。

课程设置的组成部分

典型的护理学院课程设置包括：①项目（未来）的使命和愿景；②教师的理念，通常包括教学和学习过程的相关信念，评判性思维、学术、研究和基于证据的实践，以及其他界定具体护理教育项目的特定概念、理论、要素和标准；③项目的总体目标；④组织课程计划的框架；⑤课程结束时的目标或学生学习成果；⑥总体实施计划（学习计划）。这些组成部分应与上级机构的使命和理念相一致。第 5 章详细讨论了这些组成部分以及组织课程计划框架的利弊。课程计划框架包括使用护理学和其他学科的理论和概念，以及专业定义的标准或教育要素。第 6 章回顾了学习理论、教育分类和评判性思维概念，以及它们在课程实施中的应用。这些主要的理论、概念和模型为教育者制定项目使命和理念以及建立课程计划提供了指导。教师们通过以学习者为中心的教学设计和学生评价的过程实施课程计划时，它们将再次得到慎重的考虑。第 6 章还讨论了具体课程开发的路径，以期提供最先进的主动学习策略来实现课程设置的使命和目标。

护理教育水平

第 7 ～ 9 章将课程设置的组成部分应用于护理教育的各个层次，包括大专学位、学士学位、硕士学位、护理实践博士（DNP）和研究型博士（Phd 和 DNS）。每一章都概述了各级教育在其完成上级机构的使命、理念、组织框架、远期目标与课程终期目标中所发挥的不同作用。这些章节还包含完成和进入实践或高级实践的各种途径。也讨论了适用于每个人的问题：如何进入实践、继续深造的机会、高级实践、对护理教育和专业的贡献、循证实践以及研究。为了总结从入门和高级实践阶段进入护理工作的各种途径，第 10 章提出了一个统一的课程设置，以便不间断地进入实践，直至获得博士学位。与之相平行的是相同的课程设置，这些课程设置允许护士在他们希望实践的时候就去实践，在他们希望获取高级护理角色时能继续接受教育。后者通过消除目前继续教育中存在的一些障碍来促进这种转变。

远程教育与技术

第 11 章探讨了信息技术对护理教育的影响。它追溯了远程教育的发展史，从早期的家庭学习项目到如今的高科技学习项目，从家庭校园到卫星校园，以及网络空间的虚拟校园。

本章还讨论了在线项目的爆发式增长不仅提供了个性化的课程，还提供了学位项目，以及它们对在校学习项目的影响。本章接着探究了仿真临床模拟项目，使学生在进入临床实践之前，能在安全的仿真环境中获得基本的、高级的和评判性思维的护理技能。其他高科技设备和系统，如电子记录系统、智能电话、电子平板电脑和先进的通信系统，使教育方式快速变化，学生和教师跟上日新月异的创新变化的需要在本章也有涉及。

第 5 章

5

课程的典型组成部分：制定课程计划

Sarah B. Keating

本章目标

学习完第 5 章后，读者能够：

- 辨别各种类型的教育机构和不同层次的护理教育
- 区分正式课程和非正式课程
- 根据制定课程计划时的作用，分析课程的各个组成部分
- 使用表 5.1 评估一个现有的课程或者教育项目

概　　述

　　本章概述了高等教育中的教育机构类型，以及各层次护理教育如何融入其中。本章也将讨论课程从宗旨到实施计划的典型组成部分。表 5.1 提供了评估课程或教育计划关键组成部分的指南。

机构的类型

　　大多数高等教育机构根据卡耐基高等教育机构分类来进行区分（2017）。卡耐基将机构分为以下几类：博士、硕士、学士、学士 / 大专、专科、专门高等教育机构和原住民院校。有些类别还存在亚类，如依据研究水平，博士项目可以分为 R1、R2 和 R3；M1 和 M2 是为了区分硕士层次中的大型和中型项目。高等教育机构的类型还可以分为"私立"或"公立"、"本科"或"研究生"。就本文而言，关于高等教育机构类型的讨论除了有社区学院、小型文理学院、大型多用途或综合性学院和大学、研究型大学和健康科学 / 医学教学中心外，还包括私立（非营利性和营利性）和公立机构（全国、州或地区支持）。

　　"宗派"和"非宗派"机构是教派机构的又一分类，这可以反映宗教派别，如天主教大学、西南浸会大学和杨百翰大学等。虽然不同类型机构的课程设置活动完全一致，但在审查机构的总体宗旨和使命以及可用于修订或启动新项目的财力和人力资源时，差异就产生了。

各层次护理教育

　　本文涉及的护理教育项目类型从大专到博士层次，而且许多护理课程包括可以为护士提供职业发展机会的可随进随出的教育项目。大专课程通常设在社区学院。这些学院是地区性的公立机构。然而，有一些私立的两年制大学开设护理项目。学士学位、硕士学位和博士学位护理项目在州立和私立机构中都有。其中许多学校现在是或者曾经是证书教育、基于医院的项目，后者转换为护理学大专学位或学士学位项目。大多数基于医院的文凭项目隶属于高等学位课程，如社区学院和学士学位或更高层次学位课程。根据美国国家护理联盟（NLN，2014）2014 年度对护理院校的调查，文凭项目占美国所有护理项目的 4%，其中大多数位于中西部和东部。

　　对于所有类型的项目，管理者和教职员工应提前计划课程设置和评价活动的财政支持，并调查可能的外部资源，如可用于课程改革和项目设置活动的基金。可用于护理项目设置和培训的全国资助项目可在卫生资源和服务管理局（HRSA）网站上找到相关信息（http://www.bhw.hrsa.gov/fundingopportunities）。

正式课程和非正式课程

　　正式课程是学术学位或学科的有计划项目。它包括本章讨论的课程组成要素和课程计划，可以通过目录、招生材料和网站上刊登的课程计划对公众可见。非正式课程有时被称为隐性课程或辅修课程，由课外活动组成。在教师评估和设置课程时，应该牢记这些对学生学习的预期和非预期影响。例如，特邀演讲嘉宾参加的特别会议、与课程并行的学生组织活动、以丰富学习经验的师生共同参加的课外会议。这些辅修课程包括计划好的活动，如与其他学术单位的合作、学生事务会议（信息会议、概况介绍、咨询会议等）、实地调研、勤工俭学、服务学习和计划好的社区志愿者服务。课外活动的例子有田径、社交聚会和学生组织活动。

　　对护理产生影响的非正式课程包括学生服务活动和咨询、特别会议、毕业典礼、优等生联合会会议、学习小组、护生协会会议、学生受邀出席教师会议、参与学术委员会等。许多护理院校安排非正式的师生会议、假日聚会和特别活动，如庆祝仪式、荣誉集会等。这些活动为师生交流提供了机会，丰富和补充了正式的课堂环境，并为学生提供培养领导力的机会。

师生互动对课程的影响

　　多项研究表明，师生互动对学习环境以及课程目标的最终实现有积极影响。Cress（2008）发现，高等教育机构中的积极学习环境是由良好的师生关系营造的，以减轻其他学生造成的消极风气，尤其是对有色人种、女性和同性恋同学。师生之间的积极关系有助于创造积极的学习环境。《影响学术动机：师生互动的影响》（*Influencing Academic Motivation：The Effects of Student-Faculty Interaction*）（Teniell，Trolian，Jach，Hanson，& Pascarella，2016）这篇文章基于沃巴什国家博雅教育研究调查了对 4 年制院校学生动机影响最大的主导因素。积极的师生互动包括互动质量、频率、与教师共同研究、个人讨论和课外互动。Smith（2015）讨论了虚拟教室中师生互动对教育、课程和教学成果的影响。作者为兼职教师面对在线教学挑战，同时与机构、社区和同事保持联系提供了具体的策略。

校园环境

传统上，在高等教育中，现实环境（校园）对学校的形象很重要，在培养学生和校友的归属感方面起着重要的作用。Schimek（2016）研究了学生对文理学院环境与其使命的看法。她发现了几个主题，包括：

- 共同体意识、以学生为中心、支持、友谊
- 环境和现实空间
- 全面、综合和跨学科
- 学生是企业的合作伙伴，而不是消费者

Schimek 的研究支持了校园作为场所的概念及其对学生教育环境的影响，尤其在传统机构中，但虚拟学习环境（virtual learning environment，VLE）呢？

虽然现实环境在网络项目中起着很小的作用，但一些院校需要定期举办校内学术项目会议或实习，为远程教育学生提供特殊活动，以此体验校园的实际环境。另一个策略是提供项目信息材料，包括校园和校园生活的图片，这有助于学生识别现实位置和景观，以形成独特的母校形象。VLE 向教师提出了挑战，要求教师开发一个包括教师办公时间、学生和教师会议室以及培养社区意识的学习策略在内的在线学术环境。

Jones、Stephens、Branch Mueller 和 deGroot（2016）调查了参加大规模在线开放课程（MOOC）的学生，了解其对课程中社区的印象。指导这项研究的概念是 Wenger-Trayner 和 Wenger-Trayner（2014）的实践和亲和力空间社区，在那里，学生们互相帮助、分享兴趣、考虑他人的想法，并努力实现共同目标。Jones 等发现 151 名 MOOC 受访者（41% 的回收率）将社区定义为共同点或共同经历，包括共同的兴趣、背景和承诺。

课程要素

以下讨论探索了课程的每一个主要组成要素，从宗旨和（或）愿景陈述到理念陈述，包括教师对人文教育和科学的理念和价值观；专业价值观、职业素养和护理实践；跨专业交流与合作；社会公正、倡导、多样性和文化能力；卫生保健系统；疾病预防和健康促进；患者安全和医疗质量；学术、研究、转化科学和循证实践（EBP）；信息系统和技术；评判性思维；教与学的理念和理论。以下描述了组织框架和（或）概念分析 / 概念图、课程的总体目标或目的、教学目标 / 学生学习成果（SLOs）和中期目标如何指导源于综述和理念陈述的实施计划。

宗旨或愿景陈述

传统上，美国高等教育机构的宗旨包括三大要素，即教学、服务和学术 / 研究。每个机

构的宗旨陈述取决于机构的性质，三大要素通常被分成不同的排列方式。近年来，一些组织要么用愿景陈述取代或补充宗旨陈述。就本次讨论而言，宗旨陈述是机构对其在培养毕业生方面的作用和责任的信念。它可以讨论经典的教学／学习、服务和学术功能，因为它们与学校的宗旨有关。愿景陈述是以前景为导向，反映了该机构对未来方向的计划和梦想，它通常是简短的、有远见的和鼓舞人心的。

高等学校的行政领导者（校长）承担着更新宗旨和愿景并使其反映学院或大学目标的重要责任。他们为管理人员、职工、教师和学生践行宗旨和愿景提供领导和资源，保持其在社区中的相关性，并满足未来的教育需求。制定或修订宗旨和愿景陈述通常是战略规划过程的一部分，涉及机构内的所有部门。

审查机构的目标／宗旨，通过展望未来十年或二十年制定愿景陈述。这些活动能够激发创造力，引领未来的方向，为计划提供了框架。在达成共识之后，宗旨和愿景陈述将作为制定和执行长期目标的指导性文件。通过测量宗旨是否在整个教育过程中实现，以及依据毕业生在现实世界中的表现期望，给予关于宗旨实现情况的反馈。例如，如果宗旨强调研究的重要性，那么应该有足够的支持和基金，以便教师为研究申请资助，并腾出时间和设施实施研究。Leonard 和 Huang（2014）根据机构的宗旨陈述提出了衡量 SLOs 的数学公式。虽然公式可能很复杂，但确保能够分析课程体系中的每一门课程在实现学院／大学宗旨中的作用的想法是非常好的。在评估、修订和设置课程时，应根据被评估课程在满足学校宗旨和愿景方面的具体作用进行分析。

除非护理项目是一个独立的学术实体，除了上级机构的宗旨之外，主要学术部门（如其所在的学院或学校）的宗旨也将被审查。上级机构和其学术分支机构的宗旨应相互一致，并为护理项目的宗旨陈述提供指导。规模较小的院校可能会把文科作为所有学科和专业项目的基础，以满足社会需求，而大型研究型大学或学术型健康科学中心则可能会通过其教师和研究生的研究来支持新的知识突破。前者是指护理的宗旨陈述将反映出准备充分的护士的毕业情况，以满足当前和未来的卫生保健需求；后者将强调护理研究和专业的领导力。

与大学和学院的领导一样，护理教育项目的院长和主管在制定项目宗旨和愿景方面起着领导作用，这些任务和愿景不仅与上级机构一致，而且要面向未来，还需要经常审查宗旨是否与迅速变化的卫生保健系统和社会需求有关。

理念

理念的定义是对某些观点或概念解释的分析，这些观点或概念表达为基本信念。课程理念应该产生于宗旨和愿景。它使教师有机会讨论他们对护理的信念、价值观和态度，以及为下一代照护提供者传授知识和技能的教育。教师讨论他们对自己的护理学院的信念，以及它在为未来培养护士方面的作用。每个成员都有他自己的教育和护理哲学，因此，发展一个达成一致的理念陈述是一项艰巨的任务。尽管如此，关于理念的最终表述反映了教师（作为一个实体）对护理学院之所以存在的合理解释，它有助于丰富课程的其余组成要素、实施和结果。

发展理念陈述的第一任务是调查上级机构及护理所在分支的理念。理想的护理理念包含了两种理念的所有组成要素，尽管有时与某些特定的组成要素不匹配。在这些情况下，应该讨论为什么存在这种不一致，以及护理项目如何满足理念的其他组成要素。最终，记录下来这一合理解释，以便学校成员和外部评审人员了解护理项目在其上级机构和分支的适宜性。

护理项目的理念与其上级机构的理念不一致的一些例子发生在传统的文理学院没有其他专业教育项目的情况下。在这种情况下，护理项目的理念阐述了厚重的文科基础对其毕业生和护理项目的重要性，这个护理项目旨在培养为社区提供卫生保健的毕业生。另一个例子是一所工程学院的护理项目，同时，还有计算机科学和新闻学等其他专业教育项目。在这种情况下，护理强调的是专业教育，以及培训为社区服务的专业人员。

大多数护理教育项目的理念包括基本理论、概念、信念和教师的价值观。陈述可以简短、简明或冗长，但是，它应该为课程的其他部分提供指导原则，并且应该在其课程的组织框架、目标、目的和实施计划中体现出来。以下综述了护理教育项目理念中的许多概念，作为教师分享想法和信念的一种方式，并为发展或修改项目理念找到共识。

文理基础

文科和理科是护理学科的知识基础，其他健康学科，如营养学、医学和公共卫生对培养专业人才有一定价值，护理人才应能够整合人文科学、社会科学和"硬科学"为服务对象提供照护（Boudreau & Fuks，2015；Rozier & Schiff，2013；Stein，2014）。文科和理科为学生提供了评判性思维、探究、哲学、写作、交流、数学、科学和研究技能，这是专业角色的基础。

对于护理专业来说，与传统的必要的护理解剖学、化学、微生物学、营养学和生理学一样，基因组学现在作为项目中一门单独的课程或整合到整个课程体系中。美国护士协会（2009）发表了第二份共识性文件——《遗传和基因组学护理要素：能力、课程指南和结果指标》，这些都有助于设置护理教育中的内容。Conley 等（2015）根据国家护理促进委员会的建议，讨论将组学纳入护理博士层次课程，以培养能够跟上新科学发现的护理科学家。组学包括基因组学、转录组学、蛋白质组学、表观基因组学、暴露组学、微生物组学和代谢组学。国家人类基因组计划（HGP）知识的不断突破说明了遗传学对个人健康的重要贡献。有关 HGP 的最新信息，请访问 www.genome.gov/10001772（National Human Genome Research Institute，2017）。

职业价值观、职业素养与护理实践

护理在美国医疗体系中拥有最多的专业人员，虽然它有许多进入专业实践的途径，但要求符合一个专业的标准，也就是说，一个需要特定知识体系的专业学科，其成员学习和实践该学科。它包括具体的伦理学和理论，并产生了相关的研究。关于伦理和职业价值观，Epstein 和 Turner（2010）概述了护理职业道德规范，包括其发展历史、对专业的贡献以及在所有环境中对护士实践的价值。

Fisher（2014）比较了文凭课程、大专和学士学位护生在整个项目期间职业价值观的发展。对学生进行评估，得到影响职业价值观的因素包括关心、积极、信任、专业和公正。虽然这项研究仅限于一个地理区域，但不同项目的学生之间，特别是文凭课程学生和 ADN 学生之间，存在统计学上的显著差异。作者综述了 Benner（1984）的"新手到专家"模式，以及课程中职业价值观整合的时间和质量的观点。她认为："当学生在职业生涯中不断前进时，个人价值观和道德观应该被塑造成护理专业的道德标准"（p. 41）。

McLeod-Sordjan（2014）提出了不同时代学生道德理解的差异问题。作者报道，根据最近的研究，代表千禧一代的毕业生在道德冲突中不为患者辩护，也不维护自己的权益。为了评估培训护士伦理的课程的成败，McLeod-Sordjan 建议将道德推理和社会公正概念融入项目中，并使用各种评估工具来衡量项目进展和毕业后的学习成果。

跨专业交流与合作

护理学和其他医学学科认识到跨专业教育的必要性，鉴于美国当前卫生保健系统的复杂性，在讨论和设置教育项目时，这是一个重要的概念。美国护理学院协会（AACN，n.d.）和 NLN（2017）支持医学研究所（IOM，2010）的建议，即呼吁跨专业合作，以满足人群的卫生保健需求。AACN（2008）将其本科教育的八个标准之一列为"跨专业交流与合作，以改善患者健康结局"，NLN 列出了针对管理人员和教师在 NLN 教育和实践时跨专业合作的具体建议。

Loversidge 和 Demb（2015）访谈了中西部几所大学的护理和医学教师，了解哪些因素会影响取得资格前医学和护理专业学生的跨专业教育体验。访谈中有几个主题，包括本科和研究生教育层次的差异、由教师协助的真实体验的需求以及所有教师（兼职和全职）的观念和经验。

文献中的几个例子说明了其他学科之间的合作，本质上可以作为发展跨学科课程经验的模式。一项关于医护生跨专业合作信念调查的 meta 分析发现，医生和医学生比护士和护生更容易意识到跨专业合作的存在；然而，护理对合作的态度更积极。研究还发现跨专业教育干预有助于减少护士和医生之间的差异（Sollami，Caricati，& Srali，2015）。

J. Murphy 和 Nimmagadda（2015）描述了社会工作和护理学生通过模拟跨专业学习活动的经验。他们发现，在这两个学科的课程中，模拟是满足跨专业合作核心能力的有效策略。通过对学生作文的内容分析，研究了跨专业课程对体育训练、磁共振成像、核医学、护理、职业治疗和物理治疗学生的有效性（Bultas，Ruebling，Breitbach，& Carlson，2016）。研究者从分析中确定了 8 个主题，包括提高自我意识、系统变革的需求、优质照护的需求、可及性问题、卫生保健的可承受性、对未来实践角色的展望、疾病预防的重要性和跨专业合作的价值。作者的结论是跨专业课程对融入课程体系非常重要，特别是对于所有专业人员都通用的内容，如疾病预防、健康促进和卫生保健系统。

社会公正、倡导、多样性和文化胜任力

许多护理项目的认证标准和教育资助申请书都提到了不平等、健康差距和一些人群无法获得卫生保健的词语。某些人群和受压迫群体在保健制度中遭受歧视和不公平待遇带来的痛苦。护理作为一个主要的健康照护专业，必须认识到这些不公平现象，并有能力和策略来为他们的患者和他们自己进行倡导，为所有人提供优质的卫生保健。社会公正是一个重要的概念，经常出现在教育项目的宗旨和理念中；然而，有时很难找到将其纳入课程计划并付诸实施的证据。

Wilson-Strydom（2014）指出，围绕社会公正的问题属于高等教育课程，因此有必要对

关键的社会公正理论进行综述，以便将其纳入课程并付诸实践。作者综述了三种理论，并给出了社会公正的定义。根据 Wilson-Strydom 的观点，社会公正是一个复杂的概念，它包含了所有个人、群体和文化融入社会的概念，并比较了社会给予的优缺点。Wilson-Strydom 综述的三位理论家是 Rawls（1999）的公正理论，指的是社会内部公平；第二位理论家是 Young（1990），他接受公平理论，并在其中加入了政治的差异，Young 关注社会不公正的复杂性，包括剥削、边缘化、无权力性、文化霸权主义和暴力；Fraser（1996）谈到主流文化的冷漠或其对其他文化参与社会的阻碍所带来的公正和不公正。

将社会公正的理论和概念融入课程中，不仅意味着对概念的理解，而且意味着对社会中不公正的认识，以及护士应该采取何种行动来实现变革。Woodward、Smart 和 Benavides-Vaello（2016）综述了文献，以找出影响护士参与政治和参与社会行动的因素。出现了三个主题：护理课程中的政治教育、个人对政治知识的兴趣以及加入专业组织后集体行动的价值。为了确保社会公正的概念和行动纳入护理课程，社会公正理论、政治行动策略和专业责任感不仅应该出现在理念中，更应该具体地融入课程中。

多样性、文化胜任力和护理角色是社会公正体系中的主要概念。多样性的定义是最广义的，不仅包括人种、种族、文化、语言、性别和其他主流文化的差异，而且还包括护理中的机会多样性。因此，教师在发展理念时，必须考虑这些因素，以及课程将如何满足社会多样化的卫生保健需求，培养在初级医疗保健机构和三级医院中承担高级实践护士角色的入门级研究生。护理照护对文化敏感性和不同群体差异的识别有一定要求，而文化胜任力是指在跨文化情况下提供照护所需的知识和技能。

AACN（2016）发布了一份声明草案，提出了确保多元化、包容性和平等的概念在护理教育项目中得到实施的建议。建议包括招收和留住多元化的学生、教师、职工和管理人员，以践行多元化、平等和包容；这些理念应是教育项目的核心宗旨。Bleich、Mac williams 和 Schmidt（2015）提出了实施这些建议的组织策略，并讨论了建立一个包含多样性和平等的包容性环境的考虑因素。

Diaz、Clarke 和 Gatua（2015）描述了文化胜任力的获得，他们在西部州的某个乡村与护理教师、临床教育工作者、社区学院和大学护理学院的研究生进行了焦点小组调查（94% 的参与者是白种人）。研究发现，参与者报告他们自己具有文化意识；然而，对课程的回顾发现，除了在社区学院对这些概念有较明确的表达外，再很难找到这些概念。此外，教师将人种和种族作为多样性和文化胜任力概念的一部分，但没有将边缘化群体、孤立人群、老年群体等视为社会公正和卫生保健可及所关注的对象。

卫生保健系统

了解卫生保健系统如何组织、资助和管理，对于护士理解它的功能和护理在其中的作用必不可少。护士必须做好准备在卫生保健服务管理和政策问题处理方面发挥领导作用。由于 2010 年《平价医疗法案》的颁布、实施和废除（ACA，U.S. Department of Health and Human Services，2017），美国目前的卫生保健组织体系处于一种不断变化的状态。

Chen（2013）概述了美国的医疗体系以及 ACA 对卫生保健的影响。Chen 回顾了目前和未来均影响美国民众医疗费用和照护水平的两个主要健康问题：65 岁以上的人口增多，2010 年为 4030 万人，而 1950 年为 1200 万人；由肥胖引起的健康问题日益增多，2010 年肥胖人口占比 38%，而 1960 年为 15%。肥胖儿童的比例在 2010 年上升到 17%，而在 20 世纪 60 年代中期是 4%。医疗保险覆盖率导致了卫生保健成本的上升，这是因为由于需要将成本分配给更年轻、更健康的人群；然而，在实施 ACA 之后，未参保率从 2013 年第四季度的 17.1% 下降到 2014 年第四季度的 12.9%。据美联社报道，2017 年 2 月，未参保比例达到历史最低 9%，当时有超过 1220 万人参保（Alonso-Zaldivar & Vineys，2017）。医疗系统的另一个问题是医疗进步和技术成本不断上升，尽管从长远来看，这些技术的使用可能会降低成本。ACA 带来的两个积极变化是对原有条件的保障和对 26 岁以下不能独立的子女的保障。

由于 2016 年的选举，ACA 有可能被废除或修订。护士必须跟上卫生保健系统的变化，以倡导人们接受服务，并确保安全和优质的照护。课程设置者希望培养学识渊博的护理人才，他们应该研究该制度的历史，以了解其对当前和未来卫生保健服务的影响，并为卫生保健领域的政治行动提供工具。

疾病预防和健康促进

当设置一个包括人口健康、临床预防和健康促进的课程时，一个主要的资源是大众健康概况网站（https://www.healthypeople.gov/2020/about-healthy-people/development-healthy-people-2030），它回顾了有关大众健康 1990—2020 年的 10 年议程。撰写本文时，2030 年的目标正在制定中，预计于 2020 年发布。2030 年的高度优先的健康问题和行动是促进人群健康，为所有人提供优质卫生保健服务，并注重健康的个体和社会决定因素。目前，2020 年的总体目标为护理教育工作者在设置项目时提供详细的指导，以使护士做好预防疾病和促进人群健康的准备。这些目标包括消除可预防的疾病来实现高质量的、更长的寿命；实现健康公平，消除差距；创造促进良好健康的社会和物理环境；促进全生命周期的生活质量、健康发展和健康行为（Office of Disease Prevention and Health Promotion，2017）。

该文件对护理教育的启示包括流行病学知识、人群健康、健康决定因素以及实现所有群体健康公平的差异。Grady 和 Gough（2015）回顾了国立护理研究院（NINR）通过护理学科应对卫生保健挑战的战略计划，并提供了满足疾病预防和健康促进目标的护理研究实例。主要议题包括症状科学——促进个性化健康策略；促进健康和疾病预防；自我管理——改善慢性病患者的生活质量；临终关怀——同情的科学；交叉领域——促进创新技术以改善健康。在对文献进行综述之后，Fawcett 和 Ellenbecker（2015）提出了护理在促进人群健康中的作用的概念模型。作者将人群健康与公共卫生和社区卫生区分开来，并指出美国的卫生保健体系强调对个人的照护，而不是对人群的照护。这个概念模型可作为护理教育、研究和实践的指南。

患者安全和医疗质量

患者安全和医疗质量理念被嵌入到护理知识和以患者为中心的临床实践中。根据 IOM（2001）关于患者安全的建议，这些概念在医务人员和医疗供给的课程中受到重视。2005 年，AACN 和 Robert Wood Johnson 基金会创立了护士质量和安全教育（Quality and Safety Education for Nurses，QSEN）倡议，其目标是使护士做好准备，以提高患者安全，并在医疗系统中提供优质照护。该项目持续至今。Barnsteiner、Disch、Johnson、McGuinn 和

Swartwout（2013）报告了全国教师项目的目标，即整合患者安全和照护质量方面的六项核心能力。在美国各地举办了区域性研究所，有 1000 多名护理教师参加。研究发现，这些研究所有助于激励教师，采用将 QSEN 能力整合到课程中所需的工具。项目的最新信息是 QSEN 网站（www.qsen.org）提供的关于能力、学习模块、当前会议等信息。

敏感度的提高及患者具有复杂的生理和心理社会问题增加了提供安全和优质照护的挑战。此外，所有这些因素都要求跨学科合作，以确保一个安全和富有同情心的医疗环境。美国卫生保健研究与质量机构在其网站上（www.qualityindicators.ahrq.gov）列出了预防质量指标、住院质量指标、患者安全指标和儿科质量指标。

信息系统和患者照护技术

信息系统和患者照护技术是课程中的重要组成部分，以便跟上该领域的发展及其对医疗供给、研究、学术活动和教学方式的影响。信息系统和患者照护技术的整合和应用包含在 AACN 本科、硕士和博士的高级实践教育的标准中（AACN，n.d.）。Carrington、Tiase、Estrada 和 Shea（2014）报告了他们对与信息系统和患者照护技术相关的护理研究文献的综述及其对医疗供给的影响。在 2012—2013 年这短短一年时间里，文章数量翻了一番，作者将这一增长归因于 AACN 的推动，它将这些概念整合到其标准文件系列中。

Lilly、Fitzpatrick 和 Madigan（2015）调查了 DNP 管理人员和教师对信息技术（IT）和 DNP 课程整合的感知。结果具有局限性，因为许多管理者对调查进行了作答，而不是将其转发给教师；然而，作者发现了以下一些阻碍 IT 内容整合的因素：缺乏兴趣、缺乏管理的远见、缺乏资源、缺乏使用时间以及缺乏合格的教师队伍。

信息技术不仅应用于当今的护理实践和学生在照护时获得护理能力，它们还作为护理教育项目呈现的平台，如基于网络的、混合的和网络强化课程。在临床环境中，专业人员和学生使用个人数字辅助设备、患者信息系统、计算机化医疗记录、远程医疗 / 护理和高科技设备来监测和照护患者。对教师来说，掌握这些概念和技能很重要，以便将这些概念和技能整合到课程中并帮助学生应用信息技术。第 11 章更详细地讨论了信息技术在护理教育中的应用。

学术、研究、转化科学和循证实践

学术和研究

学术和研究是循证实践（EBP）的基础。这两个概念都出现在护理课程中，教师在制定或修改教育计划的理念时应该加以解决。学术和研究的概念始于大专，一直持续到核查并添加新知识到学科知识体系中的博士学位。教师根据教育项目的水平和他们期望毕业生获得的实践领域或角色功能来确定他们期望毕业生获得的学术和研究能力。例如，大专项目期望他们的毕业生在可靠的、基于研究的护理干预中使用 EBP，并挑战缺乏数据支持其使用且不会产生高质量患者结局的实践。

本科项目通常需要一门基本的统计学课程，以支持课程体系中单独的护理研究课程，期望毕业生能够理解研究过程，从而能够识别研究文献并用它来提供 EBP。整个课程的写作作业培养学生回顾、分析和评论文献的学术技能，以便进行专业交流，并将文献中的证据应用于实践。Beal 和 Riley（2015）调查了全美各项目的首席学术官，了解他们对在学士学位水平中培养临床学者的观点。大多数人同意护理教师需要成为这个专业的管理者，为未来的临床学者培养做好准备。他们建议继续培养教师，以适应医疗系统对护理实践不断变化的需求和不断变化的学生需求。

在高级护理实践硕士教育标准（AACN，2011）中，AACN 列出了要点之———研究的促进因素。影响因素包括文献综述、有效沟通与写作、新知识在实践中的应用、信息技术的应用等。大多数护理研究生项目需要研究生水平的统计和护理研究作为核心课程。根据学校性质和学位目的（行政管理、高级专科实践或社区健康）的不同，项目通常会有以下核心选择：学位论文、学术项目、专业论文或高级实践项目。许多高级实践项目除了笔试外，还包括综合考试，有时还作为唯一的核心要求。硕士层次对学位论文的要求正在减少；然而，它可以作为攻读博士学位的途径。

在博士层次，研究密集型（PhD）和实践应用型（DNP）研究项目都需要起支撑作用的研究和统计分析课程。这些课程所包含的知识和研究的数量和深度取决于博士项目的类型。基于研究的 PhD 或 DNS 学位论文综合某一特定主题的护理学知识，并通过定量、定性或混合方法生成新的知识。直到护理实践博士（DNP）的启动，美国的护理博士学位有不同的缩写，包括 PhD、DNS、DNSc 和 DSN。Ponte 和 Nicholas（2015）回顾了有关使用这些缩写词及其历史的文献，指出大多数博士学位的研究和学位论文要求与 PhD 相似，许多学校将 DNS、DNSc 和 DSNs 转换为 PhDs，其中一些是为他们的校友做的。DNP 显然是一个专业应用／实践学位，如高级护理实践博士教育标准所述（AACN，2006）。DNP 列出的第一批要素之一是实践的科学基础要求，也包括护理作为一门学科的概念基础。为了开发新的、基于证据的高级实践策略和（或）其在启动变革的领导角色中的应用，DNP 项目可能需要将关于某一特定主题的现有知识和研究进行转化方能结束。

转化科学

转化科学是一门相对较新的医学学科，应用于研究和当前实践的分析，以便将这些分析应用于实践。Surkis 等（2016）综述了使用转化研究方法的文献。基于综述，他们拓展了转化科学的定义和一个分类系统，用于评价使用这种方法的研究。M. Murphy、Staffileno 和 Carlson（2015）描述了 DNP 和 PhD 项目之间的差异以及它们对研究、转化科学和 EBP 的侧重。他们的观点是，这两个项目的学生和毕业生之间有多种机会进行合作，以促进护理科学和实践。对于正在为护理博士项目设置课程的项目开发者来说，这是一篇有用的文章。

循证实践

研究和转化科学是 EBP 的基础。因此，从本科生到研究生的各层次护理教育都必须理解这些概念，并区分有效的和可靠的循证护理干预措施和没有支持数据或使用理由的干预措施。Mackey 和 Bassendowski（2016）追溯了循证护理实践的历史，从弗洛伦斯·南丁格尔时代到现在。他们综述了 EBP 的几个定义，文献中有很多版本。这种实践的核心概念包括：以研究为基础，以护理学科为具体内容，反映护理实践和研究的整体性，适用于各层次护理教育，是一种在照护环境中将护士的专业知识，包括患者的观点用于临床决策的解决问题方法。它的目的是确保患者安全和医疗质量，优化患者结局，并促进临床实践。

Karnick（2016）慷慨激昂地呼吁护理人员认识到 EBP 和护理理论之间的差距，以及两者对照护实施至关重要。她指出 EBP 模型来自医学（但是护理已将其用于护理实践和科学中）。她提醒护理人员："护理理论奠定了专业的基础。它告诉我们护理是什么"（p. 284）。EBP 适用于所有卫生保健学科，它的应用对患者的预后和医疗具有重要作用。与研究过程一样，EBP 的教育也是根据护理教育项目的类型进行分级。大专学生应具有阐释 EBP 应用的理论和临床经验。本科学生应进一步掌握针对实践提出问题和通过文献综述寻找答案的知识。硕士生应以高级实践角色应用 EBP，提出问题，并调查目前的研究以指导他们的实践。在应用实践或专业的博士项目中，学生应能综合这些知识，并为 EBP 开发新的干预措施。基于理论的博士生研究 EBP 的领域，并创造与其应用和价值有关的知识。

评判性思维及其在护理中的应用

培养评判性思维是护士做好临床决策和判断的基础，也是护理专业实践本科教育标准的基本组成（AACN，2008）。有趣的是，Huber 和 Kuncel（2016）对有关高等教育中评判性思维发展的文献进行 meta 分析。他们提到护理学是一门学科，它把这个概念作为专业实践的先决条件。然而，他们没有发现护理专业学生的评判性思维与其他专业学生的差异。他们确实发现，整个大学经历都能让所有学生获得评判性思维能力，但对于不同专业之间的差异以及对毕业生评判性思维能力的后续研究却很少。基于以上研究结果，作者建议学术界继续测量评判性思维能力的发展、长期效果以及它们对课程成果的预期影响。大多数护理课程的理念都提到了这种技能及其与护理实践的关系，因此，教师讨论技能在课程中的地位以及如何将其应用于具体的护理项目和成果中是很必要的。

教与学过程的信念

教与学的信念是护理课程实施的前提。过去，传统的课程是通过课堂讲座、临床实验室部分和真实环境中的临床体验来实现的。它强调教并显示了课程模式。在最近的一段时间，随着对课程成果的关注和技术的出现，重点转向了以学习者为中心的教育。教师的角色不再是知识的传递者，而是专家、导师和教练的角色。教学策略培养学生参与学习活动的主动性，而不是被动接受知识。随着对学习者关注点的改变，教学理论和原则成为评估学习者特征及使这些理论和原则适应学习者需求的指南。本书第 6 章回顾了适应护理教育的学习理论。

组织框架、概念分析和概念图

组织框架

虽然认证是自愿的，但美国大多数护理学校都是由一个国家组织认证的——护理教育认证委员会（ACEN）或者大学护理教育委员会（CCNE）。这两个认证机构都曾经要求或暗示组织框架是设置教育项目的目标、内容和教学设计所必需的。护理学院通常使用护理学或其他相关学科的理论或概念模型作为组织框架。这些框架有助于将某些理论、概念、内容和临床学习经验纳入课程。虽然认证标准中不再明确要求这些，但 ACEN（2017）和 CCNE（2017）都隐含了课程框架。ACEN 指的是专业标准和能力，而 CCNE 是指 AACN 系列教育标准。本书宗旨的讨论中包含了许多概念，如社会公正、人群健康、文化多样性、患者安全和优质医疗。

概念分析 / 概念图

概念分析或概念图制作的过程有助于确保基本知识和技能融入课程。概念图是对一个概念及其在课程中的关系的详细分析，它是用箭头描绘关系的地图。它应该包括学生取得成绩的预期能力，以及课程中引入、建立和掌握概念的地方。Goodman（2014）讨论了基于概念的课程及其在培养护士从大专到 PhD 或 DNP 的作用。课程集中在四个领域，包括生理、心理社会、专业和卫生保健系统及其相关概念。她认为，在护理教育的各个层次中运用这些概念并将其统一起来，可以带来高质量的和可负担的护理教育。她鼓励不同层次护理教育项目之间的合作。

Lane 和 Mitchell（2015）提供了一个护理学院课程设置项目的例子，在该项目中，教师们举行了一次务虚会，并使用了内容映射。教师确定从哪里引入概念，以及这些概念是如何从二年级到高年级贯穿整个项目的。这一过程有助于教师了解课程并制定实施计划。概念图制作的过程有助于确定关键元素和概念发生的位置和级别。一旦最终确定课程的宗旨和理念，教师将通过概念分析和（或）组织框架确定他们认为应该包含在课程中的主要理论、概念和技能，并且制定课程实施计划。图 5.1 展示了学士学位项目中跨专业合作的概念图示例。

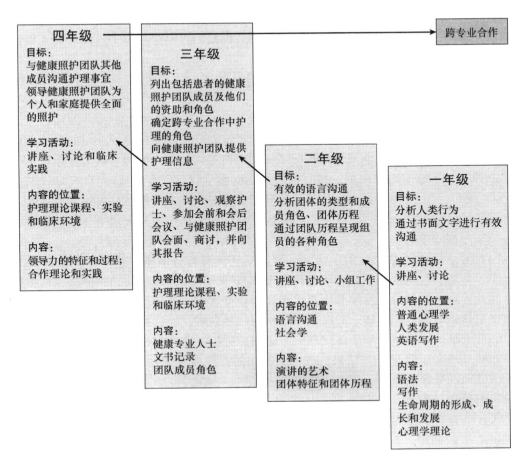

图 5.1　本科层次护理中的跨专业合作概念图

课程实施

项目的总体目标和目的

在制定了理念、职责和组织框架／概念分析之后，课程设置的下一个逻辑步骤是陈述课程的总体目的或目标。随着后现代主义和人本主义哲学在 21 世纪站稳脚跟，有人反对行为主义的目标陈述。反对的理由与它们给学习者和教师提供的自由不足有关，后者的角色是赋能学习者。同时，也存在与毕业生在满足医疗系统需求及服务对象医疗照护需求的能力有关的问责问题。教师必须努力解决这些问题，因为它决定了护理项目的目的和毕业生的总体长期目标的陈述。该陈述是全局的和理想主义的还是具体的，并以可测量的方式进行陈述，取决于教师的哲学、价值观和信念，以及随后确定毕业生学习成果的陈述和目标。

除了选择护理项目目的或目标陈述的格式，即全局的或具体的以外，还有某些属于专业护理教育的组成要素，如果其不是明确的，而是含蓄的，教师可能希望考虑并纳入。可以强调的概念包括关于护理、健康促进和其他类型护理干预、患者系统、专业行为和能力以及医疗制度的陈述。这可以包括特定护理学院的毕业生独具的特点（如有爱心、有同情心的健康照护提供者）。

护理教育项目的类型影响项目目的或目标的整体陈述。在执业／职业护理、文凭课程、大专、本科、硕士和博士项目中，获得的临床能力和知识的水平是不同的。包括本科和研究生教育在内的多层培训项目通常都有一个针对每个项目的全局陈述，并根据其特定的教育水平进行调整。虽然目的和总体目标的陈述可以简洁，但它们可以作为教学目标／SLOs 的指南。

学生学习成果或终极教育目标和阶段目标

正如本章所重申的，护理项目必须说明它们符合整个项目的使命、目的和目标。学生学习目标（SLO）或教学目标须反映概念框架和界定完成护理项目后毕业生的具体期望或能力。为了达到这些目标，中期或学期目标须按顺序设定。如在为期两年的大专项目中，有第一年结束和第二年结束时的期望，所有这些都指向教学目标。在本科项目中，可能有新生、大二、大三和大四的阶段目标。有些项目偏向把目标分成几个学期，并以这种方式命名，就是第一学期、第二学期、第三学期等。研究生项目可注明初级或高级水平、学期水平、第一年和第二年、准博士等。

本书第 6 章概述了 Bloom 等（1956）研发的经典教育分类学。这些分类法对学习领域进行分类，并对编写与这些领域相关的目标提供指导。主要领域是认知、情感、精神运动和行为。此外，这些领域分为发展和困难水平。如在护理中，测量血压的精神运动技能从识别血压测量工具到掌握这项技能。同时，学生利用认知领域，通过回顾血压的生理机制和确定血压的标准调动认知领域。学生继续理解、运用、分析、综合和评估产生护理诊断和行动的知识，如转介患者以管理异常结果，教会患者如何管理高血压和低血压，如果是开业护士，制定干预措施以控制高血压。

经典的分类法有助于教学目标、中期目标和课程目标的设定。设定或评估教学目标的第一项任务是查看项目的使命、目的和总体目标。为了达到总体目标，教师讨论课程结束时他们对毕业生的期望。将这些期望融入教学目标，分析其特殊性，以匹配总体目标和选定的课程组织或概念框架。例如项目如果选择 AACN 的护理专业实践本科教育标准（AACN,

2008）指导课程，具体的教学目标或 SLO 将这样陈述，"应用影响不同人群照护的社会文化因素的知识"。从这个 SLO 来看，概念分析将在不同水平的课程中使用阶段目标陈述。一年级时，"分析影响不同人群照护的社会文化因素"；二年级时，"确定影响不同人群照护的社会文化因素"，与这些概念有关的内容将列在目标和学习活动之后，以实现每级目标。各级目标均对课程的计划、实施和评估给予指导。

　　阶段目标或学期目标与 SLOs 的模式相同。学院以教学目标审查每一级的目标进展。有些项目是从第一级或学期的基本知识和技能开始，到项目的高级水平阶段的复杂知识和技能。其他课程期望学生早期掌握特定的知识和技能，这些知识和技能在整个课程中得到强化，并在毕业后进行练习。还有一些程序使用两者的组合。进展模式取决于哲学和组织框架或概念分析，包括学习者的发展阶段。这些决定应记录在案，并说明其在课程中对应位置的理由，以帮助课程评价、项目的全面质量管理和认证报告。

学习计划

　　总体目标、SLOs、阶段目标和组织框架是将内容纳入课程和制定学习计划的整体规划。教师负责制定课程计划并根据需要定期修订。该项目的先决条件是审查其在课程中的逻辑位置。执照前护理教育项目的先修课程包括文科、社会、生理和生物科学、通信、数学和其他一般教育要求。

　　护理研究生项目通常需要获得护理学士学位，尽管拥有护理大专学位和另一学科学士学位的学生有时有条件修完规定的护理课程，这些课程是教师指定的可同等达到护理学士学位的要求，同样的原则也适用于护理或其他学科的博士项目。每个博士项目都会规定达到其较低的学位要求必要的课程或学位工作。

　　一旦确定了先修课程，护理课程计划就有了渐进排列护理课程的顺序。例如，护理 101 护理基础课程是护理 102 老年护理的先修课程，护理 501 护理研究是护理 502 硕士学术项目的先修课程。并修课程是可以同时教授和互补的课程，如 N301 儿童和青少年健康促进和 N303 儿童和青少年护理。同样，课程的安排取决于课程框架，课程目标和内容将影响中期目标和最终课程结果的实现。

　　每门课程的单元数或学分都要考虑到分配给专业的总数。对于大专护理项目，护理学分平均为每学期 30 学分，总学位要求是平均每学期 60 ～ 70 学分。应该指出的是，一些项目的实施是基于季度学分或单元数，通常是 10 周的时长，而不是美国通常学期的 15 周时长。在这种情况下，1 个季度学分或单元数相当于三分之二的学期学分或单位数。

　　本科项目平均为 60 个护理学分，取得学位需总共 120 ～ 130 个学分。护理硕士项目要求 30 ～ 60 或更多的总学分，取决于项目的性质，高级实践角色需要更高的学分。由于护理学分范围广，高级实践硕士要求很多学分，专业正在将高级实践转向博士学位。大多数硕士和博士学位学分都是属于护理专业课程，只有少数来自其他学科或选修课。

　　护理课程设置由内容专家提供指导，一旦课程按逻辑顺序放置，课程说明通常是内容专家或担任"记录教师"的人（负责课程）编写。例如，儿童和青少年护理课程的内容专家可能是儿科临床专家或开业护士的教师。课程说明是由几个综合陈述的简短段落组成，提供课程内容的概述。它们不包含以学生为中心的目标。

　　课程目标遵循课程说明，以学习者为中心，基于课程内容、它们在课程计划中的位置、与课程中期目标和教学目标的关系、与组织框架的相关性。最后，列出课程内容的大纲，并应与课程目标绑定。课程计划通常包括一个与内容绑定的大纲。课程教学大纲的典型框架见图 5.2。

所有这些组成要素都须经教师和上级机构批准。一旦确认，被分配到课程的教师有重新安排或更新内容并以他们喜欢的方法教授课程的自由。然而，对课程名称、学分、目标或说明的更改必须经过与原始课程相同的批准过程。虽然这似乎扼杀了学术自由，但它确保了课程的完整性。

通常，新的或修订的课程说明、目标和内容大纲都会提交给项目的课程委员会以获得建议和批准，并提交给全体教师批准，继续通过上级机构的合适渠道获得最终正式批准。由于层层审批，教师必须慎重思考初始提交的内容，以免频繁修订，因为课程名称、学分、说明、学分数和目标的任何改变都须经过相同的审查过程。

小结

本章回顾了课程的组成要素和教师制定或修订课程的过程。按逻辑顺序评估和修订（如果必要）课程的每个组成要素可帮助保持完整性、确保质量。教师是其学科领域的专家，因此有责任确保基本知识以及科学上的最新突破均纳入课程中。课程设置和修订过程必须是基于评估活动的信息，职业、医疗和社会的最新变化，以及对未来的预测。表 5.1 提供了评估课程或教育项目关键组成要素的指南。

上级机构标志
护理学院
项目类型
课程 # 和名称
课程描述：

学分：

先修或辅修课程：

课堂类型：（阅读，研讨会，实验室，实践）

教师信息：

所需和推荐的文本：

课程目标：

教学策略：（包括教师和学生的期望）

出勤和参与的要求：

评价方法：

作业：

课程内容和时间安排：

学业失信声明：

残疾声明：

图 5.2　教学大纲的主要组成要素

表 5.1　评估课程或教育项目关键组成要素的指南

组成要素	数据收集的问题	预期结果
宗旨	上级机构和分支（如果适用）宗旨的主要内容是什么？ 这些主要内容属于护理宗旨吗？如果不是，给出理由 护理宗旨中如何界定其教学、服务和研究/学术作用？	护理宗旨与其上级机构的宗旨相一致，如果适用，与其所属的学术分支的宗旨相一致 宗旨反映护理的教学、服务和研究/学术的作用
理念	护理理念是否与上级机构和分支（如果适用）的理念相一致？如果不一致，请说明理由 哪些理念陈述与教师对以下内容的信念和价值观有关：教和学、评判性思维、文科和科学、医疗系统、疾病预防和健康促进、跨专业合作、多样性和文化胜任力、社会公平、学术、研究和循证实践、信息系统和技术、医疗质量和患者安全？	理念陈述与上级机构和学术分支（如适用）一致 理念反映了教师对教和学、评判性思维等的信念和价值观
组织框架/概念分析/概念图	课程的组织框架或概念图是什么？它如何反映职责和哲学陈述？ 在课程实施中，多大程度上出现框架或概念图？在项目的所有路径中这些概念是否容易识别？	课程有一个可以反映其职责和哲学的组织框架或概念图 组织框架或概念图的概念在护理教育项目的所有路径上都很容易识别
项目的总体目标和目的	总体目标或目的陈述是否反映了宗旨、理念和组织框架或概念图？ 陈述是否宽泛到足以涵盖护理项目的所有路径？ 陈述是否引领项目结果的测量？	总体目标或目的的陈述反映了宗旨、理念和组织框架 总体目标或目的包含护理项目的所有路径 总体目标或目的的陈述方式使其成为衡量项目结果的指南（项目审查）
学生学习成果或项目目标和中期目标	宗旨、总体目标或目的以及组织框架是否反映在目标中？ 目标是否按逻辑顺序排列？ 每个目标都是以学习者为中心吗？它是否包括内容、学习者的预期行为水平、可行性和时间范围？	目标反映宗旨、总体目标或目的以及组织框架 目标按逻辑顺序排列 目标陈述以学习者为中心，包括内容、预期的学习者行为及其水平、可行性和时限
计划实施	课程计划是否反映了组织框架或概念图、总体目标、教学目标和中期目标？ 永久记录中是否有课程计划的批准文件？ 项目中的每一个科目是否都有课程计划，包括课程描述、学分、先修或辅修课程、目标和内容大纲？	课程计划反映了组织框架或概念图、总体目标、教学目标和中期目标 课程计划及其先决条件和课程须经有关管理机构批准 每个路径的实施计划包括所有课程以及学分、先修或辅修课程、描述、目标和内容大纲
总结	课程的每个组成要素是否都得到了解决？ 每个组成要素是否与上级机构的组成要素一致？如果不一致，不一致的原因是否得到解决？ 课程的组成要素是否列出，它们是否按逻辑和顺序排列？	根据对课程的分析，讨论每个组成要素 课程组成要素与上级机构和其他课程一致 组成要素按逻辑和顺序排列

（续表）

组成要素	数据收集的问题	预期结果
总结	计划的实施是否产生于总体目标、SLOs、教学目标和中期目标？	计划的实施产生于总体目标、SLOs和中期目标
	计划的实施是否与组织框架或概念图一致？	计划的实施与组织框架或概念图一致。该课程反映了与当前护理实践要求和护士需求的相关性，预测了未来医疗系统的变化
	课程是否与当前和未来的护士需求及护理实践要求相关？	

SLOs，学生学习成果

问题讨论

- 你认为课程的哪一部分对课程实施的影响最大？
- 你认为组织框架或概念图在哪些方面有助于确保教育项目的质量？举一个能说明观点的组织框架例子。
- 你为什么同意或不同意教师管理课程的原则？

学习活动

学生学习活动

1. 使用表 5.1 评估你所参与课程组成要素的教育项目。它们很容易识别吗？你需要什么资源来定位它们？

2. 参加一个或多个课程委员会会议，并确定课程的哪些组成要素得到论证。观察教师互动、他们对课程设置和评价的投入以及他们在课程设置或修订中的角色。注意任何有关课程更改批准路径的证据。

教师发展活动

1. 使用表 5.1 评估你所参与课程组成要素的教育项目。它们很容易识别吗？你需要什么资源来定位它们？

2. 参加一个或多个课程委员会会议，并确定课程的哪些组成要素得到论证。观察教师互动、他们对课程设置和评价的投入以及他们在课程设置或修订中的角色。注意任何有关课程更改批准路径的证据。

参考文献

Accreditation Commission for Education in Nursing. (2017). *Accreditation manual, standards and criteria.* Retrieved from http://www.acenursing.net/manuals/SC2013.pdf

Alonso-Zaldiva, R., & Viney, K. (2017, February 10). "Obama care" sees high enrollment: With health law in jeopardy, more than 12M still sign up. *The Gainesville Sun*, pp. A1, A4.

American Association of Colleges of Nursing. (n.d.). AACN essential series. Retrieved from http://

www.aacnnursing.org/Education-Resources/AACN-Essentials

American Association of Colleges of Nursing. (2006). *The essentials of doctoral education for advanced nursing practice*. Retrieved from http://www.aacnnursing.org/Portals/42/Publications/DNP Essentials.pdf

American Association of Colleges of Nursing. (2008). *The essentials of baccalaureate education for professional nursing practice*. Retrieved from http://www.aacnnursing.org/Portals/42/Publications/BaccEssentials08.pdf

American Association of Colleges of Nursing. (2011). *The essentials of master's education for advanced practice nursing*. Retrieved from http://www.aacnnursing.org/Portals/42/Publications/MastersEssentials11.pdf

American Association of Colleges of Nursing. (2016). *Diversity, inclusion, and equity in academic nursing draft position statement*. Retrieved from http://www.aacnnursing.org/News-Information/Position-Statements-White-Papers/Diversity-Equality

American Nurses Association. (2009). *Essentials of genetic and genomic nursing: Competencies, curricula guidelines, and outcome indicators* (2nd ed.). Retrieved from https://www.genome.gov/pages/careers/healthprofessionaleducation/geneticscompetency.pdf

Barnsteiner, J., Disch, J., Johnson, J., McGuinn, K., Chappell, K., & Swartwout, E. (2013). Diffusing QSEN competencies across schools of nursing: The AACN/RWJF Faculty Development Institutes. *Journal of Professional Nursing, 29*(2), 68–74.

Beal, J., & Riley, J. (2015). The development of a clinical nurse scholar in baccalaureate education. *Journal of Professional Nursing, 31*(5), 379–387.

Benner, P. (1984). *From novice to expert: Excellence and power in clinical nursing practice*. Menlo Park, CA: Addison-Wesley.

Bleich, M., Macwilliams, B., & Schmidt, B. (2015). Advancing diversity through inclusive excellence in nursing education. *Journal of Professional Nursing, 31*(2), 89–94.

Bloom, B. S. (Ed.). (1956). *Taxonomy of educational objectives: Handbook I, cognitive domain*. New York, NY: D. McKay.

Boudreau, J., & Fuks, A. (2015). The humanities in medical education: Ways of knowing, doing and being. *Journal of Medical Humanities, 36*(4), 321–336.

Bultas, M., Ruebling, I., Breitbach, A., & Carlson, J. (2016). Views of the United States healthcare system: Findings from documentary analysis of an interprofessional education course. *Journal of Interprofessional Care, 30*(6), 762–768.

Carnegie Classification of Institutions of Higher Education. (2017). Basic classification description. Retrieved from http://carnegieclassifications.iu.edu/classification_descriptions/basic.php

Carrington, J., Tiase, V., Estrada, N., & Shea, K. (2014). Nursing education focus of nursing informatics research in 2013. *Nursing Administration Quarterly, 38*(2), 189–191.

Chen, Z. C. Y. (2013). A systematic review of critical thinking in nursing education. *Nurse Education Today, 30*, 236–240.

Commission on Collegiate Nursing Education. (2017). *Crosswalk table: Commission on Collegiate Nursing Education's (CCNE) Standards for Accreditation of Baccalaureate and Graduate Nursing Programs (2013) and National Task Force on Quality Nurse Practitioner Education's (NTF) Criteria for Evaluation of Nurse Practitioner Programs (2016)*. Retrieved from http://www.aacn.nche.edu/ccne-accreditation/Crosswalk-2013-Standards-2016-NTF-Criteria.pdf

Conley, Y., Heitkemper, M., Mccarthy, D., Anderson, C., Corwin, E., Daack-Hirsch, S., . . . Voss, J. (2015). Educating future nursing scientists: Recommendations for integrating omics content in PhD programs. *Nursing Outlook, 63*(4), 417–427.

Cress, C. (2008). Creating inclusive learning communities: The role of student-faculty relationships in managing negative campus climate. *Learning Inquiry, 2*(2), 95–111.

Diaz, C., Clarke, P., & Gatua, M. (2015). Cultural competence in rural nursing education: Are we there yet? *Nursing Education Perspectives, 36*(1), 22–26.

Epstein, B., & Turner, M. (2015). The nursing code of ethics: Its value, its history. *Online Journal of*

Issues in Nursing, 20. doi:10.3912/OJIN.Vol20No02Man04

Fawcett, J., & Ellenbecker, C. (2015). A proposed conceptual model of nursing and population health. *Nursing Outlook, 63*(3), 288–298.

Fisher, M. (2014). A comparison of professional value development among pre-licensure nursing students in associate degree, diploma, and bachelor of science in nursing programs. *Nursing Education Perspectives, 35*(1), 37–42.

Fraser, N. (1996). *Social justice in the age of identity politics: Redistribution, recognition and participation.* Presented at the Tanner Lecturers on Human Values. Stanford University, Stanford, California.

Goodman, T. (2014). Nursing education moves to a concept-based curriculum: Association of Operating Room Nurses. *Association of periOperative Registered Nurses Journal, 99*(6), C7–C8.

Grady, P., & Gough, L. (2015). Nursing science: Claiming the future. *Journal of Nursing Scholarship, 47*(6), 512–521.

Huber, C.E., & Kuncel, N. R. (2016). Does college teach critical thinking? A meta-analysis. *Review of Educational Research, 86*(2), 431–468.

Institute of Medicine. (2001). *Crossing the quality chasm: A new health system for the 21st century.* Washington, DC: National Academies Press.

Institute of Medicine. (2010). *The future of nursing: Leading change, advancing health.* Washington, DC: National Academies Press.

Jones, K. M. L., Stephens, M., Branch-Mueller, J. & deGroot, J. (2016). Community of practice or affinity space: A case study of a professional development MOOC. *Education for Information, 32,* 101–119.

Karnick, P. (2016). Evidence-based practice and nursing theory. *Nursing Science Quarterly, 29*(4), 283–284.

Lane, A., & Mitchell, C. (2015). Two-day curriculum retreat: An innovative response to the call for reform. *Nursing Education Perspectives, 36*(4), 259–261.

Leonard, W., & Huang, C. (2014.). Linking classroom performance to the institutional mission statement. *SAGE Open, 4*(1), 1–8.

Lilly, K., Fitzpatrick, J., & Madigan, E. (2015). Barriers to integrating information technology content in doctor of nursing practice curricula. *Journal of Professional Nursing, 31*(3), 187–199.

Loversidge, J., & Demb, A. (2015). Faculty perceptions of key factors in interprofessional education. *Journal of Interprofessional Care, 29*(4), 298–304.

Mackey, A., & Bassendowski, S. (2017). The history of evidence-based practice in nursing education and practice. *Journal of Professional Nursing, 33*(1), 51–55.

McLeod-Sordjan, R. (2014). Evaluating moral reasoning in nursing education. *Nursing Ethics, 21*(4), 473–483.

Murphy, J., & Nimmagadda, J. (2015). Partnering to provide simulated learning to address Interprofessional Education Collaborative core competencies. *Journal of Interprofessional Care, 29*(3), 258–259.

Murphy, M., Staffileno, B., & Carlson, E. (2015). Collaboration among DNP- and PhD-prepared nurses: Opportunity to drive positive change. *Journal of Professional Nursing, 31*(5), 388–394.

National Human Genome Research Institute. (2017). All about the human genome project (HGP). Retrieved from http://www.genome.gov/10001772

National League for Nursing. (2014). *Annual survey of schools of nursing, 2013–2014.* Retrieved from http://www.nln.org/docs/default-source/newsroom/nursing-education-statistics/2014-survey-of-schools---executive-summary.pdf?sfvrsn=2

National League for Nursing. (2017). *Interprofessional collaboration in education and practice: A living document from the National League for nursing.* Retrieved from http://www.nln.org/docs/default-source/default-document-library/ipe-ipp-vision.pdf?sfvrsn=14

Office of Disease Prevention and Health Promotion. (2017). *Healthy people overview.* Retrieved from https://www.healthypeople.gov/sites/default/files/healthy-people-overview.pdf

Philosophy. (n.d.). In *Merriam-Webster's online dictionary.* Retrieved from https://www.merriam-webster.com/dictionary/philosophy

Ponte, P., & Nicholas, P. (2015). Addressing the confusion related to DNS, DNSc, and DSN degrees, with lessons for the nursing profession. *Journal of Nursing Scholarship, 47*(4), 347–353.

Rawls, J. (1999). *A theory of justice* (Rev. ed.). Cambridge, MA: Harvard University Press.

Rozier, M., & Scharff, D. (2013). The value of liberal arts and practice in an undergraduate public health curriculum. *Public Health Reports, 125*(5), 416–421.

Schimek, G. P. (2016). Visual expression of liberal education mission (Order No. 10137976). Available from ProQuest Dissertations & Theses Global: The Humanities and Social Sciences Collection. (1820073299). Retrieved from https://search.proquest.com/docview/1820073299?accountid=13802

Smith, W. (2015). Relational dimensions of virtual social work education: Mentoring faculty in a web-based learning environment. *Clinical Social Work Journal, 43*(2), 236–245.

Sollami, A., Caricati, L., & Sarli, L. (2015). Nurse–physician collaboration: A meta-analytical investigation of survey scores. *Journal of Interprofessional Care, 29*(3), 223–229.

Stein, K. (2014). The art and science of practice: The cross-section between liberal arts and allied health. *Journal of the Academy of Nutrition and Dietetics, 114*(8), 1157–1168.

Surkis, A., Hogle, J., DiazGranados, D., Hunt, J., Mazmanian, P., Connors, E., . . . Aphinyanaphongs, Y. (2016). Classifying publications from the clinical and translational science award program along the translational research spectrum: A machine learning approach. *Journal of Translational Medicine, 14*(1), 235. doi:10.1186/s12967-016-0992-8

Teniell, L., Trolian, T. L., Jach, E. A., Hanson, J. M., & Pascarella, E. T. (2016). Influencing academic motivation: The effects of student–faculty interaction. *Journal of College Student Development, 57*(7), 810–826.

U.S. Department of Health and Human Services. (2017). About the Affordable Care Act. Retrieved from https://www.hhs.gov/healthcare/about-the-law/index.html

Wenger-Trayner, E., & Wenger-Trayner, B. (2014). Introduction to communities of practice. A brief overview of the concept and its uses. Retrieved from http://wenger-trayner.com/introduction-to-communities-of-practice

Wilson-Strydom, M. (2014). University access and theories of social justice: Contributions of the capabilities approach. *Higher Education: The International Journal of Higher Education and Educational Planning, 69*(1), 143–155.

Woodward, B., Smart, D., & Benavides-Vaello, S. (2106). Modifiable factors that support political preparation by nurses. *Journal of Professional Nursing, 22*(1), 54–61.

Young, I. M. (1990). *Justice and the politics of difference.* Princeton, NJ: Princeton University Press.

第 6 章

6

课程的实施

Heidi A. Mennenga

本章目标

学习完第 6 章后，读者能够：

- 分析学习理论、教育目标分类、评判性思维在课程实施过程中的应用
- 阐明评判性思维的主要原则
- 比较以学生为中心的教学策略
- 依据课程宗旨和目标进行学生评价

概　述

　　当计划开发新课程或进行重大课程修订时，教育者应考虑到课程实施过程中的许多问题，包括何时开始实施课程，如何将课程实施计划告知其他教师、相关人员与学生，以及如何组织实施课程等。如果替换现有课程，也会面临其他问题，包括如何逐步淘汰现有课程，替换课程如何影响教师工作量和教学安排等。除了课程实施的组织工作外，教育者还要考虑课程的基本问题，如教师关于学生学习的理念是什么，教师与学生的角色是什么，教师如何最大化促进学生学习，授课时使用哪些教学策略，如何评价学生学习成果，以及课程的哲学基础如何影响教育项目的宗旨、目标和结果等。

　　当考虑上述问题时，课程实施似乎给教师带来巨大压力。但是，很多问题都可以通过早期讨论课程的哲学基础来解决。在课程计划与实施推进中，理论基础能够为所有教师的决策提供一致的依据，因此十分重要（Dennick，2012）。同时，理论基础也能够为其他决策提供支撑，包括将要使用的具体教学策略。随着教育者从以教师为中心的教学方法过渡到以学生为中心的主动学习策略，理论基础还能够说服犹豫不决的教师尝试新的循证教学策略，有助于进一步实现教育项目的宗旨、目标以及结果。此外，还需要讨论和调整学生的评价方法，以适应选定的教学策略。

本章简要回顾以下学习理论：行为主义学习理论、认知主义学习理论、建构主义学习理论、人本主义学习理论、成人学习理论、基于脑科学的学习、深度学习以及多元智能。介绍教育目标分类与评判性思维概念在课程设置中的作用。最后以学生为中心的教学策略和学生评价作为总结。

学习的定义

首先我们需要了解学习的定义。"学习"的定义有很多种，并因理论观点的不同而有所区别（Popkess & Frey，2016）。其中一种较为简单的定义是：学习是指在环境的刺激下发生的可观察或可测量的行为 [包括知识、态度和（或）技能] 的变化（Bastable & Alt，2014，p. 14）。一些专家如 Crow 和 Crow（1963）认为，学习的发生并不简单，也并不仅仅是环境作用的结果，他们认为：

> 学习包含变化，与习惯、知识与态度的习得有关。学习能够使个体做出个人和社会层面的适应。因为变化是学习概念中固有的，因此任何行为的变化都暗示着学习正在或已经发生。在变化过程中发生的学习也称为"学习过程"。（ p. 1 ）

学习理论

学习理论尝试描述、解释或预测学习是如何发生的，能够为课程提供哲学基础（Braungart，Braungart，& Gramet，2014）。学习理论为课程计划和实施提供了一种系统的方法，并且使得广义的教育项目结果和狭义的课程结果之间保持一致。理想情况下，课程的方方面面都应建立在哲学基础上。就像课程计划时的许多决策一样，哲学基础也应由所有教师共同决定。因为学习理论可以为教学过程提供基础，并且指导教师使用何种教学策略和评价方法。随着教育工作者面对更多不同的学习者，更多的教学策略与评价方法会在课堂中显现出来（Hunt，2012）。

尽管本节单独介绍了各种学习理论，但教育者应牢记学习理论不是只能选择一种，而是可以同时借鉴多种理论来指导教学实践。每一种学习理论都阐述了教与学过程的观点，各有优势。不论选择哪种理论，都应能清楚反映教学过程与学习过程以及教育环境内部和外部影响等观点（Iwasiw & Goldenberg，2015）。

在讨论每种学习理论时，应考虑以下问题：

- 什么影响个体的学习？
- 教育者在学习中的角色是什么（"知识的传递者"还是"学习的促进者"）？
- 学习者在学习中的角色是什么（被动的还是主动的）？
- 学习过程是如何发生的？

行为主义学习理论

行为主义学习理论主张行为是习得的，可通过塑造及奖励行为以获得理想的结果（Candela，2016）。行为主义学习理论强调影响结果的是学习者的行为，而不是其思维或情感（Iwasiw & Goldenberg，2015）。行为的改变是由刺激或反应引起的结果（Warburton，Trish，& Barry，2016）。学习的重点在于环境刺激，而不是学习者的内在思考过程。当强化发生时，学习者逐渐与新环境中的正性或负性刺激产生联结，行为（一般指预期行为）就会重复（Braungart et al.，2014；Candela，2016）。

在教育中，行为主义是通过将学生的行为学习成果纳入可测量与可观察的范围来阐释的。学生知道自己期望通过学习结果实现什么（Candela，2016）。而在教学过程中，行为主义强调教师应作为促进者，负责规划学习体验并为学生提供持续的反馈。该理论认为教育者提供刺激、创设环境，仅仅把信息传递给学生，因此学生只能被动接受知识（Aliakbari，Parvin，Heidari，& Haghani，2015）。

行为主义学习理论认为设计课程时要注重由简入繁的理念以及行为结果实现后的正性强化和奖励（Iwasiw & Goldenberg，2015）。通过积极的反馈进行持续的强化会产生理想的结果（Candela，2016）。评判性思维也是行为主义学习理论的重要组成要素，要求学习者偶尔进行"试误学习"以达到理想的结果（Aliakbari et al.，2015）。

在课堂或临床情境中应用行为主义可通过对良好行为给予奖赏或对不良行为给予惩罚来实现。例如，课堂上教育者予以表扬或正性回应可能会增加学生回答问题的可能性（Braungart et al.，2014）。与之相反，教师还可以通过建立行为矫正契约来改变在临床中表现不佳的学生行为。行为主义学习理论易于理解，通常与其他学习理论结合使用。但是，其主要局限性在于它是一种以教师为中心的理论，在现如今以学生为中心的学习环境中可能已经过时了。

认知主义学习理论

认知主义学习理论强调学习是一个内发的过程，包括思考、理解、信息组织和意识形成（Aliakbari et al.，2015）。认知学习理论探索学习的更深层次，包括信息的处理方式和记忆的作用（Warburton et al.，2016）。这一理论认为行为不会因为学习而立即改变。相反，只有学生具备了提问和解决问题的能力，才能够积极地学习、解决问题和寻找新的信息。学生关注过去的经验以便更好地理解（Aliakbari et al.，2015）。

在教育中，认知主义侧重于帮助学生发展思考技能，而不仅仅是知识的迁移。认知主义强调学生是教学过程中的主动参与者，而不是被动参与者。但是，教师仍然保留着学习过程中的大部分控制权（Candela，2016；Warburton et al.，2016）。认知主义学习理论建议使用加强理解和培养记忆的策略，这一观点十分契合护理课堂中的探究和分析。

建构主义学习理论

建构主义学习理论认为，学习者试图从经验中寻找意义时，能够在现有知识的基础上创造新的知识（Candela，2016；Warburton et al.，2016）。社会学习理论、社会文化学习和情境化学习都属于建构主义学习理论（Candela，2016）。在教与学过程中，教师帮助学生学习如何成为"专家型学习者"。也就是说，教师鼓励学生评估其学习经验或活动以帮助自身理解。这种自我评估的过程有助于学生了解如何学得最好（Brandon & All，2010）。由于它强调学生对学习的控制能力，因此建构主义通常被视为以学生为中心的学习理论（Warburton et al.，2016）。学习是教师指导和促进学生学习的主动过程（Wittmann-Price & Price，2015）。

具体而言，社会学习理论强调学习中发生的主动信息加工过程。学生通过观察榜样进行学习（Candela，2016）。社会学习理论中，学生观察他人，观察他们取得或未取得的结果，然后决定是否要模仿这种行为。这个过程包括四个关键阶段：注意、保持、复制和激励。在注意阶段，学生开始识别想观察的对象，以此作为榜样；当学生观察行为和结果时进入保持阶段；当学生能够模仿行为时进入复制阶段；学生根据收到的反馈来决定是否继续这种行为时则进入激励阶段（Warburton et al.，2016）。常用的教学策略，如模拟、临床体验和角色扮演，经常以社会学习理论为框架（Candela，2016）。

社会文化学习强调学习发生在社会互动中。虽然学生获得了独立完成某些技能或任务的能力，但仍有其他技能或任务必须依靠他人帮助完成。随着知识的不断获得，需要他人的帮助越来越少，直到最终掌握技能或任务（Candela，2016）。

情境化学习是由教育者在学术环境中通过模拟或案例研究提供"真实"情景来实现。学生利用情境化学习促进现实世界中所需技能的学习和发展（Candela，2016）。

人本主义学习理论

人本主义学习理论关注感觉和情绪，认为学习是独立的过程（Warburton et al.，2016）。在护理学中，体验式学习和学习"生命"的艺术一样重要（Iwasiw & Goldenberg，2015）。在人本主义学习理论中，关于学习者的假设有数种，包括学习者先有学习动机，再设立并达到自己的目标，最终完成自我实现（Candela，2016；Iwasiw & Goldenberg，2015）。

在教育中，人本主义理论强调学习的情感层面。人本主义学习理论重视关怀、个人价值和自主性。教师是学习过程中的促进者和榜样，应向学生展示关怀和同理心等价值观（Candela，2016；Warburton et al.，2016）。学生控制学习过程，对自己的学习负责，并明确自己的目标和需求（Candela，2016；Warburton et al.，2016）。

成人学习理论

成人学习理论认为成年人是自我指导的，会学习有用的和与自身相关的信息，因此通常将成人学习理论归类为认知发展理论。此外，成年人根据自身的生活经验所累积的知识，一般喜欢积极参与学习。在教学过程中，学生积极参与，并对自身学习负责，还可以对自身学习进程进行自我反思。因此，教育者不仅要提供学习帮助，还要与学生合作规划课程信息和经验（Candela，2016）。

基于脑科学的学习、深度学习和多元智能

近几年学习理论的发展集中于这样一种观点，即大脑在一生中不断发展和变化，而这通常是学习的结果。这类学习理论包括基于脑科学的学习、深度学习和多元智能。本节仅对这些理论进行简要概述而不进行深入分析。基于脑科学的学习认为，可通过创设使大脑学习最好的环境，让学习得到强化。这些条件包括放松警惕，即环境具有挑战性但没有威胁；沉浸在复杂的、多重的体验中；积极参与经验的常规处理，这也有助于学习的强化。深度学习使学生能够深入到复杂且富有挑战的学习环境中，而不仅仅是参与浅层学习。深度学习是有目的的学习，为学习者创造新的意义（Candela，2016）。多元智能呈现智能的七种类型，包括：身体-动觉智能、视觉-空间智能、言语-语言智能、逻辑-数理智能、音乐-节奏智能、交往-交流智能、自知-自省智能（Gargner，1983）。每个人都有不同且独特的智能特征，有些人可能比其他人智能更高，充分利用每个人的智能"天赋"可能有助于学习过程（Candela，2016）。

教育目标分类

教育目标分类，如布鲁姆目标分类，被广泛应用于目标制定，包括广义的项目和狭义的课程或课程模块的制定。教育目标分类提供了一种框架，既能够让教育者使用标准化系统确定、制定和评价学习结果，也有助于确定学生为达到预期结果而需要展示的学习水平（Scheckel，2016）。

教育目标分类法通常以学生期望学习的内容为重点。标准化语言使得其他教育者和学生也能理解。通常，教师会使用教育目标分类作为整个课程的学生学习结果（从简单到复杂）的方法。

值得一提的是，目标和结果两个词通常可以互换。二者都是指学生在模块、课程或项目结束时应该学习或完成的内容，都用来描述学习者、预期行为和内容（Wittmann-Price & Fasokla，2010）。Wittmann-Price 和 Fasokla（2010）认为二者的主要不同之处在于，目标与学习过程和目的有关，因此既与学生有关，也与教师有关。而结果与目标或最终产出相关，因此只与学生有关（Wittmann-Price & Fasokla，2010）。由于教育正在将教学环境的重点从教师转移到学生身上，所以"结果"一词更适合在本章中使用。

学习目标分类的领域

教育目标分类提出了学习的三大领域的术语：认知、精神运动和情感。其中，20 世纪 50 年代由本杰明·布鲁姆（Benjamin Bloom）开发的布鲁姆目标分类是最熟知、最常用的教育目标分类方法。在开发布鲁姆目标分类的过程中，开发小组提出应通过学习领域进行学习评价：认知——侧重于知识；精神运动——侧重于动手学习和技能；情感——侧重于感受、价值和信仰（Halawi，McCarthy，& Pires，2009）。本章仅简要概述布鲁姆目标分类法，详细描述见于《教育目标分类（手册 1：认知领域）》（Bloom，1956）。除布鲁姆目标分类外，还有其他不太被使用的教育目标分类。

布鲁姆目标分类

布鲁姆最初的目标分类发展于 20 世纪 50 年代，涉及认知学习的 6 个层次，包括知识、理解、应用、分析、综合和评价。6 个层次从简单到复杂排序，这一理论认为学习者应先掌握简单水平的内容，然后才能进入复杂层次的学习（Krathwohl，2002）。但是，也有人对最初的目标分类持批判态度，认为一个层次不一定比另一个层次更难（Asim，2011）。而布鲁姆最初的目标分类主要侧重于开发测试来评价学生（Su & Osisek，2011）。

2001 年，布鲁姆的学生 Anderson 和最初发展目标分类的合作者 Krathwohl 根据新知识和教育过程中的变化对布鲁姆目标分类进行了大幅修订（Bumen，2007）。修订后的目标分类侧重于学生学习，而不仅仅是开发测试（Su & Osisek，2011）。修订后的目标分类用新的术语确定了 6 个层次：记忆、理解、应用、分析、评价和创造（Anderson & Krathwohl，2001）。

评判性思维

教育目标分类的应用直接关系到评判性思维在护理教育中的作用。通过利用各级分类法，教育者可确保学生具备评判性地思考各种情况的技能。培养评判性思维需要经过深思熟虑的学习目标，以及有组织、有技巧的培养活动和恰当的学生学习评价。

教育者面临的挑战是培养学生具备在不断变化、高度复杂的环境中照护患者的技能。现如今患者的病情恶化和复杂程度比以往任何时候都要高（Finkelman & Kenner，2012；Spector et al.，2015）。虽然教育者不断改变和更新课程内容，以满足护士在实践中不断变化的需求，但现实是，学生的时间是有限的，课程能提供的信息也是有限的。此外，学生实习时会发现教师目前教授的一些内容也是过时的。这些挑战表明培养学生具备评判性思维技能、临床推理技能和临床判断技能十分重要。虽然这些术语通常可以互换使用，但此处定义的术语存在显著差异。

2008 年美国护理学院协会（American Association of Colleges of Nursing）将评判性思维定义为：“评判性思维存在于独立和相互依赖的决策中，包括提问、分析、综合、诠释、推理、演绎和归纳、直觉、应用和创造的全部或部分过程”（2008，p. 37）。临床推理被定义为用于获取信息、分析数据和做出有关患者照护决策的过程（Simmons，Lanuza，Fonteyn，& Hicks，2003）。临床判断是指实践中评判性思维的结果，是从思维的终点开始的过程。临床判断以证据为基础，着眼于意义和结果实现（Pesut，2001）。换句话说，评判性思维和临床推理是产生临床判断的必备过程（Alfaro-LeFevre，2013）。评判性地思考各种情况的能力对于在任何情境下提供安全、优质的照护至关重要。

Zuriguel Pérez 等（2015）在一篇文献综述中指出，护理专业中的评判性思维与其他专业中的评判性思维区别很大，在文献中，评判性思维被定义为“受控的、有用的思维，需要策略以获得预期结果……搜索、获取、评价、分析、综合和概念化信息的过程……其本质是反思、情境、对话和时间”（2008，p. 824）。

虽然评判性思维通常是一个概括性的术语，包括护士在临床环境内外所需具备的一系列复杂的内容，但专家认为让学生参与并使用积极的学习策略是教会学生“像护士一样思考”的有效方法（Alfaro-LeFevre，2013；Ward & Morris，2016）。学生必须具备良好的评判性思维技能，才能获得护士执照，并为患者提供安全、优质的照护。国家注册护士执业证书考试（National Council Licensure Examination for Registered Nurses，NCLEX-RN®）通过利用更高水平的教育目标分类评估考生的评判性思维能力。此外，如今照护的复杂性要求新护士具备评判性地思考各种情况的能力（Alfaro-LeFevre，2013）。

以学生为中心的教学策略

在确定了奠定课程基础的学习理论后，利用教育目标分类制定学生学习结果，教师需要考虑根据学生的不同水平选择最合适的教学策略以培养学生的评判性思维，教师需要选择既能满足课程目标又能满足学生需求的学习策略。

传统的护理课堂多使用讲授法。学生上课聆听教育者讲解，通常伴有幻灯片或板书。重点内容需要死记硬背，几乎没有机会应用或参与课程内容（Thompson，2016）。当教育者在被动的学习环境中灌输知识时，使用的就是以教师为中心的学习方法，如讲授法。学生是被动的接受者，教师提供给学生关于事实和想法的知识。这种方法重在“教”，教育者是“知识的传递者”。然而，随着教师寻找基于证据的教学策略，并关注围绕学生学习的研究，教学策略发生了从以教师为中心到以学生为中心的转变。一般而言，这些策略侧重于教育者作为学习的促进者，学生作为学习的参与者。学生单独或与同龄人合作参与学习过程，并能够应用事实和思想以促进其知识和理解力的发展（Michaelsen & Sweet，2008）。已有研究证实积极参与的学生更有可能实现预期的学习成果（National Survey of Students Engagement，2013）。

课堂上可使用的主动学习策略有很多种，本章并未全部涵盖，仅选择其中几种进行简要概述，包括基于问题的学习、基于团队的学习、翻转课堂和模拟教学。其他主动学习策略还包括讨论、案例研究、概念图、档案袋和反思等（Phillips，2016）。与学习理论一样，本节也是分别讨论了各种主动学习策略；但是教师可以同时使用几种不同的方法或适当地结合使用来帮助学生学习。

基于问题的学习

基于问题的学习侧重于利用护士在实践中可能面临的临床问题和专业问题作为教学机制。这一策略的关键在于让学生关注实际情况以促进学习。教师扮演学习促进者的角色。在基于问题的学习过程中，学生需要循环完成五个关键步骤：分析问题、明确学习成果、收集信息、总结和反思。这种学习可以在课堂上面对面或在线进行。同伴学习是基于问题学习的关键内容（Phillips，2016）。

基于问题的学习的优势在于让学生参与到主动的学习环境中，从而促进同伴学习和评价。通过处理现实生活中的问题，可以将信息转换到临床情境中。基于问题的学习也有缺点，尤其是对教师。与其他主动学习教学策略一样，基于问题的学习最开始也需要教师付出大量的时间寻找有意义的问题。此外，学生还要适应他们在学习过程中的角色。在班级规模很大的情况下，基于问题的学习可能很难实施（Phillips，2016）。

研究证据表明，基于问题的学习能促进学生学习。虽然还需要开展更多的研究，但Kong、Qin、Zhou、Mou 和 Gao（2014）的一项系统评价发现，基于问题的学习能提高护生的评判性思维技能。基于问题的学习在临床教育和学生学习结果方面也显示出积极的影响（Shin & Kim，2013）。

基于团队的学习

基于团队的学习是一种结构化的、主动的学习策略，包括三个关键阶段：课前准备、准备情况测试和应用。最初由 Larry Michaelsen 在商务课堂使用，现在已经被广泛应用于包括护理在内的各种课堂。结构化的 TBL 随着每个主要单元或模块进行。理想情况下，课程分为 5～7 个主要单元或模块。在课程开始时组成学生团队并保持整个学期不变。学生在教学模块开始之前完成课前准备，包括指定的阅读材料或其他作业。实际上课时，进入准备情况测试过程，包括完成个人准备情况测试（individual readiness assurance test，IRAT）和团队准备情况测试（team readiness assurance test，TRAT）。这些测试以课前准备为基础，都是由几道多项选择题组成。学生首先参加 IRAT，然后组成团队参加 TRAT。建议团队使用即时反馈评价技术（immediate feedback assessment technique，IF-AT）表格（可在 www.epsteinEducation.com/home/about/default.aspx 找到），虽然这并不是必需的。IF-AT 表格允许团队刮开答案选项（类似于刮彩票），从而提供即时反馈。如果答案不正确，团队将继续刮开答案选项，直到发现正确答案。表格提供即时反馈能够让团队成员展开讨论和学习。在准备测试完成后，教育者可以利用课堂时间解释教学相关概念，然后进入应用阶段。该阶段，主要完成为了吸引学生和应用关键课程概念而设计的应用练习（Michaelsen & Sweet，2008）。

使用 TBL 的优势体现在以下方面。由于学生参与了课程内容，因此能够获得更深层次的理解。学生以团队形式学习，从而能提升团队技能，也能洞察自己的长处和短处。使用 TBL 对于努力想要表现更好的学生来说也有好处。由于依赖团队合作和课堂活动，教师通常会观察到学生的缺勤率降低。随着课堂上与学生的互动增加，并且师生相互分享教育过程，教师还能够与学生建立更好的个人关系（Michaelsen & Sweet，2008）。TBL 也可以成功用于多达 400 名学生的大规模课堂（Clark，Nguyen，Bray，& Levine，2008）。然而，与基于问题的学习一样，TBL 也面临挑战，包括学生阻力和教师在备课时所需的时间投入（Mennenga，2013）。

证据表明，使用 TBL 可以提高学生学习结果，包括提高考试成绩和提高学生参与度（Chad，2012；Della Ratta，2015；Mennenga，2013）。TBL 还可以提高学生的整体满意度（Jafari，2014）。此外，Haidet、Kubitz 和 McCormack（2014）的文献综述表明，TBL 在知识、参与度和团队表现方面显示出积极作用。

翻转课堂

与 TBL 类似，翻转课堂采用的是反向教学模式，即学生完成课前准备，利用课堂时间进行主动的学习活动。翻转课堂是为了"最大限度地增加学生和教师在课堂上面对面的时间"（Hessler，2017，p. 12）。学生在课外独立学习，使得课堂能够转变为一个吸引学生参与和互动的小组学习环境。教育者充当学习的促进者，指导学生学习应用和评判性地思考概念（Hessler，2017）。

在翻转课堂中，学生通过传统的讲授法进行课前准备。虽然课前准备的重点可能是阅读类作业，但许多教师也选用不同技术来录制正常的讲课内容供学生查看。预先录制的视频称为"视频播客"（vodcast），用来吸引学生，并可以反复观看，直到学生理解了教学内容（Berndt，2015；Hessler，2017）。一旦进入课堂环境，学生就开始围绕课前准备的内容积极参与学习活动。

对教师和学生而言，翻转课堂有以下优势。教师可以更有效地利用课堂时间，解答学生的困惑，并迎合各种不同的学习风格。学生也有机会更多地参与，在教育过程中使用技术，并主动参与学习过程。然而，翻转课堂也面临一些挑战。学生和教师最初可能会抵制教育改革，信息技术可能会出现问题，而且准备工作同样需要时间（Hessler，2017）。

越来越多的证据支持使用翻转课堂作为学生有效的主动学习策略。在 McNally 的一项研究中，学生学习结果和参与度在翻转课堂中得到了改善。虽然学生表示课堂变得更难，这可能是因为翻转课堂增加了学生的课前准备工作（McNally et al.，2017）。Missildine、Fountain、Summers 和 Gosselin（2013）的研究发现，使用翻转课堂的学生考试分数更高，但学生的满意度较低。一项对护理教育中翻转课堂的系统评价发现，在学习成绩方面的结果是中性的或积极的，而在学生满意度方面则是喜忧参半。学生参与度也是翻转课堂的评价指标（Betihavas，Bridgman，Kornhaber，& Cross，2016）。

模拟教学

模拟教学允许学生参与模拟真实场景或情景的活动。模拟教学为学生提供了一个安全的场所来练习和评判性地思考他们在现实世界中可能面临的高度真实且往往复杂的情况（Jeffries，Swoboda，& Akintade，2016）。护理教育的领导者，如美国国家护理联盟（National League for Nursing，2015；Society for Simulation in Healthcare，2015）已经开始推广模拟教学，包括模拟人、标准化病人、角色扮演或仿真模拟。在护理教育中，模拟教学允许学生在教师的指导下参与体验。模拟教学通常包括对学生学习至关重要的复盘。模拟教学提供了跨专业体验的机会，并为在模拟环境中进行结构化临床体验提供了一种方法（Jeffries et al., 2016）。教师们要做的是通过模拟教学帮助学生获取学习成果（National League for Nursing, 2015）。

已有证据强烈推荐在护理教育中使用模拟教学，具有学生主动参与学习、有效使用教师、教学改进以及获得即时反馈等优势。主要挑战是确保教师做好准备将模拟教学作为一种有效的教学策略（Jeffries et al., 2016）。美国国家护理委员会（National Council of State Boards of Nursing）最近的一项研究表明，在护理教育中，模拟教学可取代 50% 的传统临床经历（Hayden, Smiley, Alexander, Kardong-Edgren, & Jeffries, 2014）。

在选择教学策略时，教师还必须考虑最合适的方法来满足不同学习者的需求。护生的年龄可能不同，包括直接进入大学的传统高中毕业生和年龄较大、更有经验的学习者，如一些之前已经获得学位的人。学习者在背景、种族、社会经济地位和学术能力上也可能有所不同。学生之间的这些差异可能会影响他们的学习动机、学习方式和期望（Candela, 2016）。如果教师能够关注到这些差异，将有助于促进学习者参与学习和改善学习环境。

学生评价

学生评价用于确定学习者是否达到了项目目标、项目成果和（或）特定课程的学生学习成果。虽然这些通常是学习的"最终"目标，但教育者应该在课程规划的早期就考虑如何评价学生（Dennison, Rosselli, & Dempsey, 2015）。正如本章前面讨论的，关于课程不同组成要素的决定，如学生评价，应该基于哲学基础或学习理论。

项目的总体目标、项目成果、特定课程的学生学习成果和学生学习评价之间的一致性有助于实现稳健且方法合理的课程计划。

在更广泛的评价范围内，课程规划应使项目的总体目标和结果与基本的表现指标保持一致。包括毕业率、学生毕业后的就业和表现，以及注册护士的考核表现。此外，学生对学习的评价将有助于指导教师确定项目的总体目标和结果是否达成。

在课堂上，教师应根据特定课程的学生学习结果来衡量学习。如何评价学习取决于该课程的学生学习结果、教育目标分类水平以及教师使用的教学策略。例如，如果教育者对学习者在临床环境中应用知识的情况感兴趣，那么多项选择题考试可能不是评价学生学习情况最有用的方式。随着教学策略从以教师为中心向以学生为中心转变，学生评价也需要调整。在决定如何评价学生时，教师应考虑以下问题：

- 学生认知层面的学习结果与评价方法是否匹配？
- 学生学习成果中的学习领域与评价方法是否匹配？
- 课程中是否包含各种评价方法？
- 作业是小组作业还是个人作业？
- 课程作业和考试对学生来说是能够应对和可实现的吗？
- 课程作业和考试对教师来说是能够应对和可实现的吗？（考虑评分和及时提供必要的反馈。）
- 作业和考试是否经过加权，以显示适当的重要性？

- 评价方法是否优化了学生的成功率？
- 评价方法是否展示了学生表现不佳的早期迹象（Dennison et al.，2015）？

虽然学生最终必须通过 NCLEX-RN，即多项选择题考试，但仍建议在护理教育中使用多种评价方法（Dennison et al.，2015）。Eder（2014）在全美护理学院进行的一项研究发现，95% 的护理教师利用考试作为评价方法。考试通常是首选的评价方法，因为评分相对容易，而且不需要占用教师大量的时间（Dennison et al.，2015）。

教师使用的其他评价方法可能包括模拟、观察临床表现、展示、案例研究、概念图、课堂讨论、角色扮演、游戏、论文、海报、演示、档案袋和反思（Dennison et al.，2015；Eder，2014；Phillips，2016）。这些评价方法都适用于护理教育，并可能被教师用作评价学生的方法。尽管考试是一种直接、及时、客观的评价方法，但建议教师花更多时间来规划其他评价学生的方法，并且评价过程中也可能带有部分主观性。为了解决评价过程中的主观性问题，建议使用评分标准来评价学生。评分标准是一种用于评分的工具，它清楚地勾勒出对作业的期望。通常，评分标准包括质量等级，依此对学生进行相应的评分。为了制定评分标准，教师应使用课程的学生学习成果以确定学生评价形式如何促进教学目标的实现。接下来，列出对评价至关重要的标准，并对各种级别的质量或表现进行描述。应该清楚地描述什么是符合预期的，什么没有达到预期。建议在使用该评分标准之前，教师与学生一起对其进行测试，以确定可能需要修改的条目。在提交任务之前，教师应该向学生说明如何使用该评分标准进行自我评价。最后，教师使用该评分标准对学生进行评价，如有必要，根据评价结果进行必要的修改（Dennison et al.，2015）。

小结

随着健康照护变得更加复杂和多样化，护士必须了解得更多，在压力情境下进行评判性思考，并对患者需求做出快速反应。作为应对，护理教育者需要找到方法来传播不断增加的内容，并考虑适当的学生学习成果、体验和评价形式。设计有意义的、有目标的课程的能力有助于护理教育者培养能迎接挑战的护士。

本章概述了明确哲学基础以指导课程决策的重要性。本章从选择学习理论、教育目标分类和评判性思维概念的概述开始，阐述了课程实施过程中应考虑的联系。教育正在向更以学习者为中心的教学策略过渡，这些策略适用于特定的内容、特定的学生和特定的环境。还需要考虑适当使用学生评价方法。本章仅作概述，有兴趣深入理解该内容的读者应该寻求更多的具体资源。

问题讨论

- 本章介绍的学习理论之间有哪些主要的区别和相似之处？
- 教育目标分类如何用于调整项目结果、项目目标和课程的学生学习成果？
- 教育目标分类如何推动评判性思维技能的发展？
- 以学习者为中心的教学策略的使用如何促进评判性思维技能的发展？
- 教育目标分类如何用于学生评价？

学习活动

学生学习活动

1. 写一篇论文阐明你作为一名教育者的个人哲学思考。描述与学习成果实现相关的教师角色和学生角色。

2. 确定一门感兴趣教学的护理课程，如果你是这门课程的教师，制定四个学生学习结果，并将其与布鲁姆目标分类相结合。

3. 从第二项学生学习活动中，找出哪些评价策略适合评价学生的学习。

教师发展活动

1. 选择你教的一门课程，并根据布鲁姆目标分类布置作业。将作业与学生学习结果进行比较。与其他同事分享并讨论结果。

2. 选择你教的一门以教师为中心的课程，使用本章中介绍的一种以学习者为中心的教学策略修订一个模块或活动。

3. 制定现有课程作业或新课程作业的评分标准。与其他同事分享，并要求其使用评分标准为作业评分。根据需要进行讨论和修改。

参考文献

Alfaro-LeFevre, R. (2013). *Critical thinking, clinical reasoning, and clinical judgment: A practical approach* (5th ed.). St. Louis, MO: Elsevier.

Aliakbari, F., Parvin, N., Heidari, M., & Haghani, F. (2015). Learning theories application in nursing education. *Journal of Education and Health Promotion, 4*, 2. doi:10.4103/2277-9531.151867

American Association of Colleges of Nursing. (2008). *The essentials of baccalaureate education for professional nursing practice*. Washington, DC: Author.

Anderson, L., & Krathwohl, D. (2001). *A taxonomy for learning, teaching and assessing: A revision of Bloom's taxonomy of educational objectives*. New York, NY: Longman.

Asim, A. (2011). Finding acceptance of Bloom's revised cognitive taxonomy on the international stage in Turkey. *Educational Sciences: Theory & Practice, 11*(2), 767–772. Retrieved from http://www.kuyeb.com/pdf/en/263fdbeb0076bbb9a65734ffeb534f82TAMEN.pdf

Bastable, S., & Alt, M. (2014). Overview of education in health care. In S. Bastable (Ed.), *Nurse educator: Principles of teaching and learning for nursing practice* (4th ed., pp. 3–30). Burlington, MA: Jones & Bartlett.

Berndt, J. (2015). Using a "flipped classroom" model to engage learners. In L. Caputi (Ed.), *Building the future of nursing* (Vol. 2, pp. 71–75). Philadelphia, PA: National League for Nursing.

Betihavas, V., Bridgman, H., Kornhaber, R., & Cross, M. (2016). The evidence for "flipping out": A systematic review of the flipped classroom in nursing education. *Nurse Education Today, 38*, 15–21. doi:10.1016/j.nedt.2015.12.010

Bloom, B. S. (1956). *Taxonomy of educational objectives, handbook 1: The cognitive domain*. New York, NY: David McKay.

Brandon, A., & All, A. (2010). Constructivism theory analysis and application to curricula. *Nursing Education Perspectives, 31*(2), 89–92. Retrieved from https://www.ncbi.nlm.nih.gov/pubmed/20455364

Braungart, M., Braungart, R., & Gramet, P. (2014). Applying learning theories to health care practice. In S. Bastable (Ed.), *Nurse educator: Principles of teaching and learning for nursing practice*

(4th ed., pp. 63–110). Burlington, MA: Jones & Bartlett.

Bumen, N. T. (2007). Effects of the original versus revised Bloom's taxonomy on lesson planning skills: A Turkish study among pre-service teachers. *International Review of Education, 53*(4), 439–455. doi:10.1007/s11159-007-9052-1

Candela, L. (2016). Theoretical foundations of teaching and learning. In D. Billings & J. Halstead (Eds.), *Teaching in nursing: A guide for faculty* (5th ed., pp. 211–229). St. Louis, MO: Elsevier Saunders.

Chad, P. (2012). The use of team-based learning as an approach to increased engagement and learning for marketing students: A case study. *Journal of Marketing Education, 34*(2), 128–139. doi:10.1177/0273475312450388

Clark, M., Nguyen, H., Bray, C., & Levine, R. (2008). Team-based learning in an undergraduate nursing course. *Journal of Nursing Education, 47*(3), 111–117. doi:10.3928/01484834-20080301-02

Crow, L., & Crow, A. (1963). *Readings in human learning.* New York, NY: McKay.

Dennick, R. (2012). Twelve tips for incorporating educational theory into teaching practices. *Medical Teacher, 34*(8), 618–624. doi:10.3109/0142159X.2012.668244

Dennison, R., Rosselli, J., & Dempsey, A. (2015). *Evaluation beyond exams in nursing education: Designing assignments and evaluating with rubrics.* New York, NY: Springer Publishing.

Eder, D. (2014). Healthy assessment: What nursing schools can teach us about effective assessment of student learning. *Assessment Update, 26*(3), 3–4, 13. doi:10.1002/au.20005

Finkelman, A., & Kenner, C. (2012). *Learning IOM: Implications of the Institute of Medicine reports for nursing education.* Silver Spring, MD: American Nurses Association.

Gardner, H. (1983). *Frames of mind.* New York, NY: Basic Books.

Haidet, P., Kubitz, K., & McCormack, W. (2014). Analysis of the team-based learning literature: TBL comes of age. *Journal on Excellence in College Teaching, 25*(3–4), 303–333. Retrieved from https://www.ncbi.nlm.nih.gov/pmc/articles/PMC4643940

Halawi, L. A., McCarthy, R. V., & Pires, J. (2009). An evaluation of e-learning on the basis of Bloom's taxonomy: An exploratory study. *Journal of Education for Business, 84*(6), 274–380. Retrieved from https://eric.ed.gov/?id=EJ844509

Hayden, J. K., Smiley, R. A., Alexander, M., Kardong-Edgren, S., & Jeffries, P. R. (2014). The NCSBN National Simulation Study: A longitudinal, randomized, controlled study replacing clinical hours with simulation in prelicensure nursing education. *Journal of Nursing Regulation, 5*(2, Suppl.), S1–S64. Retrieved from https://www.ncsbn.org/JNR_Simulation_Supplement.pdf

Hessler, K. (2017). *Flipping the nursing classroom: Where active learning meets technology.* Sudbury, MA: Jones & Bartlett.

Hunt, E. (2012). Educating the developing mind: The view from cognitive psychology. *Educational Psychology Review, 24*(1), 1–7. doi:10.1007/s10648-011-9186-3

Iwasiw, C., & Goldenberg, D. (2015). *Curriculum development in nursing* (3rd ed.). Sudbury, MA: Jones & Bartlett.

Jafari, Z. (2014). A comparison of conventional lecture and team-based learning methods in terms of student learning and teaching satisfaction. *Medical Journal of the Islamic Republic of Iran, 28*(5). Retrieved from https://www.ncbi.nlm.nih.gov/pmc/articles/PMC4154282/pdf/mjiri-28-5.pdf

Jeffries, P., Swoboda, S., & Akintade, B. (2016). Teaching and learning using simulations. In D. Billings & J. Halstead (Eds.), *Teaching in nursing: A guide for faculty* (5th ed., pp. 304–323). St. Louis, MO: Elsevier Saunders.

Kong, L., Qin, B., Zhou, Y., Mou, S., & Gao, H. (2014). The effectiveness of problem-based learning on development of nursing students' critical thinking: A systematic review and meta-analysis. *International Journal of Nursing Studies, 51*, 458–469. doi:10.1016/j.ijnurstu.2013.06.009

Krathwohl, D. R. (2002). A revision of Bloom's taxonomy: An overview. *Theory Into Practice, 41*(4), 212–218. Retrieved from http://www.depauw.edu/files/resources/krathwohl.pdf

McNally, B., Chipperfield, J., Dorsett, P., Del Fabbro, L., Frommolt, V., Goetz, S., . . . Rung, A. (2017).

Flipped classroom experiences: Student preferences and flip strategy in a higher education context. *Higher Education, 73*(2), 281–298. doi:10.1007/s10734-016-0014-z

Mennenga, H. (2013). Student engagement and examination performance in a team-based learning course. *Journal of Nursing Education, 52*(8), 475–479. doi:10.3928/01484834-20130718-04

Michaelsen, L., & Sweet, M. (2008). Fundamental principles and practices of team-based learning. In L. Michaelsen, D. Parmelee, K. McMahon, & R. Levine (Eds.), *Team-based learning for health professions education* (pp. 9–34). Sterling, VA: Stylus.

Missildine, K., Fountain, R., Summers, L., & Gosselin, K. (2013). Flipping the classroom to improve student performance and satisfaction. *Journal of Nursing Education, 52*(10), 597–599. doi:10.3928/01484834-20130919-03

National League for Nursing. (2015). *A vision for teaching with simulation: A living document from the National League for Nursing NLN Board of Governors.* Retrieved from http://www.nln.org/docs/default-source/about/nln-vision-series-(position-statements)/vision-statement-a-vision-for-teaching-with-simulation.pdf?sfvrsn=2

National Survey of Student Engagement. (2013). *A fresh look at student engagement: Annual results 2013.* Retrieved from http://nsse.indiana.edu/NSSE_2013_Results/pdf/NSSE_2013_Annual_Results.pdf

Phillips, J. (2016). Strategies to promote student engagement and active learning. In D. Billings & J. Halstead (Eds.), *Teaching in nursing: A guide for faculty* (5th ed., pp. 245–262). St. Louis, MO: Elsevier.

Pesut, J. (2001). Clinical judgment: Foreground/background. *Journal of Professional Nursing, 17*(5), 215. doi:10.1053/jpnu.2001.26303

Popkess, A., & Frey, J. (2016). Strategies to support diverse learning needs of students. In D. Billings & J. Halstead (Eds.), *Teaching in nursing: A guide for faculty* (5th ed., pp. 15–34). St. Louis, MO: Elsevier.

Della Ratta, C. (2015). Flipping the classroom with team-based learning in undergraduate nursing education. *Nurse Educator, 40*(2), 71–74. doi:10.1097/NNE.0000000000000112

Scheckel, M. (2016). Designing courses and learning experiences. In D. Billings & J. Halstead (Eds.), *Teaching in nursing: A guide for faculty* (5th ed., pp. 159–185). St. Louis, MO: Elsevier.

Shin, I., & Kim, J. (2013). The effect of problem-based learning in nursing education: A meta-analysis. *Advances in Health Science Education, 18*(5), 1103–1120. doi:10.1007/s10459-012-9436-2

Simmons, B., Lanuza, D., Fonteyn, M., & Hicks, F. (2003). Clinical reasoning in experienced nurses. *Western Journal of Nursing Research, 25*(6), 701–719. doi:10.1177/0193945903253092

Society for Simulation in Healthcare. (2015). About simulation. Retrieved from http://www.ssih.org/About-Simulation

Spector, N., Blegen, M., Silvestre, J., Barnsteiner, J., Lynn, M., Ulrich, B., . . . Alexander, M. (2015). Transition to practice study in hospital settings. *Journal of Nursing Regulation, 5*(4), 24–38. doi:10.1016/S2155-8256(15)30031-4

Su, W., & Osisek, P. (2011). The revised Bloom's taxonomy: Implications for educating nurses. *Journal of Continuing Education in Nursing, 42*(7), 321–327. doi:10.3928/00220124-20110621-05

Thompson, B. (2016). The connected classroom: Using digital technology to promote learning. In D. Billings & J. Halstead (Eds.), *Teaching in nursing: A guide for faculty* (5th ed., pp. 324–341). St. Louis, MO: Elsevier Saunders.

Warburton, T., Trish, H., & Barry, D. (2016). Facilitation of learning: Part 1. *Nursing Standard, 30*(32), 40–47. doi:10.7748/ns.30.32.40.s43

Ward, T., & Morris, T. (2016). Think like a nurse: A critical thinking initiative. *Association of Black Nursing Faculty in Higher Education Journal, 27*(3), 64–66. Retrieved from http://excelsior.sdstate.edu/login?url=http://search.ebscohost.com/login.aspx?direct=true&db=keh&AN=116990911&site=ehost-live

Wittmann-Price, R., & Fasolka, B. (2010). Objectives and outcomes: The fundamental difference. *Nursing Education Perspectives, 31*(4), 233–236. Retrieved from http://excelsior.sdstate.edu/login?url=http://search.ebscohost.com/login.aspx?direct=true&db=keh&AN=57511435&

site=ehost-live

Wittmann-Price, R., & Price, S. (2015). Educational theories, learning theories, and special concepts. In L. Wilson & R. Wittmann-Price (Eds.), *Review manual for the Certified Healthcare Simulation Educator™(CHSE™) Exam* (pp. 55–89). New York, NY: Springer Publishing.

Zuriguel Pérez, E., Lluch Canut, M., Falcó Pegueroles, A., Puig Llobet, M., Moreno Arroyo, C., & Roldán Merino, J. (2015). Critical thinking in nursing: Scoping review of the literature. *International Journal of Nursing Practice, 21*(6), 820–830. doi:10.1111/ijn.12347

第 7 章

7

护理本科课程设置

本章目标

学习完第 7 章后，读者能够：

- 总结当前护理教育的发展趋势
- 分析当今取得护理资格证前后护理大专和护理学士学位教育相关的法规、认证、政策以及影响其发展和修订的社会因素
- 描述专业护理实践所需要的护理本科教育标准的整合，并以此作为发展护理学理学学士（BSN）课程的基础
- 分析普通护理学士学位项目、护理专业速成学士（ABSN）项目以及"从注册护士到护理学士学位（RN-to-BSN）项目"之间的关系
- 评估护理本科规范化培训项目对于加速实践转化的优势与挑战
- 设计护理学士学位项目的课程计划以及学习计划

概　述

　　本章主要描述了护理大专以及学士学位项目课程设置的过程。该章回顾了护理专业实践所需要的护理本科教育标准（American Association of Colleges of Nursing，2008）在课程设置中的应用，也讨论了快速通道项目和"从注册护士到护理学士学位（RN-to-BSN）项目"。本章还总结了应届毕业生的规范化培训／校外实习计划的优势与挑战。

什么时候做课程改革？

　　当今复杂医疗环境的本质，充斥着医疗改革的变化、技术的进步和教育问责，因此，护理教育迫切需要进行改革（Institute of Medicine，2010）。

100

美国的人口正变得越来越多样化，收入差距正在扩大，婴儿潮一代正步入老龄化。随着退伍军人从战争中归来，慢性病的患病率达到历史最高水平（Centers for Disease Control and Prevention，2016）。

因此不管是直接还是间接的患者照护，都需要一支多样化、充满活力的护理队伍来满足这些日益复杂和扩大的角色需求。所有这些因素都会影响到护理院校所提供的护理项目的种类、课程的内容以及教师在护理教育中的教学方式。

为了使毕业于预认证护理教育课程的毕业生适应在不断变化的医疗环境中实践，护理课程必须定期修订或更新。由护理教育工作者开展的持续质量改进方案显示学生的学习成果得到提高（Landeen，Carr，Culver，Martin，& Matthew-Maich，2016）。护理院校依靠健全的评估计划来指导课程修订。此外，在护理教育项目之外还有一些更加令人信服的因素影响到全国的学士学位护理项目课程改革的需要。这些都反映在《本科护理专业实践标准》中（AACN，2008）。

当今美国的护理队伍包括四种培养护理人员取得执照前的学历层次：证书教育、大专、学士学位和入门级硕士学位。美国护理联盟（NLN，2014）的调查显示，大专学位课程提供了大部分的预认证教育，占58%；学士学位占38%，护理证书教育仅占4%。当前的医疗环境需要一支受过更多教育的护理队伍来满足日益复杂、精密和扩大的角色需求（Tri-Council for Nursing，2010）。卫生部门对取得执照前护理教育的质量表示关注，并回应了教育、健康技术进步的需求，以确定更有效教学策略的教育研究。

美国医学研究所呼吁，80% 的护士到 2020 年应拥有护理学士学位（IOM，2010）。基于提高专业水平的需求，护理专业的领导者呼吁增加具备学士学位的护士数量。美国护理学院协会（AACN）、美国护士协会（ANA）、美国护理管理协会（AONE）以及美国国家护理联盟（NLN）联合组成了护理三方委员会（2010），该委员会发布政策声明呼吁：为了安全有效地实施患者照护，应该培养更高学历的护理队伍。Blegen、Goode、Park、Vaughn 和 Spetz（2013）的研究发现，在患有心力衰竭、压疮、术后深静脉血栓形成和肺栓塞等特殊疾病的急性病护理机构中，本科护士对患者照护存在积极影响。尽管人们呼吁提高学士学位护士的比例，并有证据表明其护理的患者预后有所改善，但目前大多数执照前教育项目和首次通过全国注册护士执业资格考试（NCLEX-RN®）的考生仍然是护理大专学历水平（NCSBN，2016；NLN，2014）。经过大专和本科学位授予机构的不懈努力和大力支持，"从注册护士到护士学士学位项目"的注册人数和入学率有所增加，这提高了许多州的学士学位储备护士的比例（AACN，2017；IOM，2015）。

课程设计要素

护理课程要符合法规、认证、专业标准和教育背景。任何培养注册护士预备人选的护理课程都必须符合法规和标准。从国家层面上看，护理三方委员会（2015）制定了《护理实践模式法案》，为各州护理委员会的教育和实践提供指导。公立或私立教育机构的护理项目也要通过上级机构达到地区认证标准，如西北院校 / 大学委员会，或其他国家认证机构如独立学院和学校认证委员会。

大专教育项目

目前的大专教育模式始于二战后，当时护理队伍短缺。Haase（1990）在描述当时推动大专教育发展的一系列事件中指出，1948 年护理职能委员会建议护理实践应由两个级别的护士组成，一个是专业护士，另一个是技术护士。社区大学设置的教育模式旨在培养技术护士，其实践范围比专业护士更有限，但比实践护士更广泛。这一模式在越来越多的社区院校试行，结果发现，与学士学位教育和证书教育培养的护理毕业生相比，这些毕业生具有类似水平的知识和素质（Haase，1990）。尽管该模式随后被实施，但技术护士与专业护士的实践问题并未得到解决。然而，该模式将护理教育从由医院和医生控制的学徒项目（文凭）类型转移到学院和大学系统（Orsilini-Hain & Waters，2009），确实不失为教育的进步。

大专项目的部分吸引力在于其价格合理，并提供进入护理专业的简易途径。城市研究所（2009）强调，许多农村和缺乏服务的社区依靠社区大学来培养护理人员。大专项目拥有数量最多的少数族裔，并为服务资源缺乏的地区培养农村护士（Organization for Associate Degree Nursing & ANA，2017）。美国国家护理联盟（2014）指出，30 岁以上的大专学生比例持续大幅增长，突显了许多大专学生的成熟度和第二学位的性质。

随着护理从医院转移到不同的实践环境中，医疗改革推动了护理教育模式改革的需求（IOM，2010）。这些变化要求护理学生能够胜任卫生政策、财务、领导力、质量改进和系统思维等领域的工作，因为毕业生需要在团队中工作并引领各部门的协调工作。护士不再学习他们需要知道的关于孕产妇、心理健康、儿科和内外科护理的所有内容。然而，大专项目还正被迫降低学位的学分要求。Sportsman 和 Allen（2011）的研究认为，在一个推动教育增长的时代，这些综合因素可能会导致一场"完美风暴"，威胁大专教育本身。

大专项目通过护理教育认证委员会（ACEN）或美国国家护理联盟护理认证委员会（CNEA）获得认证资格。

美国国家护理联盟护理认证委员会的 5 个认证标准是：

1. 卓越的文化——项目成果
2. 诚信与责任文化——使命、管理和资源
3. 卓越与关怀的文化——教师
4. 卓越与关怀的文化——学生
5. 学习文化与多样性——课程与评估过程（NLN CNEA，2016）

护理教育认证委员会（2017）有 6 个标准类别：

1. 使命和管理能力
2. 教职员工
3. 学生
4. 课程
5. 资源
6. 成果

使命 / 愿景和理念陈述

护理教育认证委员会（2017）对大专项目的认证标准是要求护理课程的使命和（或）理念能反映管理机构的核心价值，并与结果、战略目标以及目的相一致。当制定或修订使命和理念陈述时，护理课程的教师和领导者应设计与机构使命相关的使命。推荐参考一个系统内其他类似的或有良好声誉的课程项目。持续的项目评估过程能确保使命陈述被持续评

估，包括一致性和通用性。理念来自于使命陈述，反映了该课程项目的教职员工对护理、护理教育、学生、教学和学习、评判性思维和循证实践的信念，这些通常用以指导课程设置和内容。

学生学习成果

所有的认证机构都要求明确学习成果目标并评估学生是否达到这些目标。护理教育认证委员会（2017）指出，学生学习成果（SLOs）用于组织课程、指导教学、指导学习活动和评估学生进展。学生学习成果内容广泛，能表明毕业生的预期表现，但与课程项目的成果有所不同，如首次注册护士通过率、留职率、就业率和项目满意度。学生的学习成果应该体现在水平目标和课程目标上。

护理质量与安全教育（quality and safety education for nurses，QSEN）可以作为胜任力的例子，它可用于将安全和质量成果嵌入护理课程（Pauly-O'Neill，Cooper，& Prion，2016）。护理质量与安全教育（QSEN）制定了一份全面的知识、技能和态度（knowledge，skills，and attitudes，KSAs）清单，以持续改善护士提供的护理质量和安全（QSEN，2014）。

学习项目

在制定和修订护理项目时，有许多实际问题需要考虑。课程顺序、项目时长、先修课和辅修课以及入学标准应基于国家和地区标准，以及各州护理管理委员会的相关规定。根据护理教育认证委员会（ACEN，2017）的标准，护理项目的时长必须符合州和国家标准以及符合最佳实践要求。上级学院或大学规定了必须纳入学习项目的辅修和普通教育课程的要求。

大专项目在设计初认为只需要 2 年的教学（Orsilini-Hain & Waters，2009）。然而，附加课程和日益复杂的护理实践扩大了课程设置，现在必须重新评估，以更好地服务于毕业生。在修订课程时，每个项目都需要明确学生的需求才能成功地进行护理课程设置，每门课的学习成果需要服务于整个项目的学习成果。

评估

作为决定教学质量和整体改进需求的一种手段，教师必须对学生的学习成果进行评估（ACEN，2017）。无论学生在哪里或以何种形式完成了所有课程，每个项目都必须通过定期、系统的评估，确认他们获得了这些学习成果。对于护理项目来说，这意味着每一门课程都必须具有指导教学内容的学习成果或目标。这些成果或目标是本门课程学生需要具备的重要且可衡量的行为或能力。

制定每学期或每学年的水平目标用以评估学生特定时间点的预期表现。所有的目标和项目学习成果都是可测量的，因此可以在项目的每一阶段进行评估。如果评估结果低于预期，应该基于证据开展课程和教学改革。护理教育认证委员会（ACEN，2017）或美国国家护理联盟护理认证委员会（2016）的标准可用于建立一种课程审查方法，对学生学习和课程本身进行评估。

本科项目

对初级护士在复杂多变的医疗环境中提供优质护理能力的培养工作备受关注。此外，护理师资的短缺和临床实践点的容纳能力减小迫使护理教育者重新考虑更传统的执照前临床教育模式。美国医学研究所（IOM，2001，2010）明确建议改变健康照护教育模式，迫使护理院校关注以患者为中心的卫生保健系统质量和安全。Benner、Sutphen、Leonard 和 Day（2010）描述了实践与教育之间的差距，而这必须通过提高护理教育质量来解决。美国护理主管组织（AONE，2010）认为，未来的护士需要具备不同的技能，其中本科培养是满足实践需求的必要条件，并且本科教育必须进行"重构"以便为毕业生做好准备。

本科项目标准

这些标准（AACN，2008）反映了当前优先事项：

- 医疗保健，包括更多地强调安全和质量、患者技术、以患者为中心的照护、人口健康、医疗卫生监管和全球化。
- 护理教育，重点关注人文科学和信息管理。
- 专业护理实践，以循证实践、跨专业沟通和协作以及持久的社会价值观为基础（见表 7.1 的 AACN 标准列表）。

表 7.1 针对护理专业实践的护理专业本科教育标准

标准一：本科全科护理实践的通识教育
- 通识教育的坚实基础为护士的实践和教育提供了基石。

标准二：优质护理和患者安全的基本组织和系统领导力
- 领导力、质量改进和患者安全方面的知识和技能对于提供优质健康照护必不可少。

标准三：关于循证实践的学术研究
- 专业护理实践是建立在将现有证据转化为实践的基础上。

标准四：患者照护技术的信息管理与应用
- 信息管理和患者照护技术方面的知识和技能对于提供优质患者照护至关重要。

标准五：卫生保健政策、财政和监管环境
- 卫生保健政策（包括财政和监管政策）直接和间接地影响了卫生保健系统的性质和功能，因此是专业护理实践中的重要考虑因素。

标准六：跨专业沟通和合作以改善患者健康结局
- 卫生保健专业人员之间的沟通和合作对于提供高质量和安全的患者照护至关重要。

标准七：临床预防和人群健康
- 个体和群体层面的健康促进和疾病预防是改善人群健康的必要条件，也是护理本科全科护理实践的重要组成部分。

标准八：职业素养和专业价值观
- 职业素养以及利他主义、自主、人类尊严、正直和社会正义的内在价值观是护理学科的基础。

标准九：本科全科护理实践
- 本科毕业护士要准备围绕整个生命周期以及整体卫生保健环境中的患者提供护理，包括个体、家庭、团体、社区和人群。
- 本科毕业生要理解并尊重照护多样性和日益增加的复杂性，以及在照护患者的过程中逐渐增加的对医疗资源的使用。

来源：AACN（2008）

这些标准（AACN，2008）得到了重要文件的支持，如美国医学研究所报告（2001，2003，2010）和相关的护士素质与安全教育能力所涉及的以患者为中心的照护、团队合作与协作、循证实践、质量改进、患者安全和信息学（QSEN，2014）等指标。影响护理课程的其他具有说服力和影响力的文件还包括"健康人群 2020"（Healthy People 2020）（U.S. Department of Health and Human Services，2014）、由卡耐基教学促进基金会资助的专业护理研究（Benner et al.，2010），以及由各种关键的卫生保健和教育组织撰写的大量研究和意见书。这些标准（AACN）是护理本科课程开发的基础，在本章的讨论中会经常被引用。

课程设置

课程反映了护理专业教师的内心和灵魂。对于每所院校来说，至少会有一批现任专业教师致力于将现有课程设置得更好。课程也表达了教师对护理和教育的价值观和信念，同时也反映了他们的专业认同感。在大多数护理学校，教师对现有课程都熟知且教授起来很舒服。这些因素意味着课程改革是一项最具挑战性的任务。在持有不同价值观和不同倾向的教师群体中，可能很难就新课程达成共识。一些教师致力于追寻护理教育的最佳实践和创新，而其他人则满足于现状。理想情况下，课程的修订是由全体教师推动，并在全体教师达成共识后再开始进入修订过程。

一旦决定修订现有的课程或设置一门新的课程，后续步骤包括组建工作组或委员会，制定计划，探索护理教育的最佳实践。领导这项工作的课程小组的组成人员对这项工作的成功至关重要，因此应有意向地选择小组成员。一个强大的团队应包括一群具有不同专业领域背景的终身和非终身教师，他们致力于实现目标，积极参与课程设置的艰巨工作，并能够在变革过程中通力合作（Robert Wood Johnson Foundation，2014）。除了对课程充满热情的教师之外，一个平衡的团队既应包括具有当前实践经验的教师，也包括凭借着长期教学生涯而具有专业知识的教师。护生往往能从独特而实用的角度看待课程设置工作，他们的参与丰富了课程设置过程。出于团队组织管理的考虑，对于委员会内部角色和基本规则的讨论能促进这一过程。早期对于一些偏见、分工和"约定俗成"的问题讨论也有助于这一过程。其他建议还包括制定一个临时计划和时间表以帮助团队保持进度、规划课程修订进度的交流计划，以及收集全体教师的反馈意见。

课程设置团队的初步准备工作是审查项目评估资料，并规划各种策略以确定护理教育的最佳实践。进展将取决于自上次课程修订所经历的时间以及计划修订的程度。以下信息和文件将为课程委员会在面对可能碰到的讨论和决策难题时提供资料支持。

- 所有课程组成员应在课程设置初始将 AACN 的标准（AACN，2008）作为基础。该文件包括基本理论、表现指标和每个标准的范例，这些有助于理解每个标准在特定学习项目中的应用范围。
- 全面检索文献以确定护理教育的最佳实践和创新；整合全体教师的信息有助于分享经验、促进理解。
- 对于护理本科毕业生来说，了解职业标准，如美国护士协会的道德守则（2015）和各种已公布的护理本科毕业生胜任力非常重要。基于当前护理实践中的问题和优先事项，已经制定出围绕质量与安全（QSEN，2014）、文化胜任力（AACN，2008；NLN，2015）、遗传学和基因组学（Greco，Tinley，& Seibert，2011）、老年护理以及姑息和临终照护（AACN & John A. Hartford Foundation，2010）（AACN，2016）等领域的具体的本科水平胜任力标准。

- 对其他地区和国家项目的调查提供了学习项目的范例。最近更新并融入创新、有类似任务和获得认证的项目可能最有价值。
- 针对利益相关者（包括学生、教师、临床或社区合作伙伴）的访谈小组或调查能为制定课程设置的目标和优先事项提供宝贵的信息，并在此过程中相互包容。这些调查能提供有效的信息，包括旧课程中哪些有效、哪些无效、建议的变化或方向、需意识到的新信息和趋势，以及新课程中优先纳入的知识和技能。

本节的信息与几种不同类型的本科项目课程设置或修订相关，包括 4 年制传统大学护理项目，学生在进入护理项目前完成先修课程和通识教育课程、速成（或快速通道）本科课程，以及注册护士专科升本科项目。如果一所院校有不止一种类型的项目，那么项目之间必须保持一致。推荐从开发通用的执照前教育项目（取得执照前项目）开始，然后根据核心课程模型进行修改。

基于概念的课程设置

基于概念的课程设置模式是一种减少内容饱和的策略，这种饱和往往是由倾向于用"需要知道"的教学内容来充实课程的教师所导致的。概念框架（理论或组织模型）能指导项目的开发，并使其具有独特性；理论框架能统一课程并创建一种跨课程和层次的连贯方法（Ervin，Bickes，& Schim，2006）。通过这种方法，护理专业教师能识别、分类和定义概念，随后提供课程设置的组织框架，并贯穿于课程之中（Giddens，Wright，& Gray，2012；Hendricks & Wangerin，2017）。虽然护理专业教师在教学内容中使用了许多积极的学习策略，但冗长的讲课仍然是取得执照前护理教育的主要形式（Hendricks & Wangerin，2017）。教师在实施基于概念的模式时遇到的困难包括缺乏行政支持、缺乏知识、角色定位困难以及对变革的抵制（Hendricks & Wangerin，2017）。在实施基于概念的课程时，支持教师和项目成功的策略包括详细规划、培训、可用性资源和支持性反馈（Patterson，Crager，Farmer，Epps，& Schuessler，2016）。Nielsen（2016）认为，临床环境中的结构化的基于概念的学习有助于培养深度学习，并提高执照前护生的临床判断能力。

课程成果

本科课程设置过程的下一步是确定等级水平和项目最终结果 / 学生学习结果（或目标或能力），这些必须与院校哲学理念下的基本标准（AACN，2008）一致。绘制模型图是一种确保包含 AACN 的所有标准在内的一种策略（参见第 5 章）。无论一所院校是否使用成果、目标或能力来创建课程结构，都必须围绕整个项目进行定义、持续和分级。这些成果构成了课程的主干，并将成为项目评估的基础。学生学习成果（项目终极结果）是通过审查每个基本标准并编制阐释关键概念的结果陈述而制定的。这项任务可以由课程设置团队完成，当然也可以更具包容性，通过指派一个小组的教师代表全体教师为特定标准（AACN）撰写结果。当把所有成果看作一个整体进行审查和分析时，在编制最终文件时很可能会有重叠和需要加强的地方。随着成果的合并与综合，部分结果可能涉及一个以上的基本标准，但是所有的基本标准（AACN）必须得到阐述。当确定最终结果时，能力水平结果得以确定并呈螺旋式上升，以显示学生在项目中的进步。

教育技术的进步

　　教育技术的进步和基于网络的学习从根本上改变了取得执照前护理教育进程，并影响了课程结构和护士的教学方式（NLN，2015）。在线教育被认为是当今护理教育中的普遍现象。Skiba（2016a）描述了学生对技术的期望，它已经融入到大多数学习情境中。各机构越来越多地审查使用这些教育模式所带来的伦理问题。作为数字原住民，学生通常比教师更有技术能力，并且期望当前的学习技术被纳入互动学习的课程中（Clark，Glazer，Edwards，& Pryse，2017；Skiba，2016a）。基于计算机的模拟技术，如虚拟邻里或社区（Foronda & Bauman，2014；Risling，2017；Schaffer，Tiffany，Kantack，& Anderson，2016）和互动虚拟人像（Kidd，Knisley，& Morgan，2012；Skiba，2016a）是贯穿课程结构的创新范例。应用程序可以用于教授学生使用电子健康记录（Foronda et al.，2017）。远程教育和高仿真模拟学习策略已经扩展并整合到本科项目中。目前还在开发创新技术，这些技术有可能确定学生如何最好地学习和适应（Foronda et al.，2017；Skiba，2016b）。

远程教育

　　在线模式越来越多地融入护理教育中，尽管基于网络的方法在不同护理项目中的应用差异很大。如已被开发用于在线教育、教师发展和教学设计支持的质量标准是确保在线课程有效发布的基础。虽然特定的非临床课程可以在线教授或以一种替代的授课方式进行，但大多数取得执照前教育课程仍然以面对面的形式进行。远程教育正日益成为本科毕业课程的主要教学方式（Skiba，2016a）。远程应用程序包括电子教室和视频会议，这种形式提高了农村学生的参与度和跨校园的教学，促进了对学生参与非现场实践体验的监督。新的软件应用程序正在激增，极大扩展了教育工作者可用的资源。远程教育技术的可用性以及学术机构将它们用作教学方法的相关理念对课程设置有着重要的影响。与护理教育中使用的所有技术一样，教育者使用这种模式的专业知识和支持对学生的成功至关重要。

高仿真模拟

　　护理教育注重理论知识与体验式学习的结合。在传统的护理教育模式中，学生应用知识的机会可能有限。即使在理想的临床环境中，缺乏预测经验和患者的潜在风险也影响了传统教育提供一致的、确切的体验。虽然护理教育工作者长期以来在护理技能实验室中使用低仿真和中仿真模拟，但高仿真模拟已经成为"金标准"，因为护理院校将这种教学策略纳入课程之中，为学生提供临床经验做准备，并补充或取代临床实践课时。模拟学习体验可以通过在越来越复杂的场景中逐步将核心概念和技能有意识地贯穿于整门课程中，来支持课程成果的逐步实现（Blodgett，Blodgett，& Bleza，2016；Bussard，2016）。跨专业模拟可以为学生提供训练团队合作能力以及体验其他医疗保健专业角色的机会（Buckley et al.，2012；Foronda，MacWilliams，McArthur，2016；Scherer，Myers，O'Connor，& Haskins，2013）。Bussard（2016）的研究发现，对视频记录下高仿真模拟的自我反思能促进临床判断能力的养成。尽管学生经常抱怨在模拟学习环境中压力较大，但模拟病人体验被证明是一种有价值的学习工具（Cantrell，Meyer，& Mosack，2017）。Molloy、Carter 和 Cary（2017）认识到模拟是一种能提高文化意识和理解健康的社会决定因素的教学策略。Zinsmaster 和 Vliem（2015）发现高仿真模拟对知识获取有显著影响，但对知识保持影响不大。

根据 Hayden、Smiley、Alexander、Kardong-Edgren 和 Jeffries（2014）的研究，2014 年具有里程碑意义的 NCSBN 国家模拟研究强调了模拟作为一个实质性的临床机会的积极作用。这项具有里程碑意义的全国性多中心随机对照试验得出结论，模拟可以替代高达 50%的传统临床实践。支持这些模拟实践的教师应接受主题专家的通过任何复盘体验形式的正式培训（Hayden et al.，2014）。根据教学目标的不同，低仿真模拟可能是一种有效的替代方法（Sharpnack & Madigan，2012）。使用现场参与者作为标准化病人的模拟也是一种有效的策略，这有可能改变学生参与者的态度、信念和行为（Bornais，Raiger，Krah，& El-Masri，2012；Luctkar-Flude，Wilson-Keates，& Larocque，2012；Noone，Sideras，GubrudHowe，Voss，& Mathews，2012；Ward，Cody，Schaal，& Hojat，2012）。

护理教育模拟的重点主要是学习，包括模拟前简介和复盘，较少强调更高利害的终结性评价（Cantrell et al.，2017）。当计划在某一课程中使用模拟教学时，建议院校向其州护理委员会咨询核实使用高仿真模拟占临床教学时间的百分比或替代临床教学时间的规定。不能低估基于证据的教师培训以及对教师支持的重要性，它正面影响了学生和项目结果（Jeffries，Dreifuerst，Dardong-Edgren，& Hayden，2015）。为了充分利用这一技术，在课程设置过程中必须有远见和有目的地进行模拟。给定课程中模拟的所有方面都应遵循循证方法，如《最佳实践标准：模拟》（International Nursing Association for Clinical Simulation and Learning，2013）。

临床教学的改革途径

课程修订最具挑战性的一个方面是设计学生临床实践的方法，这种方法能反映学校的理论模型，并结合当地实际情况考虑临床师资和实践场地可用性整合下的新教学方法。虽然临床经验是向临床实践过渡的必要条件，但什么是临床经验？什么样的临床学习活动以及在何种健康照护环境中学习多长时间才能最有效地满足护理本科学生基本能力并成功地向实践过渡？美国国家护理联盟（NLN）临床护理教育改革智囊团（Think Tank on Transforming Clinical Nursing Education，2008）为理想的临床教育模式提出了建议，该模式描述了整合经验（包括跨学科经验）、学习共同体内的新关系（包括与临床伙伴的创新关系），重新定义了学习经验，即所有学生都没有传统轮转的临床经验。

Hayden 等（2014）在 2014 年具有里程碑意义的 NCSBN 全国模拟研究中强调了模拟是一种有效的临床实践机会。这些研究者打破传统，改变了已有观点，那什么样的学习经验可以构成护理临床经验。由于关于传统或其他新型临床模式的有效性数据很少，护理教育者有责任构建和测试模型及方法，并积累数据。每一所护理院校都需要开发一种能最大限度地利用其资源并符合其理论模型的方法。Jessee 和 Tanner（2016）讨论了临床导师和学生之间的关系，以及临床导师对学生的指导对于临床推理发展的重要作用。框架和工具能支持临床教师和带教老师提供反馈意见并评估临床进展（Jessee & Tanner，2016；Nielsen，Lasater，& Stock，2016）。

完成课程设置过程

随着课程学习项目的发展，其他的工作必须作为综合课程的一部分来完成。术语表定义了在任务、愿景和理念中具有特殊意义的术语、理论模型和课程计划（包括为课程提供组织框架的概念）。包含人文、自然科学和社会科学课程在内的先修课程是护理课程的基础，必须与其他各个部门确定和协商。这些课程包含院校层面提出的要求，如通识教育。课程必须考虑学生升学的问题，包括进入护理学院的最低平均绩点、学生每学期的学习进展情况以及每门课程的先修课程和同修课程。课程开发小组要与行政团队合作以降低课程成本，包括管理新课程所需的教师和其他资源。通常新旧课程会同时存在一段时间，直到使用旧课程方案的学生毕业，这可能需要额外的资源。课程体系必须得到护理专业教师的同意，并获得学术批准。新课程必须提交给州护理委员会和国家认证机构。

包容性课程：注重多样性

全国都在呼吁增加护理学校中来自弱势群体的学生入学率，最近的报告显示已取得一些进展（AACU，2013；Budden，Zhong，Moulton，& Cimiotti，2013）。Relf（2016）指出护理学术界需要做出更大的努力，以确保护理人力资源与美国人口结构相匹配。每个个体的独特性包括对种族、民族、性别、性取向、性别认同、社会经济地位、年龄、身体能力、宗教信仰、政治信仰和其他属性的差异的识别上（NLN，2016b）。护理院校在制定学习计划或课程结构时通常没有考虑到少数族裔、低收入的学生、家庭中第一个上大学的学生、多语言、非英语母语者或残障学生的需求。缺乏来自代表性不足和多样化人群的护理教育者使得这一意义深远的包容性目标进一步复杂化（NLN，2016b）。

合理的假设是多样性和包容性应该贯穿整个课程，包括任务陈述、课程、水平和项目成果（AACU，2013）。理想情况下，课程应该具有创造性、灵活性，并反映多元社会的多元文化观点（Moore & Clark，2016）。美国学院和大学协会（2013）倡导包容性卓越（inclusive excellence），致力于多样性和公平，基于这样一种理解，即在多元社会中成为一个受过教育的人，要发展与不同于自己的个人和群体交流和互动的能力。这种哲学理念预设了多样性的广泛定义，并使教师促进所有学生的成功，包括那些具有不同背景和学习风格的学生。教师可能并不清楚宏观的理论如何对学生产生不同的影响。紧密结合理论和临床经验的课程能够让学生获得最佳的学习。Kellett 和 Fitton（2016）建议建立包容性信息系统，创建没有性别偏见的安全场所，以促进跨性别学生的包容性文化。

在课程规划中展示包容性的其他方式包括护理预科课程、平行学术支持课程、以文化为中心或特殊兴趣相关的通识教育课程或选修课以及国际体验作为学习计划的一部分。辅助课程可以在支持和认同被忽视的在校学生方面发挥重要作用。其他观点包括开发临床模式，从而促进不同人群的临床经验，同时有意地将案例贯穿于课程之中，以解决特定的种族、文化或少数群体所遇到的卫生保健问题。最终，新生的入学和升学要求可能有利或不利于那些在其他国家接受过教育的，或者母语为非英语的多语种学生，可能会影响学生群体结构，并影响所有学生的学习质量。多样化的学生群体已被证明与所有学生成绩的提高有关（AACU，2013；Murray，Pole，Ciarlo，& Holmes，2016）。

跨专业教育：为协作实践做准备

为了符合卫生保健方面的安全和质量标准，以实现可及的、以患者为中心的护理的愿景，AACN 为发展跨专业实践能力［已融入到学士学位的标准中（AACN，2008）］与来自其他专业组织的领导开展了合作（Interprofessional Education Collaborative Expert Panel，2011）。世界卫生组织（2010，p. 7）指出，跨专业教育（IPE）"是指来自两个或两个以上专业的学生相互学习，从而实现有效合作和改善健康"。医疗卫生专业学校正在课堂、模拟教学以及最近的临床和社区环境下开发 IPE 模式。有学者对 IPE 模式在本科护理课程中的应用开展了研究（Hudson，Sanders，& Pepper，2013）。Gannon 等（2017）在护理和药学专业的学生中开展了一项探索临终关怀理念的跨专业活动。

在俄勒冈健康与科学大学（OHSU），跨专业的学生团体与学院的护理教师一起工作，并与社区伙伴合作，为目标社区一些最脆弱和边缘化的护理对象、家庭和人群解决健康的社会决定因素问题（详情请浏览 www.ohsu.edu/i-can）。Friend、Friend、Ford 和 Ewell（2016）提供了一项为期一学期的跨专业活动，让护理专业和临床专业学生探索高敏感领域中的跨专业影响和冲突的发生，以及解决技巧。

尽管 IPE 及实践在逻辑、文化和历史方面存在重大问题，但 IPE 模式对取得执照前护理学生的益处很多：包括更好地理解其他卫生保健专业人员的角色和贡献，以及卫生保健团队内部的动态；培养职业自豪感和认同感；了解有效的跨专业沟通和反思性实践的重要性；了解患者状况，促进目标患者群体的舒适；提高文化敏感度；建立专业网络；以及不断改进协作和合作意识（Buckley et al.，2012；Kostoff，Brukhardt，Winter，& Shrader，2016；Mellor，Cottrell，& Moran，2013；Moradi，Najarkolai，& Keshmiri，2016）。每一所学校都要抓住机遇推动 IPE 模式发展，今后 IPE/跨专业协作实践必须被视为每门学士学位课程的组成部分。

过渡到实践

自《现实冲击》首次出版以来（Kramer，1974），新的本科学士学位毕业生进入临床实践的过渡就被认为是一个问题。在开始从事专业工作之前的实习或综合临床实践已被证明是一种有助于本科毕业护士适应临床实践的课程策略（Adams，Alexander，Chisari，Gaurdia，& McAuley，2015）。国家报告中关于从学术环境过渡到护理实践环境的建议显示对建立学术和服务合作关系以开发标准化、规范化培训项目的重要支持［Benner et al.，2010；Commission on Collegiate Nursing Education（CCNE），2008；IOM，2010］。大学护理教育委员会（2008）对学士学位后护士规培项目（NRPs）实施了认证。认证标准着重于 NRP 课程师资、机构承诺和资源、NRP 项目课程和项目效益（CCNE，2008）。

过渡项目的目标主要是为了促进将专业形成与社会化过程融入医疗保健机构文化，协助新毕业生培养临床工作能力，提高招聘留职率，并降低用人单位的入职培训成本。项目可在毕业前或毕业后进行，包括教育和心理社会支持策略，如指导、导师培训、临床指导、定向扩展、临床和专业技能发展、课程以及其他针对发展专业人士需求的学习和支持活动（Hopkins & Bromley，2016；Olson-Sitki，Wendler，& Forbes，2012）。

大学卫生系统协会和 AACN 制定并评估了一个规培项目，该项目可以提高照护领导力。该课程侧重于三个领域：领导力、患者安全和专业角色。在其他调查结果中有一项评估表明，住院护士的信心与能力、组织和安排优先级的能力、沟通能力与提供领导力的能力显著提高。此外，应届毕业生的留职率也有所提高（Goode，Lynn，& McElroy，2013）。

规培项目管理的一个主要挑战在于储备和维持忠诚且有效的导师。有文献记录了临床管理者对新毕业生表现以及新毕业生满意度和留职率提升的正面报道（Letourneau & Fater，2015）。在目前资源稀缺的环境下，评估不仅要分析与留住应届毕业生相关的成本效益因素，还应包括住院护士职业成就质量指标和与患者结局的关系等因素（Adams，et al.，2015；

Mallory & Franqueiro，2017）。

可选择的护理本科途径（备用学士学位途径）

速成护理专业理学学士学位课程

第一个速成护理学理学学士（accelerated bachelor of science in nursing，ABSN）课程始于 20 世纪 70 年代初，并自 1990 年以来数量迅速增长。2013 年，全美 46 个州共设立了 293 个 ABSN 项目，其中包括 13 个正在开发中的新项目和 62 个入门级硕士项目（AACN，2015）。这些项目的不断开发是为了应对可能出现的护士短缺问题，并被视为有助于满足未来对护士的更多需求的可行性选择（AACN，2013）。速成项目一般为密集的全日制课程，在学期之间没有休息。大多数课程时长为 11 ～ 18 个月（AACN，2015）。ABSN 项目的毕业生因其成熟度、快速学习的能力和临床技能而受到用人单位的高度评价（AACN，2015）。

ABSN 项目的录取通常优先考虑申请第二学位的学生。在成功完成先前的学士学位课程后，学生再进入到速成课程中时是有经验的学习者，他们了解大学的挑战并学会了如何有效地适应该系统。这些技能以他们之前的大学经历为基础，可以帮助他们应对专业课程的严格要求。尽管 ABSN 的学生可能非常成熟和积极，但他们在应对学生角色的期望及平衡家庭、工作和经济需求的挑战时也有较大的压力（Payne，Glaspie，& Rosser，2014）。

Brandt、Boellaard 和 Wilberding（2017）发现，ABSN 的毕业生找工作时更有动力，并且觉得速成课程的严格性帮他们为专业实践做了较好的准备。Weathers 和 Hunt Raleigh（2013）比较了传统和 ABSN 护理毕业生在工作一年后的留职率和护理管理人员对其进行的绩效评价，发现 ABSN 毕业生的留职率更高，绩效等级也更高。这些调查结果表明，ABSN 课程正在培养的会留在工作岗位且毕业后不久会攻读更高学位的毕业生。作为积极参与的成年学习者，ABSN 的学生和毕业生可以在课程修订时作为规划小组的成员提供重要见解。

专升本项目

专升本项目，也被称为 "RN-to-BSN"（从注册护士到护士学士学位项目）课程，是为那些已获得认证的大专或医院的证书教育的毕业生以及寻求学士学位的注册护士而设计的。研究表明，当护士获得学士学位或更高水平的教育后，他们在质量和安全方面的表现有所提高，因此，AACN 认为学士学位应该是专业护理实践的最低教育要求（Tri-Council for Nursing，2010）。学士学位已经成为在医疗保健机构中实践的首选要求，包括需要获得学士学位才能在有吸引力的医院和组织担任特定护理职位（Wojner & Whelan，2016）。

在病例管理、公共卫生、以社区为基础的机构和领导阶层中寻求职位的护士发现学士学位是其就业的必要条件。参加 "RN-to-BSN" 项目的护士除了以前的教育课程经验外，还具有多种生活和工作经验。为了确保就业、促进职业发展或实现个人目标，他们往往会积极参加 "RN-to-BSN" 课程并获得更高学位（Wojner & Whelan，2016）。护理学学士学位是通向研究生教育和后续高级实践、护理教育和研究的大门。专升本项目的目的是帮助学生提高评判性思维技能，拓宽他们的实践范围，了解医疗保健的社会、文化、经济和地缘政治背景，以承担更多的专业职责（AACN，2017）。临床合作关系被证明是有价值的合作伙伴，他们能发现并实施丰富的教学内容，并为这一学生群体提供多样化的临床机会（Wojner & Whelan，2016）

护士学术进展

基于不断增长的卫生保健需求和所有护理机构对高质量健康结果的需求，美国医学研究所（IOM，2010）建议改进护理教育系统，以支持护士实现更高层次的教育。随后，美国医学研究所要求护理领导们共同努力，争取到 2020 年拥有学士学位的护士人数从 50% 增加到 80%。因此，学术护理领导者意识到有必要在社区大学和高等学位课程之间建立合作关系（Giddens & Meyer，2016；Zittel，Moss，O'Sullivan，& Siek，2016）。某些州有法定的衔接协议要求，以促进护士的学业发展。例如，《行政规则 21》要求俄勒冈州的所有执照前护理教育项目都要有衔接协议，以促进学士学位或更高学位的护理项目的发展进程（Ingwerson，2012）。

衔接协议是一种可协商的协议，旨在确保学院和大学课程之间的平等性，支持教育流动性，并促进 ADN 和 BSN 项目之间学分的无缝衔接（AACN，2014）。衔接协议通过促进更简化的升学历程来满足学生和项目的需求。受益于机构间的学分转移，学生可以对课程选择做出明智决定，并体验跨护理项目的合作（AACN，2014；Ingwerson，2012；Wojner & Whelan，2016）。有些协议允许学生在大专教育项目入学时，进行大专和学士学位教育项目双重注册（Gorski，Farmer，Sroczynski，Close & Wortlock，2015；Ingwerson，2012）。双重注册为学生提供了额外的福利，比如学术咨询和支持，以及更多样化的课程。

其他针对大专教育项目培养护士的学术进展模式包括在社区学院授予的本科学士学位（Farmer et al.，2017）。研究人员发现了能力本位课程的潜在用途，该课程允许"RN-to-BSN"的学生展示项目指定的临床和专业成果方面的能力（Gorski et al.，2015）。该模式可能具有减少冗余和识别重要内容的作用；然而，该模式因缺乏完成 BSN 学位的系统能力而面临着挑战。硕士或研究生入学项目是一个很受欢迎的选择，可以让学生进步并加快攻读高级学位的过程（Gorski et al.，2015）。

众所周知，完成学士学位的主要问题是时间和金钱。最近，已经确定缺乏指导和缺乏证据支持学士学位或更高学位的重要性（Zittel et al.，2016）。与聘用大专学位护士的临床机构建立学术合作关系，加上制度的支持，有可能解决这些重要问题。

从注册护士到护理学学士学位（RN-to-BSN）项目的研究

RN-to-BSN 项目的任务、愿景、理念、理论模型和 SLOs 通常与特定学校的通用学位项目相同，尽管学习课程可能看起来非常不同。项目的学分和时长因学校而异，课程的设计通常提供业余时间学习和在线学习两种方式以满足在职护士的需求。

入学前学习学分

由于护理工作队伍面临着满足当前和未来医疗保健系统日益复杂的需求的挑战，全国各地的护理项目都面临鼓励注册护士返校完成学士学位的挑战。护理项目通过承认注册护士拥有与之前工作经历相关的知识、技能和能力来应对这一挑战，并且可以将这些知识、技能和能力应用到他们当前攻读的学位上。"RN-to-BSN"的专升本项目通常需要入门课程，旨在验证先前获取的知识，并为获得证书教育或大专学位的注册护士发挥"桥梁"或"过渡"的作用。除了提供一个验证先前知识和技能的机会之外，这些入门课程还提供学习经验，如专业档案袋活动，以帮助护生的角色转换，更好地适应学士学位水平的学习。一旦成功完成所选择的执照前课程，上级部门就会授予该护士注册前课程的学分。

课程策略

"从注册护士到本科学士学位"课程旨在满足护士职业适应性、研究生学习准备、职业发展和领导力发展的需求（Wojner & Whelan，2016）。在典型的从注册护士到护理学学士学位（RN-to-BSN）项目中，护士通过加强专业沟通、理论观点、以社区和人群为基础的护理、健康促进和领导力的课程，为扩大护理专业角色做好准备。在急危重症护理环境以及社区护理环境中花时间与护理指导老师合作高级实践，基于护士先前的知识能提高其在整个护理过程中的效率。许多项目都包含旨在从循证的角度满足临床机构需求的专业项目，而其他活动包括护理领导力、健康促进、疾病预防以及照护弱势群体的项目。

随着越来越多的人们认识到更高水平教育的积极影响，以及越来越多的雇主的鼓励并且愿意为"RN-to-BSN"项目提供学费支持，越来越多的护士返回学校完成学士学位（Zittel et al.，2016）。为了满足专升本的需求，护理项目通过提供在线和远程学习、设置传统课堂或使用如混合式教学或网络增强的方法等组合方式来提供课程（AACN，2012；Robert Wood Johnson Foundation，2014）。远程教育为"RN-to-BSN"的学生提供了更多机会，这些学生往往在职并拥有多重身份，远程教育可以使他们在一天中满足自己需求的时间上课。参加在线专升本项目的护士不受地域限制，学习更加自主和积极，能实现专业社会化以及同伴支持。

临床经验

"RN-to-BSN"项目入学人数的不断增加给稀缺的临床实习场所和教师带来了更多压力。然而，"RN-to-BSN"项目的学生与学士学位项目学生的区别在于，他们有护士执照，这将允许执业护士被安排在各种传统和非传统的临床场所。这种能力为学生提供了机会，使他们能够以新的方式看待护理，同时唤醒他们对健康倡导意识、公民责任感和对政治活动的关注（Zittel et al.，2016）。可以从各种类型的体验和服务学习经历中获得一种责任感，这些体验超越了单一的护患关系，还涵盖了患者的家庭、社区和社会。专为社区机构服务而设计的临床实践有助于护士对护理实践采取更广泛的全球视角（NLN，2015）。

"RN-to-BSN"项目的学生能够探索其临床经验中感兴趣的领域，能够与教师合作以确定符合他们目标的创新学习方式，并从中受益。临床教师和员工可能得以在学生团体中进行深入的互动和交流。"RN-to-BSN"项目的学生经常选择在公共卫生和社区卫生机构、学校卫生保健机构、教养所、精神和行为卫生中心、成瘾治疗和收容所、老年医学机构、家庭卫生和临终关怀机构进行实践。此外，"RN-to-BSN"项目的学生如果对国际旅行、满足弱势群体需求感兴趣，则非常适合参与全球卫生保健服务。

国际临床实习和国外学习可以拓宽学生对文化的理解，并为他们在专业临床环境中建立真实的人际关系做准备（Edgecombe，Jennings，& Bowden，2013）。学生有机会探索不同的文化和社区，并获得不同卫生保健系统的知识。具有国际临床实践经验的"RN-to-BSN"项目学生描述了与多样性意识和护理文化胜任力相关的有意义的学习，提高了跨文化交流技能、对社会和政治不公正的认识以及对贫困的更多了解。

缺乏经验的"RN-to-BSN"学生

随着聘用学士学位护士为首选的趋势持续存在，预计将有更多的护士从大专学位或证书教育项目毕业后直接进入"RN-to-BSN"专升本项目。为了满足"RN-to-BSN"专升本项目的入学要求，申请人必须通过 NCLEX 考试并获得注册护士证书。由于"RN-to-BSN"课程建立在注册护士之前的工作经验基础上，因此需要特别考虑刚开始护理实践的护士缺乏临床经验的问题。可能会有一些新毕业的护士在完成其初始学位后没有找到护理工作并且没有工作经验，这对"RN-to-BSN"项目的某些设想提出了挑战。根据课程结构的不同，经验不足的"RN-to-BSN"项目学生可能在参加为经验丰富的注册护士而设计的课堂活动时有一定的困难，因为注册护士可以将新知识和新见识应用于当前实践中去。在临床环境中，经验不足的注册护士相较于经验丰富的注册护士更需要学院教师和临床带教老师给予更多的监督和支持。

尽管刚毕业的护士进入专升本项目会面临一些挑战，该项目还是为学生提供了宝贵的经验。学生将通过与具有不同年限和不同类型的富有临床经验的护士合作学习而受益。研究表明，注册护士的学生在寻求更高学历时，应寻求获得专业信誉、职业流动性、个人成就和护理工作生涯的长期性（Gorski et al.，2015；Zittel et al.，2016）。"RN-to-BSN"专升本项目为返回学校的护士提供了丰富的支持性环境。护理教师有机会指导学生并树立职业行为榜样，与学生建立积极联系并影响其学习。

小结

健全的学士学位护理教育项目是该职业和人群健康的基础，也是研究生护理教育的基础。开发新课程和修订课程既是挑战，也是塑造未来的机遇。为了在医疗保健改革的新时代创新并找到本地的解决方案，与包括其他医疗保健从业人员、医疗保健消费者和医疗保健服务组织在内的利益相关者进行合作至关重要。护理教育者有责任尝试新的课程方法，评估其有效性，并与专业人士分享结果。

作者要感谢这本书此前版本该内容的作者们的辛勤工作和出色的基础。

问题讨论

- 明确你在服务和教育过程中的主要合作伙伴。这些关系的性质是什么？如何扩展这些关系，从而为护理学生创造新型的临床实践？
- 在你所在地区，哪些学生是最常见的弱势学生？如何改变你们的录取程序和课程设置以体现包容性？
- 取得护士执照前毕业生向临床实践过渡的问题有哪些？请描述课程体系中有助于帮助解决"现实冲击"的策略。有哪些可以改革的新思路？你所在地区的临床机构是否开设了应届毕业生的规培项目？
- 卫生保健系统的改革是如何影响你们执照前教育项目的？访谈贵校的本科课程设置委员会的主席以确定他们是否有计划进行课程修订。
- 构建一个创新的临床教育模式并描述其如何在既定的课程体系中融入和达到学习目标。
- 描述一下在你们学院或大学各层次教育的课程体系中可以融入的跨专业教育活动。仔细思考你可以合作的不同专业。

学习活动

教师发展活动

1. 基于 AACN 标准（2008）绘制课程成果图，更新你的项目需要做哪些改变？
2. 为你们学院的理论／概念模型创建一个可视化的表现形式。
3. 邀请你的同事一起喝咖啡并讨论在你们单位哪些是阻碍课程改革的因素。

参考文献

Accreditation Commission for Education in Nursing. (2017). *ACEN 2017 standards and criteria associate*. Retrieved from http://www.acenursing.net/manuals/SC2017.pdf

Adams, J. M., Alexander, G. A., Chisari, R. G., Banister, G., McAuley, M. E., Whitney, K. B., & Erickson, J. I. (2015). Strengthening new graduate nurse residency programs in critical care: Recommendations from nurse residents and organizational stakeholders. *Journal of Continuing Education in Nursing*, 46(1), 41–48.

American Association of Colleges and Universities. (2003). Board statement on diversity, equity, and inclusive excellence. Retrieved from http://www.aacu.org/about/statements/2013/inclusive excellence.cfm

American Association of Colleges of Nursing. (2008). *The essentials of baccalaureate education for professional nursing practice*. Retrieved from http://www.aacnnursing.org/Portals/42/Publications/BaccEssentials08.pdf

American Association of Colleges of Nursing. (2012). AACN-AONE Task Force on Academic-Practice Partnerships: Guiding principles. Retrieved from http://www.aacnnursing.org/Academic-Practice-Partnerships/The-Guiding-Principles

American Association of Colleges of Nursing. (2013). Accelerated programs: The fast-track to careers in nursing. Washington, DC: Author. Retrieved from http://www.aacnnursing.org/Nursing-Education/Accelerated-Programs/Fast-Track

American Association of Colleges of Nursing. (2014). Articulation agreements among nursing education programs. Washington, DC: Author. Retrieved from http://www.aacnnursing.org/News-Information/Fact-Sheets/Articulation-Agreements

American Association of Colleges of Nursing. (2015). Fact sheet: Accelerated baccalaureate and master's degrees in nursing. Retrieved from http://www.aacnnursing.org/Students/Accelerated-Nursing-Programs

American Association of Colleges of Nursing. (2016). *Competencies and recommendations for educating undergraduate nursing students*. Retrieved from http://www.aacnnursing.org/Portals/42/ELNEC/PDF/New-Palliative-Care-Competencies.pdf?ver=2017-07-27-151036-973

American Association of Colleges of Nursing. (2017). Fact sheet: The impact of education on nursing practice. Retrieved from http://www.aacnnursing.org/Portals/42/News/Factsheets/Education-Impact-Fact-Sheet.pdf

American Association of Colleges of Nursing & the John A. Hartford Foundation Institute for Geriatric Nursing. (2010). *Recommended baccalaureate competencies and curricular guidelines for the nursing care of older adults*. Washington, DC: Author. Retrieved from www.aacnnursing.org/Portals/42/AcademicNursing/CurriculumGuidelines/AACN-Gero-Competencies-2010.pdf

American Nurses Association. (2015). *Code of ethics for nurses with interpretive statements*. Silver Spring, MD: Author.

American Organization of Nurse Executives. (2010). *AONE guiding principles for future patient care delivery*. Retrieved from http://www.aone.org/resources/future-patient-care.pdf

Benner, P., Sutphen, M., Leonard, V., & Day, L. (2010). *Educating nurses: A call for radical transforma-*

tion. San Francisco, CA: Jossey-Bass.

Blegen, M. A., Goode, C. J., Park, S. H., Vaughn, T., & Spetz, J. (2013). Baccalaureate education in nursing and patient outcomes. *Journal of Nursing Administration, 43*(2), 89–94.

Blodgett, T. J., Blodgett, N. P., & Bleza, S. (2016). Simultaneous multiple patient simulation in undergraduate nursing education: A focused literature review. *Clinical Simulation in Nursing, 12*(8), 346–355.

Bornais, J. A. K., Raiger, J. E., Krahn, R. E., & El-Masri, M. M. (2012). Evaluating undergraduate nursing students' learning using standardized patients. *Journal of Professional Nursing, 28*(5), 291–296.

Brandt, C. L., Boellaard, M. R., & Wilberding, K. M. (2017). Accelerated second-degree bachelor of science in nursing graduates' transition to professional practice. *Journal of Continuing Education in Nursing, 48*(1), 14–19.

Buckley, S., Hensman, M., Thomas, S., Dudley, R., Nevin, G., & Coleman, J. (2012). Developing interprofessional simulation in the undergraduate setting: Experience with five different professional groups. *Journal of Interprofessional Care, 26,* 362–369.

Budden, J. S., Zhong, E. H., Moulton, P., & Cimiotti, J. P. (2013). Highlights of the national workforce survey of registered nurses. *Journal of Nursing Regulation, 4*(2), 5–13.

Bussard, M. E. (2016). Self-reflection of video-recorded high-fidelity simulations and development of clinical judgment. *Journal of Nursing Education, 55*(9), 522–527.

Cantey, D. S., Randolph, S. D., Molloy, M. A., Carter, B., & Cary, M. P. (2017). Student-developed simulations: Enhancing cultural awareness and understanding social determinants of health. *Journal of Nursing Education, 56*(4), 243–246.

Cantrell, M. L., Meyer, S. L., & Mosack, V. (2017). Effects of simulation on nursing student stress: An integrative review. *Journal of Nursing Education, 56*(3), 139–144.

Centers for Disease Control and Prevention. (2016). Chronic disease prevention and health promotion. Retrieved from https://www.cdc.gov/chronicdisease/index.htm

Clark, A., Glazer, G., Edwards, C. & Pryse, Y. (2017). Transforming nursing education with apple technology. *Nurse Educator, 42*(2), 91–94.

Commission on Collegiate Nursing Education. (2008). *Nurse residency programs.* Washington, DC: Author. Retrieved from www.aacn.nche.edu/Accreditation/PubsRes.htm

Edgecombe, K., Jennings, M., & Bowden, M. (2013). International nursing students and what impacts their clinical learning: Literature review. *Nurse Education Today, 33*(2), 138–142.

Ervin, N. E., Bickes, J. T., & Schim, S. M. (2006). Environments of care: A curriculum model for preparing a new generation of nurses. *Journal of Nursing Education, 45*(2), 75–80.

Farmer, P., Meyer, D., Sroczynski, Close, L, Gorski, M. S., & Wortock, J. (2017). RN to BSN at the community college: A promising practice for nursing education transformation. *Teaching and Learning in Nursing, 12*(2), 103–108.

Foronda, C., & Bauman, E. (2014). Strategies to incorporate virtual simulation in nurse education. *Clinical Simulation in Nursing, 10*(8), 412–418.

Foronda, C., MacWilliams, B., & McArthur, E. (2016). Interprofessional communication in healthcare: An integrative review. *Nurse Education in Practice, 19,* 36–40.

Foronda, C., Alfes, C. M., Dev, P., Kleinheksel, A. J., Nelson, D. A., O'Donnell, J. M., & Samosky, J. T. (2017). Virtually nursing: Emerging technologies in Nursing. *Nurse Educator, 42*(1), 14–17.

Friend, M. L., Friend, R. D., Ford, C., & Ewell, P. J. (2016). Critical care interprofessional education: Exploring conflict and power-lessons learned. *Journal of Nursing Education, 55*(12), 696–700.

Gannon, J., Motycka C., Egelund E., Kraemer D., Smith W., & Solomon K. (2017). Teaching end-of-life care using interprofessional simulation. *Journal of Nursing Education, 56*(4), 205–210.

Giddens, J., & Meyer, D. (2016). Foundational courses for the baccalaureate nursing degree: Enhancing efficiency for academic progression. *Journal of Nursing Education, 55*(7), 373–378.

Giddens, J., Wright, M., & Gray, I. (2012). Selecting concepts for a concept-based curriculum: Application of a benchmark approach. *Journal of Nursing Education, 51*(9), 511–515.

Goode, C. J., Lynn, M. R., & McElroy, D. (2013). Lessons learned from 10 years of research on a post-baccalaureate nurse residency program. *Journal of Nursing Administration, 43*(2), 73–79.

Gorski, M. S., Farmer, P. D., Sroczynski, M., Close, L., & Wortock, J. M. (2015). Nursing education transformation: Promising practices in academic progression. *Journal of Nursing Education, 54*(9), 509–515.

Greco, K. E., Tinley, S., & Seibert, D. (2011). *Essential genetic and genomic competencies for nurses with graduation degrees*. Retrieved from http://www.aacnnursing.org/Portals/42/AcademicNursing/ CurriculumGuidelines/Essenetials-Genetic-Genomic-Competencies-2011.pdf?ver=2017-05 -18-101520-227

Haase, P. T. (1990). *The origins and rise of associate degree nursing education*. Durham, NC: Duke University Press.

Hayden, J. K., Smiley, R. A., Alexander, M., Kardong-Edgren, S., & Jeffries, P. R. (2014). The NCSBN National Simulation Study: A longitudinal, randomized, controlled study replacing clinical hours with simulation in prelicensure nursing education. *Journal of Nursing Regulation, 5*(2, Suppl.), S1–S64.

Hendricks, S. M. & Wangerin, V. (2017). Concept-based curriculum: Changing attitudes and overcoming barriers, *Nurse Educator, 42*(3), 138–142.

Hopkins, J. L., & Bromley, G. E. (2016). Preparing new graduates for interprofessional teamwork: Effectiveness of a nurse residency program. *Journal of Continuing Education in Nursing, 47*(3), 140–148.

Hudson, C. E., Sanders, M. K., & Pepper, C. (2013). Interprofessional education and prelicensure baccalaureate nursing students: An integrative review. *Nurse Educator, 38*(2), 76–80.

Ingwerson, J. (2012). Articulation agreements support moving forward. *Oregon State Board of Nursing Sentinel, 31*(2), 8–9.

Institute of Medicine. (2001). *Crossing the quality chasm*. Washington, DC: National Academies Press.

Institute of Medicine. (2003). *Health professions education: A bridge to quality*. Washington, DC: National Academies Press.

Institute of Medicine. (2010). *The future of nursing: Leading change, advancing health*. Washington, DC: National Academies Press.

Institute of Medicine. (2015). *Assessing progress on the IOM report. The future of nursing*. Retrieved from http://nationalacademies.org/hmd/reports/2015/assessing-progress-on-the-iom-report -the-future-of-nursing.aspx

International Nursing Association for Clinical Simulation and Learning. (2013). Standards of best practice: Simulation. *Clinical Simulation in Nursing, 9*(6S), S3–S11.

Interprofessional Education Collaborative Expert Panel. (2011). *Core competencies for interprofessional collaborative practice: Report of an expert panel*. Washington, DC: Interprofessional Education Collaborative. Retrieved from http://www.aacn.nche.edu/education-resources/ipec report.pdf

Jeffries, P. R., Dreifuerst, K. T., Dardong-Edgren, S., & Hayden, J. (2015). Faculty development when initiating simulation programs: Lessons learned from the National Simulation Study. *Journal of Nursing Regulation, 5*(4), 17–23.

Jessee, M. A., & Tanner, C. A. (2016). Pursuing improvement in clinical reasoning: Development of the clinical coaching interactions inventory. *Journal of Nursing Education, 55*(9), 495–504.

Kellett, P., & Fitton, C. (2016). Supporting transvisibility and gender diversity in nursing practice and education: Embracing cultural safety. *Nursing Inquiry, 24*(1), e121–e146.

Kidd, L. I., Knisley, S. J., & Morgan, K. I. (2012). Effectiveness of a second life simulation as a teaching strategy for undergraduate mental health nursing students. *Journal of Psychosocial Nursing, 50*(7), 28–37.

Kostoff, M., Burkhardt, C., Winter, A., & Shrader, S., (2016). An interprofessional simulation using the SBAR communication tool. *American Journal of Pharmaceutical Education, 80*(9), 1–8.

Kramer, M. (1974). *Reality shock: Why nurses leave nursing*. St. Louis, MO: Mosby.

Landeen, J., Carr, D., Culver, K., Martin, L., Matthew-Maich, N., Noesgaard, C., & Beney-Gadsby, L.

(2016). The impact of curricular changes on BSN students' clinical learning outcomes. *Nurse Education in Practice, 21*(2), 51–58.

Letourneau, R. M., & Fater, K. H. (2015). Nurse residency programs: An integrative review of the literature. *Nursing Education Perspectives, 36*(2), 96–101.

Luctkar-Flude, M., Wilson-Keates, B., & Larocque, M. (2012). Evaluating high-fidelity human simulators and standardized patients in an undergraduate nursing health assessment course. *Nurse Education Today, 32,* 448–452.

Mallory, C., & Franqueiro, T. (2017). Attributes of effective transition to practice program leaders. *The Journal of Continuing Education in Nursing, 48*(2), 57–59.

Mellor, R., Cottrell, N., & Moran, M. (2013). "Just working in a team was a great experience . . .": Student perspectives on the learning experiences of an interprofessional education program. *Journal of Interprofessional Care, 27,* 292–297.

Moore, B. S., & Clark, M. C. (2016). The role of linguistic modification in nursing education. *Journal of Nursing Education, 55*(6), 309–315.

Moradi, K., Najarkolai, A. R., & Keshmiri, F. (2016). Interprofessional teamwork education: Moving toward the patient-centered approach. *Journal of Continuing Education in Nursing, 47*(10), 449–460.

Murray, T. A., Pole, D. C., Ciarlo, E. M., & Holmes, S. (2016). A nursing workforce diversity project: Strategies for recruitment, retention, graduation, and NCLEX-RN success. *Nursing Education Perspectives, 37*(3), 138–144.

National Council of State Boards of Nursing. (2016). *2015 nurse license volume and NCLEX examination statistics.* Retrieved from https://www.ncsbn.org/16_2015_NCLEXExamStats_vol68.pdf

National League for Nursing. (2014). *Annual survey of schools of nursing, 2014.* Retrieved from http://www.nln.org/docs/default-source/newsroom/nursing-education-statistics/percentage-of-basic-rn-programs-by-program-type-1994-to-1995-and-2003-to-2012-and-2014-(pdf).pdf?sfvrsn=0

National League for Nursing (2015). *A vision for the changing faculty role: Preparing students for the technological world of health care.* Retrieved from http://nln.org/docs/default-source/about/nln-vision-series-%28position-statements%29/nlnvision_8.pdf?sfvrsn=4

National League for Nursing (2016). Achieving diversity and meaningful inclusion in nursing education. Retrieved from http://www.nln.org/docs/default-source/about/vision-statement-achieving-diversity.pdf?sfvrsn=2

National League for Nursing Commission for Nursing Education Accreditation (2016). *Accreditation standards for nursing education programs.* Retrieved from http://nln.org/docs/default-source/accreditation-services/cnea-standards-final-february-201613f2bf5c78366c709642ff00005f0421.pdf?sfvrsn=10

National League for Nursing Think Tank on Transforming Clinical Nursing Education. (2008). *Final report of the 2008 NLN think tank on transforming clinical nursing education.* Retrieved from http://www.nln.org/facultydevelopment/pdf/think_tank.pdf

Nielsen, A. (2016). Concept-based learning in clinical experiences: Bringing theory to clinical education for deep learning. *Journal of Nursing Education, 55*(7), 365–371.

Nielsen, A., Lasater, K., & Stock, M. (2016). A framework to support preceptors' evaluation and development of new nurses' clinical judgment. *Nurse Education in Practice, 19,* 84–90.

Noone, J., Sideras, S., Gubrud-Howe, P., Voss, H., & Mathews, L. R. (2012). Influence of a poverty simulation on nursing student attitudes toward poverty. *Journal of Nursing Education, 51*(11), 617–622.

Organization for Associate Degree Nursing & American Nurses Association. (2017). Joint position statement on academic progression to meet the needs of the registered nurse, the health care consumer, and the U.S. health care system. Retrieved from https://www.oadn.org/images/pdf/Position%20Statements/160113_OADN_ANA_PositionStatement_Academic_Progression_150602.pdf

Olson-Sitki, K., Wendler, M. C., & Forbes, G. (2012). Evaluating the impact of a nurse residency program for newly graduated registered nurses. *Journal for Nurses in Staff Development, 28*(4),

156–162.

Orsilini-Hain, L., & Waters, V. (2009). Education evolution: A historical perspective of associate degree nursing. *Journal of Nursing Education, 48*(5), 266–271.

Patterson, L. D., Crager, J. M., Farmer, A., Epps, C. D., & Schuessler, J. B. (2016). A strategy to ensure faculty engagement when assessing a concept-based curriculum. *Journal of Nursing Education, 55*(8), 467–470.

Pauly-O'Neill, S., Cooper, E., & Prion, S. (2016). Student QSEN participation during an adult medical–surgical rotation. *Nursing Education Perspectives, 37*(3), 165–172.

Payne, L. K., Glaspie, T., & Rosser, C. (2014). Comparison of select outcomes between traditional and accelerated BSN programs: a pilot study. *Nursing Education Perspectives, 35*(5), 332–334.

Quality and Safety Education for Nurses. (2014). QSEN Competencies. Retrieved from http://qsen .org/competencies/pre-licensure-ksas

Relf, M. V. (2016). Advancing diversity in academic nursing. *Journal of Professional Nursing, 32*(5), S42–S47.

Risling, T. (2017). Educating the nurses of 2025: Technology trends of the next decade. *Nurse Education in Practice, 22*, 89–92.

Robert Wood Johnson Foundation. (2014). Progress and barriers towards innovation in clinical nursing education. Retrieved from http://www.rwjf.org/en/library/articles-and-news/2014/ 10/progress-and-barriers-toward-innovation-in-clinical-nursing-educ.html

Schaffer, M. A., Tiffany, J. M., Kantack, K., & Anderson, L. J. W. (2016). Second life® virtual learning in public health nursing. *Journal of Nursing Education, 55*(9), 536–540.

Scherer, Y. K., Myers, J., O'Connor, T. D., & Haskins, M. (2013). Interprofessional simulation to foster collaboration between nursing and medical students. *Clinical-Simulation in Nursing, 9*, e497–e505. doi:10.1016/j.ecns.2013.03.001

Sharpnack, P. A., & Madigan, E. A. (2012). Using low-fidelity simulation with sophomore nursing students in a baccalaureate nursing program. *Nursing Education Perspectives, 33*(4), 264–268.

Skiba, D. J. (2016a). On the horizon: Trends, challenges, and educational technologies in higher education. *Nursing Education Perspectives, 37*(3), 183–189.

Skiba, D. J. (2016b). The state of online education. *Nursing Education Perspectives, 37*(4), 244–247.

Sportsman, S., & Allen, P. (2011). Transitioning associate degree in nursing students to the bachelor of science in nursing and beyond: A mandate for academic partnerships. *Journal of Professional Nursing, 6*, e20–e27.

Tri-Council for Nursing. (2010). *Tri-Council for Nursing issues new consensus policy statement on the educational advancement of registered nurses.* Retrieved from http://www.aacn.nche.edu/educa tion-resources/TricouncilEdStatement.pdf

Tri-Council for Nursing. (2015). Scope of practice decision making framework. Retrieved from https://www.ncsbn.org/decision-making-framework.htm

Urban Institute. (2009). The nursing workforce challenge: Public policy for a dynamic and complex market. Retrieved from http://www.urban.org/publications/411933.html

U.S. Department of Health and Human Services. (2014). *Healthy People 2020.* Washington, DC: U.S. Government Printing Office. Retrieved from http://www.healthypeople.gov/2020/default .aspx

U.S. Department of Health and Human Services, Health Resources and Services Administration, Bureau of Health Workforce, & National Center for Health Workforce Analysis. (2014). *Sex, race, and ethnic diversity of U.S. health occupations (2010–2012).* Rockville, MD: Author.

Ward, J., Cody, J., Schaal, M., & Hojat, M. (2012). The empathy enigma: An empirical study of decline in empathy among undergraduate nursing students. *Journal of Professional Nursing, 28*(1), 34–40.

Weathers, S. M., & Hunt Raleigh, E. D. (2013). 1-year retention rates and performance ratings: Comparing associate degree, baccalaureate, and accelerated baccalaureate degree nurses. *Journal of Nursing Administration, 43*(9), 468–474.

Wojner, D. M., & Whelan, W. M. (2016). Preparing nursing students for enhanced roles in primary care: The current state of prelicensure and RN-to-BSN education. *Nursing Outlook, 65*(2), 222–232.

World Health Organization. (2010). *WHO framework for action on interprofessional education and collaborative practice.* Geneva, Switzerland: WHO Press.

Zinsmaster, J., & Vliem, S. (2016). The influence of high-fidelity simulation on knowledge gain and retention. *Nursing Education Perspectives, 37*(5), 289–297.

Zittel, B., Moss, E., O'Sullivan, A., & Siek, T. (2016). Registered nurses as professionals: Accountability for education and practice. *Online Journal of Issues in Nursing, 21*(3), 8–10.

第 8 章

8

护理专业硕士学位和入门级硕士学位课程设置

Stephanie S. DeBoor
Sarah B. Keating

本章目标

学习完第 8 章后，读者能够：

- 讨论护理硕士项目课程设置的过程，包括：
  - 从注册护士到护理硕士项目
  - 入门级护理硕士
  - 临床护士主管（CNL）
  - 高级实践项目
  - 案例管理、护理管理 / 领导力以及护理教育者等职能角色
- 审查来自护理硕士学位授予机构、行业与教育组织以及认证机构的建议
- 分析与硕士学位护理相关的问题
  - 入门实践
  - 毕业学位与高级实践
  - 硕士后证书
  - 认证、执照和监管

概　　述

　　20 世纪，伴随着护理教育学术界的成熟，以及其致力于学科地位所付出的努力，护理研究生教育应运而生。护理领导者意识到为护理教师和护理管理者提供额外教育的必要性。但鉴于护理硕士项目的匮乏，护士往往会选择在其他学科领域获取学位，如教育、金融以及

医疗管理等领域。工作中，护士将服务重点聚焦于儿科、产科、精神/心理健康、内/外科以及重症等临床护理专科，但也有接受额外专科培训的诉求，因此很多护士选择了非学位认证。在社区，人们意识到公共卫生护士（public health nurses，PHNs）需要流行病学和公共卫生的相关知识，专业的护理助产士和护理麻醉师也需要高等教育和临床实践。而许多项目最初只有学士学位或作为认证项目用以拓展基础护理项目的知识和技能。但目前这些都晋升到研究生教育水平。

1956 年哥伦比亚大学护理学院授予了临床护理专业的首个硕士学位（Columbia University School of Nursing，2016）。20 世纪 70 年代，高校的护理学院启动了硕士学位项目，致力于培养护理教育者、管理者和一些具有代表性专科的人才，如儿科护理、妇产科护理、社区卫生护理以及精神/心理健康护理等。这些专科人才后来成长为临床护理专家，并且伴随其发展，在初级卫生保健中又出现了开业护士的角色。另外，伴随急危重症护理复杂性的增加，对护士多重专业角色储备的需求越来越明显，如急救开业护士。最近，随着《平价医疗法案》的实施（ACA；U.S. Department of Health and Human Services，2017）和美国医学研究所（IOM's，2015）评估报告《护理的未来》的进展，社会对高级实践护士的需求量呈指数级增加。

为适应卫生保健体系对高学历照护者需求的增加，护士角色经历了一系列的演变，具体可参阅第 1 章护理研究生教育史中的内容。基于这些改变和需求，催生了临床专科、初级保健、管理以及教育等领域护理硕士学位的出现。目前，伴随着护理硕士项目强调医疗保健服务的系统管理需求，护理正逐渐从高级临床实践硕士项目转向护理实践博士（DNP）项目。与其他医疗保健专业一样，护理源于学校教育，如医学院、护士学校、物理治疗以及心理学校等场所，因此很少能将理论课程和临床实践相结合；但是为了满足公众需求和改善医疗结局，复杂的卫生保健体系需要跨专业合作。针对这一挑战，很多学术医疗中心正进行着推动和发展跨专业教育项目的工作（Gerard，Kazer，Babington，& Quell，2015）。

本章讨论了当下护理教育体系中多个不同类型的硕士项目。2017 年，在美国有将近 537 个护理硕士项目通过了护理教育认证委员会和高等护理教育委员会的认证。本章涉及的硕士项目包括如下类别：从注册护士到护理硕士、入门级硕士[①]（通科）、高级通才［临床护理主管（CNL）］、高级实践专家以及当下研究生项目中所涉及的职能角色等。接下来将对每个类别进行介绍，讨论其在护理研究生教育和专业中的角色，同时会贯穿一些关乎护理硕士教育重要问题的讨论。

从注册护士到护理硕士项目

在《护理的未来》（2010）的建议和《护理未来进展评估报告》（2015）中，美国医学研究所均号召通过提升护士学历来满足其卫生保健系统的需求，因此从注册护士到护理硕士的速成项目被重新关注。护理师资的短缺促使有经验的临床护士去提升学历，进而承担起护理教师的角色。2016 年根据美国护理学院协会（AACN，2017a；American Association of Community Colleges，2014）统计，全美拥有 230 个从注册护士到护理硕士的项目（RN-to-MSN）。

---

① 入门级硕士：未参加工作的应届本科毕业生攻读硕士学位。

对于那些有文凭或专科学历的注册护士来说，可以通过不同类型课程的学习帮助他们加速获取硕士学位。一种形式是，当护士完成相当于高年级护理学士学位（BSN）的课程时授予其学士学位。另一种形式是，不授予护理学士学位，直接授予护理硕士学位（MSN），但前提是注册护士必须同时完成高年级学士学位课程和硕士水平课程。学习项目的类型取决于区域认证、学校标准以及教师理念等因素。例如，在项目过程中授予学士学位，即对于项目中因故不能完成硕士课程但已完成了高年级护理学士学位课程的学生，可授予其护理学士学位。

典型课程模式是通过 1 年的加速学习完成学士学位高级别的同等课程。完成这些课程后，学生则进入研究生水平的课程学习。按照项目要求，学生将根据硕士学位的类型再进行 1.5 ～ 3 年的硕士课程学习。对于高级实践学位，则需要针对相应的高级实践分支学习更多的理论课程和投入更多的临床时间。有些课程会结合护士的经验及其教育水平进行设置，同时满足本科高年级的课程和入门级硕士课程的要求。因为绝大多数护生都有工作，所以项目通常是基于网络平台进行线上授课，时间多在晚上或周末，以满足护生们的需求。

目前虽然缺少但有必要对下列硕士项目进行比较研究：从注册护士到护理研究生（RN-to-MSN）项目、护理学学士学位后项目以及入门级硕士项目。同时为了保证项目的有效性，提高学生、教师和医疗机构的满意度，硕士项目的类型（高级实践或职能角色）及其实施平台都有待进一步研究。

入门级护理硕士学位项目（相当于：通科的非护理背景速成硕士项目，第二学位硕士项目）

如果打算开展入门级硕士项目，建议咨询当地的认证机构和州护理委员会，以识别学位授予中可能存在的一切问题。比如，一些地方或州认证机构和护理委员会要求在获取护理硕士学位之前必须获得护理学士学位，而非其他学科的学士学位。而对于非护理专业的大学毕业生主要可通过如下两个途径满足注册护士（RN）的要求并获取护理研究生学位。

第一个项目是专门为大学毕业生设计的基本护理知识和技能课程，隶属于学士学位后水平教育。项目中包含或者作为先修课程要求的有普通科学课程、社会科学课程以及文科课程。关于入门级护理项目（专科学历、学士学位和硕士学位）的传统必修课程包括：解剖学、化学、英语、遗传学、人类发展学、数学 / 统计学、微生物学、营养学、生理学、心理学、社会学以及语言 / 沟通学。入门级硕士项目的学生需要完成学士学位高级别水平的护理理论和临床课程、研究生水平的高级护理理论和临床课程，以及一次像论文、课题或者综合性考试一样的实际体验（鉴于以研究为中心和转化科学的博士水平教育的增加，很少有硕士项目对论文有要求）。护理院校在研究生的人才培养类型上存在差异，有的是为临床实践提供高级通才硕士，有的则是针对高级水平的护理实践或职能角色进行研究生培养，提供专家培养路径。

第二个项目是要求学生完成与护理学士学位课程相当或一样的课程。但不一定是专门为大学毕业生修订的课程。像第一个项目一样，学生要么在攻读硕士学位项目之前修完自然科学和人文社科课程，要么在攻读期间修完相应课程。完成学士学位课程后，学生进入硕士项目实现高级通才角色的培养，如临床护士主管或专家（临床专家、护理麻醉师、护理助产士、开业护士）、急救护理从业者以及职能角色专家（个案管理、护理教育者或行政管理者）等。入门级硕士项目研究生的成绩优异，学生具备生活经历和高学位，且大多数该项目的学术门槛要求本科课程的平均绩点（GPA）不小于 3。

根据美国护理学院协会（AACN）统计（2017b），全美拥有 69 个入门级硕士项目。有关项目、学生以及毕业生的具体介绍在 AACN 的速成护理学士项目和护理硕士项目网页中可以找到（www.aacn.nche.edu/media-relations/fact-sheets/accelerated-programs）。学者 Downey 和 Assein（2015）进行的一项关于学生和教师对于非护理背景速成硕士项目或高级学位项目看法的文献综述显示：该项目的学生坚信护理是照护性的专业，大多数为女性和年长者，且学业成绩高于平均水平；学生们对护理教育课程的严格程度感到惊讶；但目前缺少针对参与教育项目学生和教师感受的相关调查研究。

临床护理领导者

临床护理领导者（CNL）项目由美国护理学院协会（AACN）开发，用以满足医疗保健者在患者及群体的照护管理中的需求。AACN（2007, 2017c）对 CNL 角色的描述为："是受过硕士教育、且能在任何医疗环境整个护理过程中执业的护士"。CNL 项目由 AACN 联合医疗保健实践和教育领域的领导者进行开发，用以满足提高患者照护结局质量的关键需求。CNL 在临床照护上是领导者，致力于照护合作、结果测量、照护转化、跨专业沟通与团队领导力、风险评估、基于证据的最佳实践实施以及质量改进等。2017 年，有 109 个认证的项目培养硕士水平的 CNL（AACN，2017d）。AACN（2013）关于 CNL 教育和实践胜任力与课程的文件中，提供了关于授予学位项目课程计划设置的专门信息。CNL 的认证由 AACN 的一个自治分支机构——护士认证委员会负责监督和授予（CNC；AACN，2017e）。

Bender（2014）进行了一项关于 CNL 角色、工作分析和质量改进照护结果的文献综述。根据综述建议：在比较 AACN 开发的 CNL 专属课程的基础上，进一步研究 CNL 的实践角色，并探究其对照护质量的影响。Hicks 和 Rosenberg（2016）指出护理学士学位项目将会逐步被淘汰，而 CNL 的入门级硕士项目则发展前景良好。2016 年，护士认证委员会（CNC）和施罗德测量技术公司进行了一项工作分析，检验了 CNL 的知识、技能和能力与认证考试内容的关系（Commission on Collegiate Nursing Education，2016）。基于这个分析，从 2017 年 4 月份开始，认证考试内容的规范性得以体现，并作为课程开发和评价的支持性指南。综上，实践或学术伙伴关系的建立是赋予 CNL 临床实践的一项策略。美国的退伍军人事务部（VA）医院就是这些学术合作伙伴的常见场所。从 2013 年开始，VA 医疗中心就成为 CNL 推荐的参与方（U.S. Department of Veterans Affairs，2016）。

高级实践护理硕士学位项目

经典的高级实践角色包括临床专家、护士麻醉师、护士助产士和开业护士。像第 1 章中硕士教育历史中谈及的那样，高级实践角色起始于 20 世纪 60—70 年代。护士麻醉师［认证注册护理麻醉师（CRNAs）］和护士助产士（助产士有 100 多年的历史，护士麻醉师有 150 余年的历史）起始的年代要更久远。然而，就像临床专家和开业护士角色一样，它们进入高

等教育 / 研究生教育差不多在同一个时间段。尽管目前大多数州都将研究生学位作为高级实践的准入要求，有一些高级实践护士仍然需要依靠州的执照法来获取实践认证。伴随着高级护理实践博士（DNP）学位的出现，许多高级实践护士选择继续深造以获得 DNP 学位。关于 DNP 的讨论详见第 9 章。2004 年，美国护理学院协会（AACN）的声明指出，截止到 2015 年，DNP 应作为高级实践护士的入门要求，并且根据 2017 年该网站的信息，已经有 277 个 DNP 项目和另外 100 个正在考虑开设 DNP 的项目（AACN，2017f）。

培养高级实践护士的所有硕士项目都要求具备护理学士学位，极少数项目要求是同等学历。一些项目要求有额外的条件，如认证注册护士麻醉师（CRNAs）项目通常要求完成 1 ~ 2 门以上的化学课程。临床护理专家和开业护士项目设有二级学科，如成人、心血管、家庭、老年、儿童、精神 / 心理健康、女性健康等。

2008 年高级实践注册护士（APRN）监管共识报告（AACN，2008）将初级护理和急救护理的混合角色仅限定于成人–老年人和儿童护理领域，并规定初级开业者和急救护理临床专家角色必须经过国家认证。共识模式是经由领先的专业护理组织、专科组织、任命机构、护理教育组织、认证机构和州议会的全国委员会等会议商讨的结果。其目的是为专业和公众明确高级实践角色，并在全国各州启动包括许可、委任、认证和教育（LACE）在内的持续监管措施。高级实践注册护士（APRN）角色、人群焦点和专业 APRN 监管模式的介绍可在如下网站查询：www.aacn.nche.edu/education resources/APRNReport.pdf（p. 10）。

最近，美国联邦护理委员会全国理事会对高级实践注册护士（APRN）监管的共识报告进行了更新（Cahill，Alexander，& Gross，2014）。列举了 APRN 监管的要素，包括：

- 标题是高级实践注册护士（APRN）。
- APRN 的角色与识别：认证的开业护士（CNP）、临床护理专家（CNS）、认证注册护士麻醉师（CRNA）、认证护士助产士（CNM）。
- 执照：高级实践注册护士拥有注册护士和注册护士麻醉师两个执照。
- 教育：无论哪种角色的 APRNs 都要求完成研究生教育。
- 认证：每一种 APRN 都需要满足高级认证要求。
- 独立实践：APRN 将被授予独立实践自主权而无需医生监督或者签署合作协议。
- 完全处方自主权：APRN 将被授予完全处方自主权而无需医生监督或者签署合作协议（p. 5）。

Cahill 等（2014）根据共识报告的要求罗列了每个州的进展情况。伴随美国医疗体系的发展，为响应公众对具有良好资质和教育水准的 APRNs 需求的增加，预计共识模型将被继续推进。截至 2016 年 8 月，共有 29 个州和哥伦比亚地区授予 APRNs 执业自主权（National Council of State Boards of Nursing，2016）。

高级实践护士的一个重要职责是提供优质护理。随着医疗服务提供者的日益短缺和医疗改革的不断加剧，Murphy（2011）发现高级实践注册护士（APRNs）被用于提供初级保健服务。2012 年美国护士学会发表了白皮书，描述了 APRN 在通过照护协调改善卫生保健服务方面的价值。据估计，在美国每年有 3200 万的成人求助于高级实践临床专家（APC）。然而，保险公司对 APCs 的赔偿率却低于医生（Davis，Guo，Titler，& Friese，2017）。以下文献报告进一步提供了 APRN 对卫生保健服务体系影响的证据。Stanik-Hutt 等（2013）开展了一项系统评价，比较了开业护士（NPs）和医学博士（MDs）在医疗保健质量、安全性和有效结局方面的差异。综述结果显示，在所有涉及比较的指标（如血脂筛查、照护满意度、健康状况、功能状态、急诊 / 住院、血糖、血压和死亡率等）中，开业护士（NPs）和医学博士（MDs）具有可比性，甚至好于 MDs。Kurtzman 等（2017）针对州政府授予 APRN 自主性是否会对患者的照护质量、服务利用率和转诊产生影响进行了研究，其采用倾向评分匹配和多元回归分析对各指标进行了分析，结果发现，上述指标均不受州政府授予 APRN 自主性的影响。

Irvin、Sedlak、Walton、Collier 和 Bernhofer（2017）报道了开业护士（NPs）作为伤口护理咨询师（wound care consultants，WCCs）的角色对社区医院获得性压力性损伤（HAPIs）发生率的影响。该研究采用了回顾性、对比设计的研究方法。研究者比较了 48 个月的 HAPI 数据：雇佣开业护士 NPs 作为 WCCs 之前的 24 个月和之后的 24 个月。结果发现，NPs 提供照护之后的 HAPI 发生率明显降低。因此 Irvin 等得出结论，住院期间，NPs 以 WCCs 身份去评估和提供干预，可能有助于降低 HAPI 的发生率。

Lutfiyya 等（2016）按照服务提供者类型（医生或护士执业医师）比较了有医疗保险的糖尿病患者照护管理的结果。通过横断面回顾性研究，对 2012 年美国医疗保险全国理赔历史进行了随机抽样调查。根据医疗生产力指数，将由 NP 和 MD 护理的患者从最健康到最不健康进行分类。同时，还分析了卫生服务利用率、医疗结局和卫生保健花费等变量。作者得出，NPs 是糖尿病照护管理的有效提供者。与初级保健医生相比，他们能显著改善卫生服务利用率、医疗结局和卫生保健花费等。

为了进一步保证患者的安全和照护质量，2015 年，3 个护理委员会与美国联邦护理委员会全国理事会（NCSBN）合作，制定了实践决策框架。在回顾了与决策相关的文献或流程后，开发了用于帮助护士根据其教育水平、执照、认证和州委员会条例确定其职责安全范围的工具（Ballard et al.，2016；NCSBN，2017）。

总之，高级实践的传统角色在提供高质量照护服务、安全照护和具有成本效益的照护方面继续发挥其重要角色。这一点有必要继续向医疗保健行业和公众进行说明。随着高级实践角色越来越明确，在确保患者获得最佳结果时，了解自己的职责范围比以往任何时候都更重要。

社区 / 公共卫生护理

社区 / 公共卫生护理硕士项目用于培养社区高级实践护士角色。有些护理院校提供护理硕士（MSN）和公共卫生硕士（MPH）双学位的授予。另外有些学校则把社区卫生护理作为一个临床专业。美国护士认证中心（ANCC，2017a）为下列人员提供公共卫生护士（PHN）高级专业认证：获得护理硕士学位、研究生证书或护理博士学位的毕业生，或具有护理学士学位（BSN）且获得公共卫生硕士学位、研究生证书或博士学位的毕业生。

由《平价医疗法案》（ACA）立法的医疗卫生改革要求公共卫生与卫生保健系统之间加强合作，以适应美国医疗卫生格局的改变。Edmonds、Campbell 和 Gilder（2016）探讨了 ACA 背景下公共卫生护士（PHN）的知识、态度和实践情况。研究对象通过如下方式招募：电子邮件、传单、2014 年美国公共卫生协会第 142 届年会的公告以及公共卫生护理组织四个理事会的服务名单。调研采用网络方式，超过 1100 人参与。接近一半的受访者表示，ACA 机构成立后，当前的工作发生了改变。他们表示某种程度上或非常积极地参与了如下工作：初级保健与公共卫生一体化、提供临床预防服务、护理协调、患者导航、建立公私合作伙伴关系、人口健康策略、人口健康数据评估和分析、社区健康评估、参与居家医疗、提供母婴健康家访服务以及参与责任关怀组织等（p. 54）。该研究的作者指出，公共卫生护士（PHNs）正在其所涉及的领域做出显著的贡献。

护理硕士（MSN）和公共卫生硕士（MPH）双学位模式存在已久，并将在美国各个大学继续提供。2010 年 ACA 的颁布导致了医疗保健环境的复杂性，因此需要更高技能水平、知识和专长的护士以确保照护质量。Shaw、Harpin、Steinke、Stember 和 Krajicek（2016）讨论把提供高级实践护理博士 / 公共卫生硕士（DNP/MPH）双学位作为完善公共卫生护士（PHN）培养的教育选择。

针对职能角色的护理硕士学位

除高级实践和高级全科角色外，护理硕士学位还设有其他角色和专长，包括个案管理、护理行政管理、护理教育者、教师发展 / 患者教育，以及其他领导力角色。为了胜任这些角色，护士通常需要学习护理理论、医疗保健政策和研究等核心课程，同时还要学习那些让他们在医疗保健系统中具有特定功能的课程。下面列举几个关于培养护士特定角色项目的例子。

个案管理

护理个案管理角色通常要求至少具有护理学士学位，提倡拥有硕士学位。在许多医疗保健场所，个案管理者提供综合服务的协调工作。他们与其他医疗保健专业人员密切合作。这一角色起始于 20 世纪 70 年代，目的在于为患者提供个性化照护，避免重复服务，加强医疗质量并提高成本效益。目前，有将近 20 所护理学校授予个案管理的硕士学位。美国护士认证中心（ANCC，2017b）关于个案管理的认证，要求有 2000 小时的个案管理临床实践、注册护士（RN）执照、2 年的 RN 实践经历，以及过去 3 年里在个案管理方面有 30 小时的继续教育经历。

护理行政管理

护理中用于培养护士领导者的最常见的硕士学位就是护理行政管理或领导力硕士。有些项目提供护理硕士双学位，如工商管理硕士（MBA）或医疗保健行政管理硕士。这些项目的毕业生将不会从事高级实践角色，如临床护理专家和开业护士，而会在医疗保健系统中接受管理教育，包括人员配备、人力资源、财政和行政管理等。护理行政管理者可以有多种途径通过美国护士行政组织（2017）来获取作为行政护士或者作为管理者和领导者的国家级认证。作为护理管理者和领导者的国家级认证只需要护理学士学位，但是对于行政管理认证则需要硕士学位。美国护士认证中心（ANCC，2017c）对于高级行政管理护士也有全国性的认证考试。除这些在管理和行政的角色外，还有关于感染控制护士、法律咨询护士、质量控制护士以及风险管理者的领导资格认证。这些认证通过专业组织实现。除了要求具有对于专门职业角色的继续教育或经历外，大多数要求或提倡护士具有硕士学位。

护理教育者

在医疗保健机构中护理教育者的角色包括教师发展和患者教育。护理院校中有些项目专门用于培养硕士水平的护理教育者角色。护士专业发展协会（2017）建议教师发展者需要经由美国护士认证中心（ANCC）结合其从事的护理临床专科对其进行认证。

随着用以帮助缓解护理师资短缺问题的护理教育项目的增长，护理院校中有许多提供护理教育者培养路径的项目，有些还提供护理教育的硕士学位后认证证书。根据美国护理学院协会（AACN）2014—2015 年的登记报告（2015），2014 年，有 68 938 所护士学校由于缺少师资、临床实践基地、教学场地以及预算等而被迫放弃资质的申请。接近 2/3 的学校声称教师短缺是导致护理项目被拒招生的原因。因此，硕士项目一时间迅速兴起，旨在通过培养护士来充当护理教师角色。另外，在教育领域还有许多硕士学位后的证书项目。

通常建议护理师资应至少具备与所教授项目同等的学位水平，强烈建议能具备更高的学位。如教授大专的教师应该至少具有学士学位。但是大多数护理委员会要求项目的通过标准是硕士学位，而对于教授学士或更高学位的项目则要求具有博士学位。然而，由于护士的短缺，让具有硕士学位的护士去教授与他们专业匹配的临床课程是一种常见的现象。一些州护理学会会让具有护理学士学位的护士在资深教育者的督导下进行授课。

护理教师作为相关领域的专家，是否需要再学习专业的教育学课程一直是备受争议的话题。对于课程设置、教学设计与策略、教学技术、课程与学生评价无疑都会有独立的知识体系。如果没有学习这些知识，许多护理教育者就不具备支持最佳教育实践和用以满足学习者需求的教育理论背景，也不具备将课程与实际讲授内容相联系的课程计划设置和评价背景。相反，如果学习了这些知识就能够确保课程的质量，并能将学习经验与课程的任务和目标相联系，与课程成果的评价和对学生学习成效的评价相联系。同时，护理教师具备所讲授领域的内容知识和理论也同样重要。为了进一步支持这些观点，美国国家护理联盟（2017a）对护理教育者提供国家层面的认证。认证资质要求具有护理硕士或博士学位，重点强调护理学教育，或者完成不少于 9 学分学时的研究生教育课程（如，课程设置与评价、教学设计、成人学习原则、评估 / 测量 & 评价、教学与学习原则、教学技术等；National League for Nursing，2017b）。

小结

第 8 章回顾了常见的护理硕士学位项目及其在专业上的差异。讨论了护理硕士学位的角色，回顾了研究生认证的可能性。提出了如下问题，如护理实践博士（DNP）的出现及其对高级实践硕士项目的影响、硕士水平的入门实践、对护理师资教育储备的期望，以及医疗保健系统中高级通才硕士学位毕业生的地位等。

问题讨论

- 讨论硕士水平入门实践与本科毕业生第二学位的利弊。
- 护理应该如何区分高级实践护士角色和高级知识护士角色，如行政管理者、个案管理者、风险管理者等？
- 实践场所和护理院校的护理教育者具有研究生学位重要吗？高等教育至少应要求在什么水平？为什么？

学习活动

学生学习活动

1. 浏览关于护理教育的文献和网站，确定可提供护理硕士学位的专业数量。比较你所在地区的护理学专业及其就业市场。讨论项目持续开展或终止的利弊。

2. 访问关于护理认证和认证组织的相关网站，明确哪些项目至少需要硕士学位。讨论针对高级角色是否需要继续认证。

教师发展活动

1. 综述硕士项目毕业生最新的随访调查，获取用人单位关注毕业生学位的就业数据。判断该项目培养的毕业生是否能满足医疗卫生保健系统需求，并指出原因。思考你所找到的数据对于课程愿景、项目中断或新项目形成等方面产生的影响是什么。

2. 如果硕士学位是你毕业的最终学位和（或）是你通向博士学习的路径，请讨论你对于高级实践或领导力角色硕士教育的看法。

参考文献

Accreditation Commission for Education in Nursing. (2017). Accredited programs. Retrieved from http://www.acenursing.us/accreditedprograms/programSearch.htm

American Association of Colleges of Nursing. (2007). *White paper on the education and role of the clinical nurse leader.* Washington, DC: Author.

American Association of Colleges of Nursing. (2008). *Consensus model for APRN regulation: Licensure, accreditation, certification, & education.* Retrieved from https://www.aacn.org/~/media/aacn-website/nursing-excellence/standards/aprnregulation.pdf?la=en

American Association of Colleges of Nursing. (2013). *Competencies and curricular expectations for clinical nurse leader education and practice.* Retrieved from http://www.aacnnursing.org/Portals/42/AcademicNursing/CurriculumGuidelines/CNL-Competencies-October-2013.pdf

American Association of Colleges of Nursing. (2015). Nursing faculty shortage. Retrieved from http://www.aacnnursing.org/Portals/42/News/Factsheets/Nursing-Shortage-Factsheet-2017.pdf?ver=2017-10-18-144118-163

American Association of Colleges of Nursing. (2017a). Schools offering RN to Master's Programs, Fall 2016 (N = 230). Retrieved from http://www.aacnnursing.org/News-Information/Fact-Sheets/Degree-Completion-Programs

American Association of Colleges of Nursing. (2017b). Schools offering entry-level or 2nd degree master's programs, Fall 2016 (N = 68). Retrieved from http://www.aacnnursing.org/Nursing-Education

American Association of Colleges of Nursing. (2017c). CNL. Clinical nurse leader. Retrieved from http://www.aacnnursing.org/News-Information/Fact-Sheets/Degree-Completion-Programs

American Association of Colleges of Nursing. (2017d). CNL programs. Retrieved from http://www.aacnnursing.org/CNL-Certification/Apply-for-the-Exam/Eligible-CNL-Programs

American Association of Colleges of Nursing. (2017e). CNL certification. Retrieved from http://www.aacnnursing.org/cnl-certification

American Association of Colleges of Nursing. (2017f). Program directory. Retrieved from http://www.aacnnursing.org/dnp

American Association of Community Colleges. (2014). RN to MSN program information. Retrieved from http://www.aacc.nche.edu/Resources/aaccprograms/health/cap/Pages/

rn-msn.aspx

American Nurses Association. (2012). *The value of nursing care coordination: A white paper of the American Nurses Association*. Retrieved from http://www.nursingworld.org/carecoordination whitepaper

American Nurses Credentialing Center. (2017a). Advanced public health nursing portfolio. Retrieved from http://nursecredentialing.org/AdvancedPublicHealthNurse-Portfolio

American Nurses Credentialing Center. (2017b). Nursing case management. Retrieved from http://nursecredentialing.org/NursingCaseManagement

American Nurses Credentialing Center. (2017c). Nurse executive. Retrieved from http://nursecredentialing.org/NurseExecutive

American Organization of Nurse Executives. (2017). AONE credentialing center certification programs. Retrieved from http://www.aone.org/initiatives/certification.shtml

Association for Nursing Professional Development. (2017). Become a staff educator. Retrieved from http://www.anpd.org

Ballard, K., Haagenson, D., Christiansen, L., Damgaard, G., Halstead, J. A., Jason, R. R., . . . Alexander, M. (2016). *Scope of nursing practice decision-making framework*. Retrieved from https://www.ncsbn.org/2016JNR_Decision-Making-Framework.pdf

Bender, M. (2014). The current evidence base for the clinical nurse leader: A narrative review of the literature. *Journal of Professional Nursing, 30*(2), 110–123.

Cahill, M., Alexander, M., & Gross, L. (2014). The 2014 NCBSN report on APRN regulation. *Journal of Nursing Regulation, 4*(3), 3–12.

Columbia University School of Nursing. (2016). History of the school. Retrieved from nursing.columbia.edu/about-us/history-school

Commission on Collegiate Nursing Education. (2016). *Clinical Nurse Leader (CNL®) 2016 job analysis summary & certification examination blueprint*. Retrieved from http://www.aacnnursing.org/Portals/42/CNL/2016-CNL-Job-Analysis-Final-Report.pdf

Commission on Collegiate Nursing Education. (2017). CCNE-accredited master's nursing degree programs. Retrieved from http://directory.ccnecommunity.org/reports/rptAccreditedPrograms_New.asp?sort=state&sProgramType=2

Davis, M. A., Guo, C., Titler, M. G., & Friese, C. R. (2017). Advanced practice clinicians as a usual source of care for adults in the United States. *Nursing Outlook, 65*(1), 41–49.

Downey, K., & Assein, M. (2015). Accelerated master's programs in nursing for non-nurses: An integrative review of students' and faculty's perceptions. *Journal of Professional Nursing, 3*(3), 215–225.

Edmonds, J. K., Campbell, L. A., & Gilder, R. E. (2016). Public health nursing practice in the Affordable Care Act era: A national survey. *Public Health Nursing, 34*(1), 50–58.

Gerard, S., Kazer, M., Babington, L., & Quell, T. (2015). Past, present, and future trends in master's education in nursing. *Journal of Professional Nursing, 30*(4), 326–332.

Hicks, F., & Rosenberg, L. (2016). Enacting a vision for a master's entry clinical nurse leader program: Rethinking nursing education. *Journal of Professional Nursing, 32*(1), 41–47.

Institute of Medicine. (2010). *The future of nursing. Leading change, advancing health*. Retrieved from http://nacns.org/wp-content/uploads/2016/11/5-IOM-Report.pdf

Institute of Medicine. (2015). *Assessing progress of the Institute of Medicine Report: The future of nursing*. Retrieved from http://www.jonascenter.org/docs/Assessing-Progress-on-the-Institute-of-Medicine-Report-The-Future-of-Nursing_Dec2015.pdf

Irvin, C., Sedlak, E., Walton, C., Collier, S., & Bernhofer, E. I. (2017). Hospital-acquired pressure injuries: The significance of the advanced practice registered nurse's role in a community hospital. *Journal of the American Association of Nurse Practitioners, 29*(4), 203–208.

Kurtzman, E. T., Barnow, B. S., Johnson, J. E., Simmens, S. J., Lind Infeld, D., &Mullan, F. (2017). Does the regulatory environment affect nurse practitioner's patters of practice or quality of care in health centers? *Health Services Research, 52*(51), 437–458.

Lutfiyya, M. N., Tomai, L., Frogner, B., Cerra, F., Zismer, D., & Parente, S. (2016). Does primary care diabetes management provided to Medicare patients differ between primary care physicians and nurse practitioners? *Journal of Advanced Nursing, 73*(1), 240–252.

Murphy, K. (2011). Advanced practice nurses: Prime candidates to become primary caregivers in relation to increasing physician shortages due to health care reform. *Journal of Nursing Law, 14*(3–4), 117–119.

National Council of State Boards of Nursing. (2016). CNP independent practice map. Retrieved from https://www.ncsbn.org/5407.htm

National Council of State Boards of Nursing. (2017). Scope of practice decision-making framework. Retrieved from https://www.ncsbn.org/decision-making-framework.htm

National League for Nursing. (2017a). Certification for nurse educators. Retrieved from http://www.nln.org/facultycertification/index.htm

National League for Nursing. (2017b). Eligibility. Retrieved from http://www.nln.org/professional-development-programs/Certification-for-Nurse-Educators/eligibility

Shaw, K., Harpin, S., Steinke, G., Stember, M., & Krijicek, M. (2016). The DNP/MPH dual degree: An innovative graduate education program for advanced public health nursing. *Public Health Nursing, 34*(2), 185–193.

Stanik-Hutt, J., Newhouse, R. P., White, K. M., Johantgen, M., Bass, E. B., Zangara, G., . . . Weiner, J. P. (2013). The quality and effectiveness of care provided by nurse practitioners. *The Journal for Nurse Practitioners, 9*(8), 492–500.

U.S. Department of Health and Human Services. (2017). About the Affordable Care Act. Retrieved from http://www.hhs.gov/healthcare/facts/timeline

U.S. Department of Veterans Affairs. (2016). Clinical nurse leader (CNL). Retrieved from https://www.va.gov/NURSING/practice/cnl.asp

White, P., & Hall, M. E. (2006). Managing the literature of case management nursing. *Journal of the Medical Library Association, 94*(2), 99–106.

第9章

博士教育计划

Stephanie S. DeBoor

Felicia Lowenstein-Moffett

本章目标

学习完第 9 章后，读者能够：

- 区分护理实践（专业型）博士和研究型博士学位
- 描述护理实践博士和研究型护理学博士在临床实践、卫生保健系统、教育中的作用
- 分析由美国护理学院协会推荐的研究型博士项目的组成要素
- 分析护理实践博士和研究型护理博士必需的教育准备
- 回顾护理实践博士项目的项目评估和认证要求

概　　述

　　2010 年，美国医学研究所发表了《护理的未来》报告，呼吁到 2020 年拥有博士学位的护士数量要翻倍，并制订了许多倡议来支持这一发展目标。美国护理学院协会称，截至 2016 年秋季，美国共有 353 个护理博士学位项目。在 2014—2015 年，美国护理学院护理学士学位和研究生课程的招生和毕业报告中显示，博士项目的数目在持续增加，其中，护理实践博士项目增加了 26.2%，研究型护理博士项目增加了 3.2%（AACN，2015a）。在美国，护理实践博士是高级护理实践中的最高等级，也是发展最快的博士项目之一（AACN，2014）。

　　本章回顾了研究型护理博士的项目目标，重点强调了相应课程体系的设置及质量评价，探讨了研究型博士项目的普遍问题。同时，本章分析了护理实践博士、专业型博士的性质以及与研究型学位的不同之处；护理实践博士在临床实践、卫生保健以及教育中的角色；美国护理学院协会推荐的学位课程的标准；以及美国护理教育认证委员会（ACEN）和美国高等护理教育委员会（CCNE）的认证标准。

研究型护理博士项目的角色

研究型护理博士项目培养学生进行知识探索和独立研究的能力，从而促进知识的拓展［AACN，2010；National League for Nursing（NLN），2013；Rice，2016］。从理论的角度来看，研究型博士项目以理论为基础，侧重于验证理论，而护理实践博士（DNS）项目则更侧重于临床实践研究（Ponte & Nicholas，2015）。但是，美国护理学院协会没有对研究型护理学博士项目和护理实践博士项目进行区分，通常很难根据它们的课程来区分这些项目。很明显，这些项目设计的共同之处在于重点关注对护理学科知识体系有潜在贡献的原始研究。科学界里的博士学位是发展一个独立研究项目所需要的入门级准备（AACN，2010）。对于每一个在读博士生来说，虽然知识的性质及其如何对该领域做出贡献是独特且不同的，这可能反映出不同学校突出的教学重点，但毕业生都是学者（Melnyk，2013）。

实际上，研究型博士项目和护理实践博士项目的设计通常是由学校的具体使命和理念，以及机构对研究型博士项目认可的标准来决定的。研究型机构培养的拥有该领域最高学位的护士被期望成为护理领域的领导者，他们在关于知识创造和传播、专业组织和政策方面的作用就可以证明这一点。事实上，研究型博士项目的毕业生被称为这个学科的管理者，他们被委以传承历史、缔造学科未来的重任（AACN，2010）。

在美国，有 131 个研究型项目提供研究型护理学博士 / 护理实践博士学位。截至 2016 年秋，有 88 所学校开展从学士到博士学位的项目（AACN，2017）。在 2015 年，研究型博士项目招生 4330 人，毕业 743 人，男生占学生总数的 9.6%，69% 的学生为白种人，意味着 1/3 为非白种人学生（AACN，2015b，2016a）。截至 2016 年秋，44 个州、哥伦比亚特区和波多黎各都开设了研究型护理博士项目（AACN，2016b）。研究型博士项目的数量和招生人数保持稳定且缓慢增长。但是，无论是项目数量还是招生人数都没有护理实践博士项目增长得那么快（AACN，2015a）。

Li、Kennedy 和 Fang（2017）在 2016—2017 学年关于教师职位空缺的特殊调查中报告了以下数据。在美国，7.9% 的全职编制护理教师职位空缺的事实足以证明师资仍然短缺。学校中教师岗位的空缺从 1 个到 36 个不等，平均每所学校 1.8 个。并且，虽然 16.1% 的学校表示没有全职职位空缺，但仍需要增加教师数量。在美国护理学院协会调查的学校中发现，2016—2017 年的招聘阻碍原因包括缺乏薪酬资金（63.9%）、管理层不愿承诺全职职位（49.6%）、由于市场竞争而无法招聘（38.3%）以及缺乏合格的申请者（24.1%；Li et al.，2017）。此外，顶尖师资招聘相关问题有：具备博士学位的教师数量有限（65.8%）、薪酬缺乏竞争力（63.0%）、难以找到愿意 / 能够在实习环境中授课的教师以及拥有合适专业背景的教师（65.3%；Li et al.，2017）等。

师资不足会影响招生。2014 年，美国护理学院协会报告称，68 938 名合格（有资格的）的本科生和研究生申请者由于师资短缺而被拒绝录取（AACN，2015c）。并且，护理教育的师资也正趋于老龄化。在各级护理教育项目中，教授的平均年龄为 61.6 岁，副教授为 57.6 岁，助理教授（讲师）为 51.4 岁（AACN，2015c）。这份报告指出了许多州际范围内的举措，以解决教育和护理人员短缺的问题。

大多研究型项目的毕业生在学术界工作，学术活动 / 研究、为大学和专业服务、专业能力和教学等是在这些地方获得终身职位和晋升的核心标准。认识到这些不同领域的责任，研究毫无疑问是研究型博士教育的重点。教学准备需要额外的教学为重点技能和知识（Oermann，2017），使知识与技能与角色期望相匹配。同样地，卫生政策方面的准备工作可能也需要额外的知识和实践。

研究型护理博士 / 护理实践博士毕业生在研究型或教学型的大学工作。在研究型大学里，最被推崇的行为就是研究和学术。新进的研究型护理博士 / 护理实践博士教师被期望能够获得外部资助的研究立项，能够在同行评议的期刊上发表文章，能够以学者身份在国内甚至最终在国际上享有学术声誉，能够对期刊文章和基金资助进行科学的评论和审阅，并能影响政策的制定（Beck，2016；Smeltzer et al.，2016）。他们被期望能够对将要成为研究型教师的 PhD/DNS 学生们给予启蒙和教导。在研究型大学中，专业领域的领导力、在国内的（最终在国际上的）声誉以及对学校所做的贡献都是一位教师成功的标志。

在教学型项目中，具有研究型护理博士 / 护理实践博士学位的教师对未取得执业资格的执业护生和护理研究生进行教学和指导。学术活动是必不可少的，但其范围比在研究型大学中更为广泛，可能包括编写教材、保证外部资助的质量或进行教育型研究，以及发表临床研究论文。这些学校通常也期望护理博士们为大学的委员会服务，以及领导专业组织和协会。

一些研究型 / 护理博士学位毕业生在行业、政府和政策部门工作。虽然他们的角色各不相同，但他们因扎实的专业知识和优秀的领导力而被聘用，这些大部分是他们在博士教育学习中获得的成果。在行业领域，他们可能从事临床研究、指导或监督研究。在政府部门，他们可能在国家护理研究所以及各种其他机构（例如，退伍军人管理局或军队的一个分支机构）担任角色。拥有博士学位的护士可以从事政府部门的工作，以改变公众、行业或政府对与健康相关问题（如吸烟）的看法。一些研究型博士毕业生会申请博士后学习。博士后学习的重点是增加研究领域专业知识的深度，以发展深入的研究项目。在博士后研究期间的活动包括学习新方法，扩展专业知识的实质性内容，利用毕业论文的数据发表论文，以及撰写研究基金申请来资助未来的研究。

护理实践博士在临床实践中的角色

护理学应用实践型博士学位的概念最早在 20 世纪 90 年代末和 21 世纪初被引入。护理实践博士学位的开办遭受到了来自与博士学位护士角色相关专业内外的广泛争议。其中的一个问题是，许多不同的护理博士学位项目和名称混淆了公众和专业本身。2004 年 10 月，美国护理学院协会成员批准了护理实践博士学位的立场声明。该立场声明提出在 2015 年之前，高级执业注册护士（APRNs）实践入门的要求从硕士水平提高到博士水平的需求（AACN，2016c）。2010 年，美国医学研究所发布了一项提议，名为《护理的未来：引领变革，改善健康》，呼吁到 2020 年获得博士学位的护士数量增加 1 倍。

获得护理实践博士学位的护士有几个主要角色。他们可以在不同的卫生保健领域工作，如直接的患者照护、学术研究、临床研究或整个卫生保健系统的行政管理。以下列举一些护理实践博士毕业生目前从事的工作：

- 致力于实践事业的高级临床人员，如临床专家、护士麻醉师、护士助产士、初级保健和专业实践的开业护士
- 公共卫生和社区卫生中心的卫生保健领导者
- 改善公众卫生保健的医疗保健政策领导者

- 卫生保健系统、国家组织和专业团体的跨学科领导者
- 护理教育者（虽然护理实践博士项目的重点不是培养护理教育工作者，但此项目的毕业生参与了护士和护理实践博士生的临床教育）
- 应用和转化护理研究的领导者

Redman（2015）进行了一项文献综述，以确定拥有护理实践博士学位的护士对卫生保健产生的影响。这篇综述揭示了伴随着临床实践相关的学术出版物的快速增长，拥有护理实践博士学位的护士所做的学术工作呈指数级增长。这项研究的一个关键发现是，截至 2014 年，美国医学研究所在 2010 年提出的增加获得博士学位护士的目标即将成为现实。该综述建议将护理实践博士和研究型护理学博士作为护理专业的关键角色。

PhD 博士学位课程

每个研究型博士项目都是独特的，并且建立在由教师贯彻的学校使命和理念的基础之上。通常的核心课程包括护理学的历史和理念、指导学科和实践的理论、研究方法、高等统计学、特定专业知识领域的实质性护理，以及与角色相关的内容（例如，教育学）。根据项目的不同，必修的内容可能包括指导、领导、跨学科研究团队的合作和卫生政策。通常需要社会学或生理学等同源学科的支持。Dreifuerst 等（2016）发现，那些研究型博士教育的人会考虑项目类型和教授方式、完成时间、教师的专业知识和研究兴趣以及总体成本。学生报告称，在博士教育中，导师、资助机会和教学准备很重要（Nehls，Barber，& Rice，2015）。可以从研究型博士项目的要求中看出各学科课程的差异性。对研究型博士项目的调查显示，要求进行专业实习的课程占 77.1%，要求参加专业会议的课程占 36.8%，要求在专业会议上发言的课程占 21.1%，要求发表论文的课程占 31.6%。论文的格式要求也有很大差异，大多数学校采用传统格式（61.4%），少数学校要求至少发表一篇论文（6.9%）；一些学校（30.7%）对这两种方法都允许（Minnick，Norman，& Donaghey，2013）。

护理实践博士的教育准备

护理实践博士项目的数量在全国范围内持续增长，根据美国护理学院协会的数据显示，护理实践博士项目的参加人数在全国范围内大幅增加（AACN，2015a）。美国护理学院协会报告称，2014—2015 年，护理实践博士项目的参加学生人数从 18 352 人增加到 21 995 人，护理实践博士项目的毕业生人数从 3065 人增加到 4100 人（AACN，2016c）。护理实践博士课程设置的依据是《高级护理实践博士教育要点》（2006）。

这八个要点如下：

1. 实践的科学基础
2. 对质量改进和系统思维的组织和系统领导
3. 循证实践的临床学术和分析方法
4. 改善和转变卫生保健的信息系统、技术和患者医疗技术
5. 卫生保健宣传政策
6. 改善患者和公众健康结局的跨专业合作

　　7.提高国民健康的临床预防和公众卫生

　　8.高级护理实践

　　美国护理学院协会对这些要素进行了详细的描述，并列出了具体的学习目标。美国护理学院协会对培养护理实践博士从事高级临床护理角色，如临床（护理）专家、执业护士、护士助产士、护士麻醉师、临床护士领导者等所需的各项专业能力进行了讨论。全国执业护士教师组织（2014）列出了所有高级执业护士和完成护理实践博士学习的开业护士应具备的能力。学术项目的开发者直接到专业机构寻求高级护理角色国家认证所需的能力清单。

　　护理实践博士项目有两种入门途径。第一种入门途径是硕士研究生后的护理实践博士项目，允许拥有国家认证的硕士学位的护士成为高级实践注册护士（护士麻醉师、护士助产士、执业护士和临床护理专家）。此外，护理管理者、经营者和其他有或没有国家认证的护士领导者参加护理实践博士项目，以获得在医疗保健系统中领导力角色的额外教育和经验。这些课程包括管理学、信息学、卫生保健系统分析、政策制定和学术领导力角色。这些项目中的许多课程最初是为了满足拥有硕士学位的护士的需要，他们希望获得博士学位以提高实践能力，作为医疗保健系统变革的推动者，并增加跨专业协作。虽然目前正在执业但没有获得护理实践博士学位的高级开业护士将被"前辈们"授予其在被认可的州取得的州执业执照，但预计许多人会希望进一步接受教育，获得护理实践博士学位。

　　护理实践博士教育的第二个入门途径是直接从本科（学士）后护理项目到护理实践博士项目。这些项目基于学士学位层次培养高级实践角色，类似于高级实践护士的硕士水平项目，例如注册护士麻醉师（CRNAs）、临床专家护士助产士和执业护士。此外，还包含了其他博士层次的相关课程，如卫生保健系统管理、人口卫生保健以及领导力等。除了传统的高级实践课程和角色之外，一些学士护理项目到护理实践博士项目还提供了信息和技术、卫生保健管理、公共卫生和（或）行政方面的其他角色选择。为了达到专业认证标准和累计至少1000小时的临床实践，项目采用了监管式的临床实践。

　　学生的课程包括美国护理学院协会（2006）推荐的八个要点，以及完成录取时的专业角色学习内容。毕业生是否有资格获得国家认证取决于所学习的专科项目及满足特定认证的资格要求。虽然许多学校（65%）希望采用这种学习计划，但却存在一些障碍（成本、师资、固定的临床场地、指导教师、顶尖项目的管理，最重要的是要获得领导、地区认证机构和董事会的批准；Auerbach et al.，2014）。Dennison、Payne 和 Farrell（2012）回顾了护理实践博士项目从研究型护理博士学位到护理实践博士学位（DNP）的历史。作者将重点放在了护理实践博士的高级实践角色上，并将其与美国护理学院协会推荐的八个要点联系起来（AACN，2006）。本文提供了一个将美国护理学院协会推荐的要点与项目能力联系起来的表格，为硕士后 DNP 项目和从学士到 DNP 项目的课程设置者提供了一个模型。

　　Frantz（2013）概述了规划、实施和维持护理实践博士项目所需的资源。包括：确定必要的教师人员和他们的资格；所需的资源，例如教室和模拟设施；提供网上和校园课程的基础设施；护理实践博士项目的课程教师之间的潜在合作，可能还有其他的学术机构的合作；教师和学生的实践机会；卫生保健机构用于临床实践的资源（包括高级实践和行政管理的）；以及行政管理者和员工对护理实践博士项目的支持。

　　护理实践博士教育的最终项目往往是一个令人关注的话题。在全国会议上经常提出关于护理学硕士和护理实践博士项目存在区别的问题。护理实践博士项目的目标是将重点放在实践应用上，而不是知识生产的研究成就上（AACN，2006）。目前关于护理实践博士项目的建议和说明可以在美国护理学院协会工作组关于项目实施情况的报告中找到（AACN，2015d）。在考虑护理实践博士项目的发展时，了解这些问题很重要。

研究型博士项目评估

虽然研究型博士项目没有专业认证，然而，美国护理学院协会（2010）提供了质量指标来指导这些项目的评价。研究型博士护理项目的质量由每一个单独的项目来建立和维护。美国护理学院协会（2010）提供的评价标准分为教师和行政人员、学生、资源和基础设施以及评估计划等类别。这些项目经常用它们自己的指标来补充这些标准。例如，对于州支持的项目，其中一个指标可能是州居民占学生总数的比例和（或）国际学生的入学人数。然而，到目前为止，除了招生人数、学生的种族/族裔和性别、项目时长、资助金额以及联邦和私人资助给护理学院的资助金额等客观指标之外，几乎没有关于项目质量的比较数据。

护理实践博士项目评估与认证

项目评估和认证对护理实践博士项目的质量至关重要。每一所拥有护理实践博士项目的护理学院通常都有一个对所有项目的总体评估计划，当然护理实践博士项目也包括在内。护理实践博士项目除了需要国内机构的层层批准外，还需要接受机构管理委员会的批准，如果它们正在准备培养入门级高级实践护士，根据州规定，它们必须经过州护理委员会的项目批准。项目评估为项目的有效性和质量评估提供数据。虽然制定评估计划包含项目评估的所有参数非常重要，但是，实施评估的计划准备就绪也至关重要。其中包括的关键因素有收集和分析数据的方法、责任人、何时以及如何将分析结果用于方案的改进。

护理教育认证委员会（2013）和美国高等护理教育委员会（2017）对于护理实践博士项目进行专门认证。ACEN 临床博士学位认证标准（2013）见 www.acenursing.net/manuals/SC2013.pdf。有六类标准：

1. 完成任务和管理能力
2. 教职员工
3. 学生
4. 课程
5. 资源
6. 成果

有关这些标准的详细信息，请访问护理教育认证委员会（ACEN）网站。

美国高等护理教育委员会（CCNE，2009）决定，它将认证能反映专业实践领域最高学位的博士学位，而不是研究型学位。这与其他学科的专业博士学位或应用实践博士学位是一致的。要获得国高等护理教育委员会（CCNE）认证，项目必须以美国护理学院协会（AACN）的《高级护理实践博士教育要点》（2006）为基础。此外，项目的学生必须注册至少 1 年，然后进行现场评估，并在实地考察前提交一份自学报告（CCNE，2015）。认证将在实地考察后和下一次高等护理教育委员会（CCNE）委员会议期间进行。这通常意味着参加该项目的学生将从高等护理教育委员会（CCNE）认证的项目中毕业。由于护理实践博士是一个相对较新的学位，大多数项目必须进行区域认证，因为一个新的学位被认为是一个质的变化。有关项目评估和认证的更多细节，请参阅第 12 章。

专业博士和研究型博士的区别

在过去的十年里，获得高级实践和领导力角色的护理博士学位的人数急剧增加。美国护理学院协会（AACN）表明，护理实践博士是高级护理实践的最高等级（AACN，2015a）。随着护理实践博士项目在全国继续蓬勃发展，研究生护理项目将研究生高级实践和临床领导力学位从硕士学位转移到护理实践博士学位。美国护理学院协会（AACN，2016c）报告称，目前 49 个州共有 289 个护理实践博士项目，128 个新项目目前正处于不同的规划阶段。

不断变化的博士教育格局表明，需要在研究型博士和实践型博士之间建立合作关系。关于护理实践博士的作用以及博士学位与护理、高级实践和卫生保健相关的差异，一直存在着争论。Murphy、Staffileno 和 Carlson 描述了研究型博士学位和护理实践博士学位项目的作用，以及它们在实践和研究合作方面的具体目的和差异。从历史上看，护理行业承认一些博士学位和头衔；学院目前只承认其中两个学位是该专业的终极学位。

第一种是研究型博士学位，与之对等的是护理博士学位。研究型博士促进护理新知识的发展。护理实践博士对于护理的愿景、学术的临床实践以及护理专业和卫生保健系统的领导力是必要的。在复杂的卫生保健时期，推动护理实践博士数量日益增长的背后动力包括快速扩充的用以指导临床实践的知识、博士教师人数短缺、患者护理的复杂性和敏锐度增加、对卫生保健质量和安全的担忧、卫生保健各方面所需的创新性领导力（AACN，2016c）。

从历史上看，在高等教育机构中，拥有博士学位的教师是唯一的终身教授。其理由是，研究型机构更倾向于那些准备在各自的学科发展新的知识和理论，并通过他们的学术活动为大学带来认可的教师。临床学者与护理实践博士准备将毕业生分析和应用循证研究直接用到卫生保健和临床实践中。目前，一些拥有护理实践博士的教师在全美的大学拥有终身职位，但美国仍有一些大学只将终身职位给那些攻读 PhD 博士学位的人（Auerbach et al.，2014）。

护理教育项目在招聘实践中各不相同。Oermann、Lynn 和 Agger（2016）研究了护理项目主管雇佣 DNP 和 PhD 教师的目的。他们发现学士学位和更高学位项目更倾向于聘用有研究型博士学位的教师。此外，他们还表示，聘用护理实践博士教师很大程度上是因为学校有意增加护理实践博士项目。如果学生的目标是在学术界任教，那么研究型博士生（PhD、DNS）和护理实践博士（DNP）都能够胜任执教。最后，Oermann 等（2016）发现在受访者中，拥有护理实践博士学位的教师在终身职位或非终身职位的任命上存在差异。

终身职位是基于过去和正在进行的对某一职业的科学贡献的就业保证，是为研究型博士而设计的。晋升和获取终身职位的过程是基于研究、奖学金和服务贡献（Nicholes & Dyer，2012）。一些学院和大学提倡授予护理实践博士临床专家终身职位，原因是意识到 DNP 的重点是应用研究、实践和转化科学实践。基于护理实践博士毕业生在循证临床实践中扎实的专业知识，护理专业及其教育者认识到他们在本科和研究生护理项目中提供指导和临床教育的价值。许多护理实践博士毕业生在致力于护理学的临床实践和学术中进行了广泛的学术工作和研究。在护理学院任教的护理实践型博士毕业生应该考虑潜在聘用机构的终身教职政策和其他类型的职位，比如不以研究为重点，但仍提供从讲师到正教授的学术级别的临床教师。

小结

本章回顾了我国博士学位项目的发展、教育准备、课程设置、研究型博士（PhD，DNS）学位与实践型博士（DNP）学位的角色、项目评估以及两者之间的差异。研究型博士项目培养科学家。大多数人毕业后进入学术界工作，并在研究与其他维度（教学、服务）的工作之间寻求平衡。护理实践博士将护理研究人员开发的科学成果转化到实践中。在美国医疗保健不断变化和挑战中，所有护理博士都起着重要作用。研究型 / 护理学博士毕业生与护理实践博士毕业生的合作有助于满足美国的卫生保健需求。

问题讨论

- 提出如何支持和发展跨学科研究需要作为研究型 / 护理学博士项目的一部分。
- 拥有护理学士学位、护理硕士学位和护理实践博士学位的学生获得研究型 / 护理学博士学位的优势和局限性是什么？
- 你认为护理实践博士作为高级实践的最终学位，在多大程度上在护理专业内达成了共识？
- 讨论与专业学位相比，研究型学位研究活动的异同。作为一个学科，你认为这场辩论对这个护理专业有什么影响？

学习活动

学生学习活动

1. 对比研究型 / 护理学博士和实践博士项目。在你的专业领域，关于项目工作、研究培训和教师指导方面有什么相似和不同之处？

2. 回顾近期的研究和文献（过去 2 年），确定护理实践博士的争论点以及其在研究和学术中的角色。

护理教育者 / 教师发展活动

1. 比较一个在线和一个面授研究型 / 护理学博士或护理实践博士项目。它们各自的优点是什么？考虑如何在项目中充分利用这些数据。

2. 如果在你的项目中，学生人数不能反映出总体人口的种族民族或性别混合情况，你会考虑哪三件事改变这种差异？

3. 如果你所在的护理学院有一个护理实践博士项目，分析它的课程与美国护理学院学会的教育基本文件是否一致。如果你的学校没有实践型博士项目，找到一个有该项目的学校，审阅其学习计划并将其与基本文件进行比对。

参考文献

Accreditation Commission for Education in Nursing. (2013). *ACEN accreditation manual: Section III standards and criteria glossary.* Retrieved from http://www.acenursing.net/manuals/SC2013.pdf

American Association of Colleges of Nursing. (2006). *The essentials of doctoral education for advanced nursing practice.* Retrieved from http://www.aacnnursing.org/Portals/42/Publications/DNP Essentials.pdf

American Association of Colleges of Nursing. (2010). *The research-focused doctoral program in nursing: Pathways to excellence.* Retrieved from http://www.aacnnursing.org/Portals/42/Publications/PhDPosition.pdf

American Association of Colleges of Nursing. (2014). DNP fact sheet. Retrieved from http://www.aacnnursing.org/News-Information/Fact-Sheets/DNP-Fact-Sheet

American Association of Colleges of Nursing. (2015a). New AACN data confirm enrollment surge in schools of nursing. Retrieved from http://www.jonascenter.org/news/post/amid-calls-for-a-more-highly-educated-rn-workforce-new-aacn-data-confirm-enrollment-surge-in-schools-of-nursing

American Association of Colleges of Nursing. (2015b). *Leading excellence and innovation in academic nursing. Annual report 2015.* Retrieved from http://www.aacnnursing.org/Portals/42/Publications/Annual-Reports/AnnualReport15.pdf

American Association of Colleges of Nursing. (2015c). Nursing faculty shortage fact sheet. Retrieved from http://www.aacnnursing.org/Portals/42/News/Factsheets/Faculty-Shortage-Factsheet-2017.pdf

American Association of Colleges of Nursing. (2015d). *The doctor of nursing practice: Current issues and clarifying recommendations: Report from the task force on the implementation of the DNP.* Retrieved from http://www.professionalnursing.org/article/S8755-7223(15)00100-3/pdf

American Association of Colleges of Nursing. (2016a). Table 11a. *Race/ethnicity of students enrolled in generic (entry-level) baccalaureate, master's, and doctoral (research-focused) programs in nursing, 2006–2015.* Retrieved from http://www.aacnnursing.org/Portals/42/News/Surveys-Data/EthnicityTbl.pdf

American Association of Colleges of Nursing. (2016b). DNP education. Retrieved from http://www.aacnnursing.org/Nursing-Education-Programs/DNP-Education

American Association of Colleges of Nursing. (2016c). DNP fact sheet. Retrieved from http://www.aacnnursing.org/News-Information/Fact-Sheets/DNP-Fact-Sheet

American Association of Colleges of Nursing. (2017). Nursing education programs. Retrieved from http://www.aacnnursing.org/Nursing-Education

Auerbach, D. I., Martsolf, G., Pearson, M. L., Taylor, E. A., Zaydman, M., Muchow, A., . . . Dower, C. (2014). *The DNP by 2015: A study of the institutional, political, and professional issues that facilitate or impede establishing a post-baccalaureate doctor of nursing practice program.* Retrieved from http://www.aacn.nche.edu/dnp/DNP-Study.pdf

Beck, C. (2016). *Developing a program of research in nursing.* New York, NY: Springer Publishing.

Commission on Collegiate Nursing Education. (2009). *Achieving excellence in nursing education: The first 10 years of CCNE.* Washington, DC: Author.

Commission on Collegiate Nursing Education. (2015). Overview of the CCNE accreditation process. Retrieved from http://www.aacn.nche.edu/ccne-accreditation/Checklist.pdf

Commission on Collegiate Nursing Education. (2017). CCNE accreditation. Retrieved from http://www.aacn.nche.edu/ccne-accreditation

Dennison, R. D., Payne, C., & Farrell, K. (2012). The doctorate in nursing practice: Moving advanced practice in nursing even closer to excellence. *Nursing Clinics of North America, 47,* 225–240.

Dreifuerst, K. T., McNelis, A. M., Weaver, M. T., Broome, M. E., Draucker, C. B., & Fedko, A. S. (2016). Exploring the pursuit of doctoral education by nurses seeking or intending to stay in faculty roles. *Journal of Professional Nursing, 32*(3), 202–212.

Frantz, R. A. (2013). Resource requirements for a quality doctor of nursing practice program. *Jour-*

nal of Nursing Education, 52(8), 449–452.

Institute of Medicine. (2010). *The future of nursing: Leading change, advancing health.* Washington, DC: National Academies Press.

Li, Y., Kennedy, K. A., & Fang, D. (2017). *Special survey on vacant faculty positions for academic year 2016–2017.* Retrieved from http://www.aacn.nche.edu/leading-initiatives/research-data/vacancy16.pdf

Melnyk, B. M. (2013). Distinguishing the preparation and roles of doctor of philosophy and doctor of nursing practice graduates: National implications for academic curricula and health care systems. *Journal of Nursing Education, 52*(8), 442–448.

Minnick, A. F., Norman, L. D., & Donaghey, B. (2013). Defining and describing capacity issues in U.S. doctor of nursing practice programs. *Nursing Outlook, 61*(2), 93–101.

Murphy, M. P., Staffileno, B. A., & Carlson, E. (2015). Collaboration among DNP- and PhD-prepared nurses: Opportunity to drive positive change. *Journal of Professional Nursing, 31,* 388–394.

National League for Nursing. (2013). *A vision for doctoral preparation for nurse educators: A living document from the National League for Nursing.* Retrieved from http://www.nln.org/docs/default-source/about/nln-vision-series-%28position-statements%29/nlnvision_6.pdf

National Organization of Nurse Practitioner Faculty. (2014). *Nurse practitioner core competencies content.* Retrieved from https://c.ymcdn.com/sites/nonpf.site-ym.com/resource/resmgr/competencies/20170516_NPCoreCompsContentF.pdf

Nehls, N., Barber, G., & Rice, E. (2015). Pathways to the PhD in nursing: An analysis of similarities and differences. *Journal of Professional Nursing, 32*(3), 163–172.

Nicholes, R., & Dyer, J. (2012). Is eligibility for tenure possible for the doctor of nursing practice prepared faculty? *Journal of Professional Nursing, 28*(1), 13–17. doi:10.1016/j.profnurs.2011.10.001

Oermann, M. H. (2017). Preparing nurse faculty. It's for everyone [Editorial]. *Nurse Educator, 42*(1), 1.

Oermann, M. H., Lynn, M. R., & Agger, C. A. (2016). Hiring intentions of directors of nursing programs related to DNP- and PhD-prepared faculty and roles of faculty. *Journal of Professional Nursing, 32*(3), 173–179.

Ponte, P. R., & Nicholas, P. K. (2015). Addressing the confusion related to DNS, DNSc, and DSN degrees with lessons for the nursing profession. *Journal of Nursing Scholarship, 47*(4), 347–353.

Redman, R. (2015). Nurses in the United States with a practice doctorate: Implications for leading in the current context of healthcare. *Nursing Outlook, 63*(2), 124–129.

Rice, D. (2016). The research doctorate in nursing: The PhD. *Leadership & Professional Development, 43*(2), 146–148.

Smeltzer, S. C., Cantrell, M. A., Sharts-Hopko, N. C., Heverly, M. A., Jenkinson, A., & Nthenge, S. (2016). Assessment of the impact of teaching demands on research productivity among doctoral nursing program faculty. *Journal of Professional Nursing, 32*(3), 180–192.

第 10 章

推荐统一的护理课程

Sarah B. Keating

本章目标

学习完第 10 章后，读者能够：

- 回顾护理教育中导致多点准入护理实践环节的问题
- 区分不同层次的护理教育水平及其在当前和未来的医疗保健系统中培养护士的作用
- 考虑推荐一系列统一的护理课程，该课程可以使护理教育更加合理化，更好地验证其专业性，并确保未来的医务工作者（护士）能够满足社会的医疗保健需求

概　述

　　正如第 1 章所述，美国护理教育在通过各种途径培养医护专业人员进入专业实践和获得执业资格方面，有着悠久的历史（其目的是通过对专业人员的知识和能力的测试来保障患者的各项安全）。以医院和培训为基础的证书护理教育项目开始于 19 世纪末。在 20 世纪初，以大学为基础的高等教育项目开始出现。在 20 世纪中期，随着专业机构的推荐，又出现了更多的学士学位项目作为职业的起点。然而，大约在同一时期，以社区学院为基础的大专课程也出现了，按照社区学院的培养目标在技术层面培养护士，同时为学生获得护士执业执照做好准备。为了达到专业标准，这些项目增加了对大专学位课程的要求，包括自然科学和人文科学的核心课程。到 20 世纪后期和 21 世纪初期，护理开始开设入门级硕士项目，以应对越来越复杂的卫生保健系统和人口健康保健需求，如为非护理专业大学毕业生开设的临床护士主管（CNL）项目和曾经在硕士级别的高级实践博士学位项目。

　　业内人士从当前护理课程的理念认识到，护理专业需建立在扎实的人文科学和自然科学基础上。同时，规定护理专业课程至少占全部专业课程的一半。按照高等教育从低到高的一般模式，大专课程通常需要 65 ～ 70 学分，学士学位需要 120 ～ 130 学分。通常也可满足通识教育要求的课程包括英语写作、演讲（人际沟通）、社会学、人类发展学、心理学、解

剖学、生理学、微生物学、化学、营养学和统计学。还有其他一些护理所重视的课程，如艺术、语言、哲学、遗传学、经济学、政治学、计算机科学和商学，也将其作为实践的基础课程。然而，在护理学士学位课程的 70 学分或 125 学分中，几乎没有或很少有这些课程的空间。当学生开始积累更多的学分，像其他专业一样，护理作为一门专业显然必须有更高的学位项目。美国医学研究所报告（2011）显示，过去十年护理实践博士（DNP）项目迅猛增长，证书护理教育项目急速减少，证实了护理专业实践需要朝着更高的教育学位目标发展。美国护理教育认证委员会（ACEN，2017）和大学护理教育委员会（CCNE，2017）网站公布，2017 年有 36 个认证的护理教育项目，约 285 个博士教育项目，还有 100 个正在计划启动的护理实践博士（DNP）项目。

不同层次的护理教育及其在培养护士中的作用

证书教育、大专学位和学士学位层次

在美国，护理现有的能够取得执照的教育水平仍然是证书教育、大专（ADN）、学士（BSN）和硕士层次。如前所述，证书项目的数量正迅速减少，大专学位项目虽然保持稳定，但越来越多的大专学位项目正与本科学位进行无缝对接。Masters（2015）描述了社区学院和大学项目之间的伙伴关系，促进了大专学位毕业生进入学士学位学习。Giddens、Keller 和 Liesveld（2015）在文献中描述了一个州立项目，该项目为参与大专学位课程的学生提供了直接进入学士学位课程的途径，同时也允许那些只想完成大专学位课程的学生退出。为了验证大专学位和学士学位的效果差异和实践水平，Kumm、Godfrey、Tucci、Muenks 和 Spaeth（2014）分析了通过州认证的大专学位项目。他们发现 109 个学士学位项目结果中有 42 个达到了标准，包括全科护理实践、专业价值观和信息技术的应用。未达到标准的结果包括通识教育、卫生保健和组织系统领导力、人口健康学、卫生保健政策、跨专业合作和循证实践。

Sarver、Cichra 和 Kline（2015）对大专学位和证书层次的注册护士进行了调查，了解对阻碍他们进行教育提升的看法，以及促使他们接受继续教育的动力。护士们表示，他们愿意继续接受教育的原因有就业机会的增加和知识的扩充，而激励因素包括学费的报销和合理的完成学位时间，障碍因素包括时间的花费和费用的负担，如书籍和各类用品。他们发现完成注册护士（RN）到学士（BSN）项目的平均时间是 2.63 年。

与本科教育相关的问题（ADN 和 BSN），如为进入临床实践而花费在本科教育上的时间和金钱，更提出了关于是培养技术型护士还是专业实践型护士的问题。这些问题要求护理界不但要考虑是否应该把执业准入点提高到本科学位，而且要提高到研究生学位。只需要采访那些年龄超过 40 岁的护理本科毕业生，就会发现他们为了完成学位所需要的额外学分，从而意识到护理人员要获得证书教育和大专之上的学位所要完成的学习量之大，并且还得不到学术上的认可，这个问题是严重的和不公平的。更进一步说，这个年龄或年龄更大的护士，如果获得硕士和（或）博士学位，同样需要完成比他们在医学、药理学、教育学、工程学、宗教和法律领域的同事更多的学分。

硕士层次

美国护理学院协会（AACN，2017a）的数据表明，美国大约有 69 个以硕士学位为执业起点的项目。AACN 专门为非护理专业的大学毕业生设计了成为临床护理主管的项目（AACN，2017b）。其他入门级硕士课程提供高级实践特色课程，如临床专家和开业护士、护理管理的角色、临床教育和社区 / 公共卫生护理的课程。值得注意的是，许多高级实践课程正在从硕士课程转变为护理实践博士（DNP）课程。关于研究生课程的详细信息，硕士课程在第 8 章中有描述，护理实践博士和哲学博士课程的描述可以在第 9 章中找到。一般来说，除了临床护理主管（CNL）所特有高级全科人才的角色外，硕士的入门级教育包括领导力、临床教育和社区实践角色方面的教育。

博士层次：实践博士学位（DNP）

护理研究生教育的另一个层次是护理实践 / 临床博士学位（DNP）。尽管过去有几个入门级的博士课程，但现在几乎没有。目前，本科毕业生可以继续他们的教育，直接进入护理实践 / 临床博士学位（DNP）。然而，大多数人需要参加护士执业执照考试，因为执业执照通常是进入该项目所必需的。在未来，这一要求可能会被取消，改在完成博士学业后才会获得执照。然而，这种情况在短期内不太可能发生。

Martsolf、Auerbach、Spetz、Pearson 和 Muchow（2015）就是否开设护理实践 / 临床博士学位（DNP）项目对护理学院管理人员进行了调查和采访。他们发现，大多数受访者认识到需要博士水平的高级实践护士。然而，由于学生和用人单位对这一角色的接受程度尚不明确，护理学院管理人员不愿为护理学士学位毕业生立即开设该学位。此外，开设该学位还有相关的认证、专业证书以及资源的限制等问题。正如作者所指出的，这些因素限制了学士学位毕业生直接进入护理实践 / 临床博士学位（DNP）项目的可能。

与此同时，学术界和业界对接受实践博士教育的护士存在一些困惑。Udlis 和 Mancuso（2015）调查了 340 名具有不同教育和实践背景的护士，他们提出了护理实践 / 临床博士学位（DNP）在学术界的作用以及实践博士期望获得的学术活动的要求。参与调查的护士一致认可未来的护理实践 / 临床博士在卫生保健系统的领导力、改善护理结局、跨专业协作和循证实践等方面的积极作用。Harper、McGuinness 和 Johnson（2017）指出一些护理实践 / 临床博士学位（DNP）项目需要毕业生完成临床规培实习，但不是所有的 DNP 项目都需要。作者认为，规培的这项要求使得护理与医学、物理疗法和心理学等专业博士学位项目同等重要。此外，规培验证了教育项目中指定的专业能力，并与参与的临床机构建立了合作关系。Harper 等主张认证机构和学术机构在规培政策上保持一致。

博士层次：哲学博士（PhD）

到目前为止，本章讨论回顾了进入专业实践不同层次的护理教育，还没有讲到护理教育中对护理研究人员和教育工作者的需要。关于这个问题在学科中也有争论，即一个护理教师在护理学和教育学方面应该具备什么水平？护理学家的教育和研究活动应该达到什么水平？学术界有一条古老的经验法则，那就是教师的水平应该比他们期望培养的学生水平至少高出一个教育层级。例如，具备学士学位或硕士学位的教师教大专学生，拥有硕士或博士学位的教师教本科学生。显然，博士项目需要具备博士水平的师资，这就提出了一个问题，教师应该拥有 DNP 还是 PhD，还是两者都要有？

是否开设从学士学位直接进入博士学位阶段的护理教育课程仍然是一个问题。其他专业/学科提供这类项目，并培养了一批更年轻的毕业生，以促进相关学科和专业的发展。Nehls、Barber 和 Rice（2016）做了一项有趣的研究，对三组攻读博士学位的护理专业博士生（N = 84）进行了比较。这三组包括：第一组是护理本科生和刚完成本科课程的学生；第二组是完成本科课程并有 1 年以上临床实践经验的学生；第三组是具有 1 年以上临床工作经验的硕士研究生。结果发现，第一组的成员更年轻，种族更多样化，完成项目的时间和其他组差不多。然而，如果把第二组和第三组完成硕士学位的时间考虑在内的话，完成这个项目的时间要长得多。正如预期的那样，与其他组相比，年轻组的参与者表达了他们对缺乏临床经验的担忧。所有学生都希望从事教学工作，而较年轻的那组学生更愿意在一个研究密集型项目中继续从事研究工作。这三组学生都表达了他们对未来教师角色和教学能力的担忧。

Smeltzer 等（2015）对在美国博士项目中承担教学工作的护理教师进行了调查。如前所述，在过去的十年中，护理实践博士（DNP）项目的增长速度超过了研究型护理博士（PhD）项目。然而，两者的数量都有所增加。Smeltzer 等发现，与研究型护理博士项目相比，DNP 教师的教学经验和学术活动更少。作者指出，护理将继续需要护理学家来改善卫生保健的结果和质量，需要高级执业护士将研究应用到实践中。Olsen 和 Smania（2016）阐述了其对护理研究的定义。他们指出，在国家层面，质量保证和质量改进（QI）、基于证据的 QI、转化科学和实践调查都被归为研究。各级护理研究人员、执业护士和教育工作者之间的合作对于学科和教育体系的建设、改善患者的医疗保健结果和对医疗保健系统的积极改革是必不可少的。

通过回顾与护理教育和教师角色相关的文献和实践报告，得出一个重要的观点，即教育也是一门由其理论、概念、模型和实践组成的科学。护理学术界必须考虑到，选择教育者角色的护士，必须确保具有在护理和教学两个方面相关的知识、专业能力和技能。有一些授予教育博士或研究型护理博士的护理项目是专注于护理教育的，还有一些硕士学位课程也有偏向教学的方向。护理教育工作者和他们进行临床实践工作的同事必须认识到将护理实践和教育知识相结合的必要性，以便通过有效的课程规划和教学模式向学生讲授最新的临床知识和技能。

推荐统一的护理课程

表 10.1 列出了一个推荐的统一护理教育课程，该课程针对从入门级到高级护理实践和研究角色，以及满足这些角色要求所需的适当教育水平所提出的一些问题。它比较了以实践或研究为重点的博士学位不间断的教育课程，与当今不同层次的高等教育相似的课程，即从大专到博士的不同层次护理教育，可以中途退出。该表展示了一个为专业教育设置的较为严格的教学计划，为学生提供了一个保证时间效率和课程质量的学习机会。这个教学计划能够在各门课程的基础上循序渐进，并将护理的知识和技能与其作为基础的艺术和科学结合起来。根据表 10.1 所列的课程，关于"进入实践"的论点的最终观点是，申请人可以在教育路径的不同节点获取执业资格；在获得大专学位（最低学位）且在临床实习 3 个月后；或在取得本科学位及规培之后；或拥有高级全科或专科或高级执业护士硕士学位且完成指定实习；最后是取得博士学位且通过临床或研究实习期。因此，学生可以选择通过获得大专学位、学士学位、硕士学位或博士学位的资格进入实践开始执业。与此同时，这些课程体系包含同样的课程或内容，从而使护士能够进入其教育的下一个阶段，继续其职业机会。如果护理学院采纳这些通用课程，就没有必要设置挑战性考试及重复学过的护理知识和技能相关课程。

表 10.1　推荐统一的护理课程

职业阶梯计划（有退出选择）				入门级博士课程（DNP 或 PhD）	
第一年					
基础课		**专业课**		**基础课**	
科目	学分	科目	学分	科目	学分
口头及书面沟通	6	护理学和医疗卫生导论	3	口头及书面沟通	6
解剖生理学	6	基础健康评估及技能	3	解剖生理学	8
微生物学	4	护理程序与技能	4	化学	4
语言或通识教育	3	老年护理	3	心理学	3
总学分	19		13	社会学 / 人类学	6
				语言或通识教育	3
				总学分	30
第二年					
社会学 / 人类学	3	母儿护理	6	人类发展学	3
人类发展学	3	精神病学 / 精神健康护理	4	微生物学	4
通识教育	3	成人急症护理	6	统计学	3
卫生保健信息学导论	3	12 周带薪实习	0（实习）	化学	4
营养学	3			美国卫生保健体系和卫生职业	3
药理学导论	2			营养学	3
				卫生保健信息学导论	3
				语言或通识教育	3
				遗传学	3
				护理学和医疗卫生导论	3
总学分	17		16	总学分	32
完成大专课程：总学分：65					

第三年					
基础课		**专业课**		**基础课**		**专业课**	
科目	学分	科目	学分	科目	学分	科目	学分

基础课		专业课		基础课		专业课	
科目	学分	科目	学分	科目	学分	科目	学分
遗传学	3	护理学专业介绍	3	经济学	3	基础健康评估	3
药理学	3	危重症护理	4	药理学	3	护理程序与技能	4
化学	4	跨文化护理	4			老年护理	3
统计学	3	护理研究	3			母儿护理	6
通识教育	3					精神病学 / 精神健康护理	4
						护理学专业介绍	3
						护理研究	3
总学分	16		14		6		26

（续表）

第四年						
基础课	学分	专业课	学分	基础课	学分	专业课	学分
通识教育选修课	6	社区卫生护理	6	生物伦理学	3	成人急症护理	6
生物伦理学	3	护理领导力与跨专业协作	3	通识教育	3	跨文化护理	4
经济学	3	医疗保健服务系统	3			社区卫生护理	6
		护理信息学	3			护理领导力与跨专业协作	3
		课程总实习	3			护理信息学	3
		12 周带薪实习	0（实习）			危重症护理	4
总学分	12		18		6		26
完成学士学位课程：总学分：65（低年级）＋ 60（高年级）＝ 125							

第五年						
专业基础课	学分	专业课	学分	专业基础课	学分	专业课	学分
护理理论	3	功能角色理论 I：以高级实践、临床护理主管、临床专科、教育、管理为例	2	护理理论	3	课程总实习（高年级）	3
卫生保健机构分析	3	功能角色实习 I	4	卫生保健机构分析	3	功能角色理论 I：以高级实践、临床护理主管、临床专科、教育、管理为例	2
护理研究循证实践	3			护理研究循证实践	3	功能角色实习 I	4
高级护理信息学	3			高级护理信息学	3		
高级病理生理学 [a]	3			高级病理生理学 [a]	3		
[a] 本课程是高级实践硕士的必修课程（非高级实践硕士不要求修该科目）							
总学分	15/12		6	总学分	15		9

第六年						
基础课	学分	专业基础课	学分	专业基础课	学分	专业课	学分
高级健康评估 a	3	功能角色理论 II：以高级实践、临床护理主管、临床专科、教育、管理等为例	2	高级健康评估 [a]	3	功能角色理论 II：以高级实践、临床护理主管、临床专科、教育、管理等为例	2

（续表）

高级药理学[a]	3	功能角色实习Ⅱ	4	高级药理学[a]	3	功能角色实习Ⅱ	4
人口健康学	3	硕士课题或论文[b]	3～6	人口健康学	3	护理历史与理念	3
		入门级硕士课程：12 周带薪实习	0（实习）	卫生经济学	3		
总学分[a]	9/3		6/9～12[b]	总学分	12		9

[a] 这三个科目不是非高级实践课程必修课（非高级实践学生不要求修此三个科目）
[b] 非高级实践硕士研究生必修。

完成硕士学位需要 30 ～ 42 学分

第七年							
护理实践博士（DNP）				研究型博士（PhD 或 DNS）			
基础课	学分	专业课	学分	基础课	学分	专业课	学分
卫生经济学	3	转化医学	3	量性研究	3	护理学，理论分析	3
		DNP 的实践和领导力基础	3	质性研究	3	专题研讨Ⅰ	3
		高级沟通与跨专业医疗服务	3	混合研究方法	3	高级沟通与跨专业医疗服务	3
		高级护理信息学	3			优质护理和结局管理	3
		DNP 课题Ⅰ、Ⅱ	6				
		优质护理和结局管理	3				
总学分	3		21		9		12

第八年							
实践博士及哲学博士 / 护理科学博士							
护理实践博士				研究型博士或护理博士			
专业课	学分	基础课	学分	基础课	学分	专业课	学分
特定角色的循证实习	6	选修课（为从事教师角色者开设的教育课程或为从事研究角色者开设的研究课程）	6	选修课（为从事教师角色者开设的教育课程或为从事研究角色者开设的研究课程）	6	护理学理论发展	3
DNP 课题Ⅲ	3		6			高级实践和领导力角色发展	3
高级实践和领导力角色发展	3					专题研讨Ⅱ	3

（续表）

入门级实践博士 12 周带薪实习	0（实习）			入门级科研型博士 12 周带薪实习	0（实习）	
总学分	12		6		6	9
护理实践博士（硕士毕业）：总共 36 学分 护理实践博士（不间断）：总共 195 学分 科研型博士（不间断）：总共 207 学分						

护理学院有责任评估非护理专业教育背景申请人的资质。针对修过先修课程和同期课程的具有同等学历者（指非护理学位的注册护士），需要灵活授予学分，以便其进入课程并完成下一个学术阶段。例如在其他学科有学士学位或硕士学位的护士，以及有学士学位或更高学位直接进入硕士课程而不是重复学士学位的非护理背景的申请人。当然，注册护士需要高级护理课程或同等水平的课程，而非护理背景的申请人需要相当于学士学位水平的护理课程，但这些课程应该在进入硕士或博士水平的护理课程之前的毕业后阶段学习。

入门级博士课程的优势是多方面的，这将有助于高中毕业生进入 8 年制的护理课程，从而培养出相对年轻的专业临床工作者、研究人员和教育工作者。8 年的总课程计划给予深度教育和培养承担实践、教学和研究角色的高素质毕业生的时间。如果护理专业接受护理教育的这种转变，就必须正视这样一个现实，即也会有其他如执照从业 / 职业护士等角色的人员存在。此类项目属于社区学院，所以引发了护理领域的广泛讨论。本作者把这个争论留给了阅读本文的护理教育者和未来几十年的专业发展。

小结

本章总结了护理教育中多点准入专业实践的现状以及护理人才的培养方案。现如今的世界秩序、国家社会和卫生保健系统都在迅速变化，未来难以预测。未来十年，有一些流行趋势应该会对护理课程的发展和评价产生影响。如果我们选择不顺应这些变化，护理专业将继续分裂，其协助制定公共政策、为民众提供最佳医疗服务的机会将减少。护理教育工作者有责任携手同行，在实践和研究中共同开设新的课程，为未来的护士做好执业准备，他们是有能力和有爱心的、优秀的临床工作者和从业者、领导者、变革推动者、学者和研究者。未来的护理教育体系将具有以下特点：

1. 以教育和实践为基础，明确教育层次，区分卫生保健体系中的实践范围
2. 在选定的实习场所规培 3 个月后，进入普通护士岗位
3. 由高质量的高等教育机构专注于及时对新护士进行循证护理实践的培训
4. 高质量的高等教育机构注重教师在教学、社区服务、研究以及护理学和相关学科知识的实践和应用等方面发挥卓越作用
5. 高质量的高等教育机构重视培养为个人、家庭、社区和团体提供高级循证护理实践和跨专业服务的护士
6. 学生、毕业生及教师积极参与护理学及相关学科新知识的研究
7. 高质量的高等教育机构注重培养能够对卫生保健政策产生影响及为了服务人群的利益推动卫生保健系统改革的护理领导者

8.学术和健康科学中心专注护理研究，并通过转化科学和循证实践促进护理学的发展、验证理论并发展新理论、新概念和新模型，在国家和国际层面上推动教育创新

问题讨论

- 考虑到医疗保健和教育体系的快速变化以及护士的持续短缺，您认为在未来 5～10 年内，护理教育将会发生怎样的变化？
- 过去改变护理教育的有效策略有哪些？它们应做何种必要的变化以适应当今的护理教育？过去有哪些经验教训阻碍了护理教育的发展？如今的护理教育者如何利用这些经验教训进行改革？

学习活动

学生学习活动

请结合本章"理想的护理学院"相关内容，为十年后的护理实践设计一个课程，请记住是要针对不同的实践和环境。充分发挥你的想象力。

教师发展活动

召开一次全体会议，进行有效的头脑风暴，发挥创造性思维。列出 5～10 年后理想的护士特点。审视这些特点，思考如何针对这些护士开设新的课程，以提供必要的教育。关注创造性和新颖的学习理论。将这些想法与你现有的课程进行比较。如何将其转变为你所设想的课程并同时满足专业认证及专业标准和条件？

参考文献

Accreditation Commission for Education in Nursing. (2017). Accredited programs. Retrieved from http://www.acenursing.us/accreditedprograms/programsearch.asp

American Association of Colleges of Nursing. (2017a). *Schools offering entry-level or 2nd degree master's programs.* Retrieved from http://www.aacn.nche.edu/leading-initiatives/research-data/GENMAS.pdf

American Association of Colleges of Nursing. (2017b). CNL programs. Retrieved from http://www.aacn.nche.edu/cnl/about/cnl-programs

Commission on Collegiate Nursing Education. (2017). CCNE-accredited master's nursing degree programs. Retrieved from http://directory.ccnecommunity.org/reports/rptAccreditedPrograms_New.asp?sort=state&sProgramType=2

Giddens, J., Keller, T., & Liesveld, J. (2015). Answering the call for a bachelors prepared nursing workforce: An innovative model for academic progression. *Journal of Professional Nursing, 31*(6), 445–451.

Harper, D. C., McGuinness, T., & Johnson, J. (2017). Clinical residency training: Is it essential to the doctor of nursing practice for nurse practitioner training? *Nursing Outlook, 65*(1), 50–57.

Institute of Medicine. (2011). *The future of nursing: Leading change, advancing health.* Washington, DC: National Academies Press.

Kumm, S. Godfrey, N., Tucci, M., Muenks, M., & Spaeth, T. (2014). Baccalaureate outcomes met by associate degree program. *Nurse Educator, 39*(5), 216–220.

Martsolf, G., Auerbach, D., Spetz, J., Pearson, M., & Muchow, A. (2015). Doctor of nursing practice by 2015. An examination of nursing schools' decisions to offer a doctor of nursing practice degree. *Nursing Outlook, 63*(2), 219–225.

Masters, K. (2015). Implementation of a generic baccalaureate concurrent enrollment program: Increasing the percentage of nurses prepared at the baccalaureate level. *Nursing Education Perspectives, 36*(3), 192–193.

Nehls, N., Barber, G., & Rice, E. (2016). Pathways to the PhD in nursing: An analysis of similarities and differences. *Journal of Professional Nursing, 32*(3), 163–172.

Olsen, D., & Smania, M. (2016). Determining when an activity is or is not research. *The American Journal of Nursing, 116*(10), 55–60.

Sarver, W., Cichra, N., & Kline, M. (2015). Perceived benefits, motivators, and barriers to advancing nurse education: Removing barriers to improve success. *Nursing Education Perspectives, 36*(3), 153–156.

Smeltzer, S., Sharts-Hopko, N., Cantrell, M., Heverly, M., Nthenge, S., & Jenkinson, A. (2015). A profile of U.S. nursing faculty in research- and practice-focused doctoral education. *Journal of Nursing Scholarship, 47*(2), 178–185.

Udlis, K., & Mancuso, J. (2015). Perceptions of the role of doctor of nursing practice-prepared nurse: Clarity or confusion. *Journal of Professional Nursing, 31*(4), 274–283.

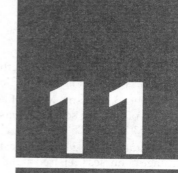

第 11 章

远程教育、在线学习、信息学和技术

Stephanie S. DeBoor

本章目标

学习完第 11 章后，读者能够：

- 回顾护理教育项目中使用的各类远程教育计划
- 分析技术和信息学的应用以及在护理课程实施过程中的有效性
- 回顾与远程教育项目目标相关的文献
- 研究教师在护理教育中遇到的信息学和技术方面的应用问题

概　　述

　　本章讨论信息学和技术对课程设置和评价的影响，并对远程教育形式，包括实体教育机构的实体卫星校园、混合式教学、网络沉浸式教学和在线平台进行探讨。此外，对其他先进技术的发展进行了分析，例如智慧教室、模拟病人、电子病历系统以及应用于教育和医疗保健的信息系统。本章还简要回顾了关于项目成效以及学生满意度的研究结果，并提出与远程教育和技术相关的问题。

远程教育项目

　　远程教育的定义是在与实体教育机构相隔一定距离的地方进行的任何学习经历。它可能是在与城市中心相隔几个街区之遥，也可能地处另外一个国家。远程教育通过既定的策略来实施教学，授课方式包括由实体教育机构教师或具备资质的实体教育机构以外的教师管理的异地卫星教学、通过视频会议和电话会议面向校外开展的广播教学、网络会议、基于网络的教学以及由教师督导的临床实践，包括临床指导和实习。远程教育提供继续教育项目、学位项目、单门学术课程或者校内与校外的课程结合。远程教育的起源可以追溯到 18 世纪初的函授教育（Bower & Hardy，2004）。那时，导师将课程邮递给学生，学生完成之后再以邮递方式提交作业。虽然这是一种为那些无法亲身到校的学习者普及教育的良好途径，但却受到当时邮政系统的制约，比如邮件遗失、耗时漫长等因素。从 20 世纪 60 年代的卫星通信到 20 世纪 80 年代的光纤系统，技术不断进步。如今，借助互联网，学生可以通过电脑上的操作与身处世界各地的教师进行沟通联系。随着美国各大学探索旨在提升取得护理执照前教育项目（prelicensure）、从注册护士到护理学士学位项目（RN-to-BSN）和研究生护理项目入学率的策略，在线教育已成为一种日渐盛行的趋势。

接下来的讨论分析了远程教育规划的考虑事项。此外，还讨论了远程教育的各种类型，其中包括卫星校园项目，网络、视频和电话会议以及基于网络的在线项目。

需求评估与课程要素的兼容性

在制定任何类型的校外教育项目时，护理教育者必须从反映计划需求的外部和内部框架因素评估中获得数据支持，包括基于教育方案、成本分析、确定的申请者数量和教育计划的成功预期。一旦完成需求评估并且确定时间框架，计划制订者将审核所有课程要素，以确保与最初教学项目的一致性。关于需求评估、预算编制和课程要素的详细论述，请参阅本节第 2 篇和第 5 章。此外，应制定一个评估方案以确保教育项目的质量并且满足认证标准。

外部框架因素

无论是面向多个地点的个别学生，还是面向单一地点的一群学生，远程教育都可以借助内部和外部框架因素的评估要素进行需求评估，体现开发一项远程教育项目的可行性。如果该项目计划设立一个校外实体卫星机构，外部框架因素包括对该项目所在社区的评估，包括综合考虑社区位置、对远程教育的接受度、人口特征以及技术复杂程度、远离实体教育机构的授课，以及在实体教育机构之外的地点创建教学环境的能力等因素。若要以完全在线授课的方式开展该项目，则必须具备最新的技术和系统支持团队。其余外部框架因素包括针对远程教育项目的供应商以及服务于同一地区的其他护理教育项目的支持能力和区域竞争的评估。医疗保健系统和民众的健康需求对相关项目的影响在于，该项目的毕业生怎样才能学以致用。评估与异地医疗机构在提供该项目所需校外实习地点方面的合作关系，对于该项目能否在该社区中取得成功至关重要。

远程教育项目的需求包括来自所在地区护理专业人士的支持，国家、区域和州法规，以及认证机构的批准。通常，发起项目必须将开展远程教育的方案通知所有认证和批准机构，各相关机构则要求其对主要的基础设施支持系统、时间表、评估方案进行详细说明；更为重要的是必须阐明课程计划的财务可行性。

内部框架因素

与外部框架因素非常相似，对内部框架因素的审查旨在为制订远程教育项目的过程中提供更多信息。首先要关注的是上级学术机构的支持及其在远程教育项目中的经验。如果具有管理此类项目的经历，则对于护理课程项目更有可能持支持的态度。为确保远程教育项目与实体教育机构教育项目的一致性，需要研究实体教育机构与护理课程项目的使命、宗旨、理念和目标。内部经济状况及其对远程教育项目的影响对于该计划的财务可行性至关重要。一项有效的远程教育项目需要评估教师对当前技术使用的熟悉和舒适程度以及教学设计者和程序员的支持。

成本问题

如果需求评估中的建议表明远程教育项目是可行的，则护理学院的管理部门需要编写一份项目建议书或项目实例，并提交实体教育机构。项目实例旨在说服主要管理者和利益相关者，设立远程教育项目符合该教育机构的使命，拥有大量的潜在学生群体，并且通过线上或卫星等形式开展现有的认证教育项目不会影响教学质量。项目实例将详细描述相关的远程教育项目，并证明该项目的经济效益。如果之前的项目确实产生了收益或者至少做到了自给自足，新项目则更有可能获得支持。在提交行政部门并获得批准后，将围绕该案例制订详细的计划。

项目计划中首先要解决的成本问题是远程教育项目的经济效益，可行性结论主要基于对预期启动成本、管理成本、教职员工配备、资本支出（现场设施和技术支持系统）以及学术支持（招聘、录取、档案、图书馆访问和学生支持系统）的全面分析。需求评估往往从护理教育项目的经费中抵消，其资金主要来源是营业间接费用拨款中的应急资金或项目开发资金。项目计划还应包括可能为启动资金提供支持的初期资助，以及最终实现自给自足的计划，并列出需要实体教育机构提供的相关资源，例如临床实践的设施、用于视频会议、电话会议和（或）网络教学的技术支持系统、管理费用和教职员工的工资，以及图书馆、学术服务和学生服务等学校支持系统。在评估报告的清单中需要列出可能所需的管理人员、教职员工以及所推荐项目的学生特征。

管理部门的角色和成本包括项目实施过程中的监督或管理，例如预算和人事管理、与区域利益相关者的联络活动、公关、协调、营销方案以及取得有关机构对远程教育项目批准和认证报告的准备工作。与教职员工相关的成本考虑因素包括全职和兼职同等职位的薪酬、福利、差旅及其他费用、物资和设备。

课程与评估计划

除了项目的经济效益之外，还需要对课程进行分析，以确保所提议的远程项目与实体教育机构教学计划的使命、目标、组织框架和学生的学习成果保持一致。尽管课程的安排和授课方式可能不同于传统的线下授课，但必须要达到相同的目的和目标。管理人员和教职人员必须确定课程总体安排，并说明选择的理由。设置在线课程总体安排时，必须考虑教师的教学法。对于某些以"讲坛上的圣贤"自居的教师而言，这种转变或许十分困难。

为确保教学质量，新项目应被纳入实体教育机构教学项目评估的总体方案中。此外，应制定与之配套的评估方案，以便于监督该项目的实施过程并及时进行必要的修订（形成性评价）。此外，为了从学生学习成果和成就感、利益相关者的满意度以及与实体教育机构教学项目课程要素的一致性方面衡量该项目是否成功，还应制定终结性评价方案。有关设置远程教育项目的指南，请参见表 11.1。

表 11.1 远程教育项目开发指南

指南主题	关于数据收集和分析的问题	预期成果
需求评估：外部框架因素	远程教学地点对该项目的支持程度以及技术使用的熟练程度如何？ 医疗保健体系对该项目以及护理专业的支持程度如何？ 医疗保健系统对学生临床实践的开放程度如何？且拥有哪些可用于培养临床实践的资源？ 与其他教育项目相比，该项目的竞争力如何？	远程教学地点可接受远程教育项目，并擅长或愿意了解远程教育技术，且拥有支持该项目的医疗保健体系，必要时可以为护理专业和学生的临床实践提供支持 与其他项目相比，该项目更具有竞争力
外部框架因素	是否已将该项目通知项目批准和认证机构？相关机构是否批准该项目？或者是否有迹象表明未来将会批准该项目？	已经通知相关的项目批准和认证机构，该计划已经得到批准，或者有迹象表明未来将会批准该项目
需求评估：内部框架因素	远程教育项目如何体现出实体教育机构的使命、理念、组织框架、目的和目标？ 实体教育机构如何具有用所选择的模式开展远程教育的经验和（或）拥有支持远程教育的资源？ 各项方案是否制定到位，且表明拥有足够的资源和学校的项目支持？	远程教育项目与实体教育机构的使命、理念、组织框架、目的和目标是一致的 实体教育机构具备开展项目的经验和（或）支持项目所需的资源 各项方案已经制定完成，并且学校拥有足够的基础设施、人力资源和项目支持
经济效益	远程教育项目的需求评估能否得到实体教育机构的支持？如果该教育机构不提供资金，是否还有其他资金来源？ 该教育机构是否提供启动资金，或者是否还有其他资金来源，例如来自合作医疗机构或教育机构的资金？ 项目案例是否足以证明该项目的必要性，包括与实体教育机构使命的一致性、社区对该项目的明确需求、充足的潜在学生群体以及维持教学质量的保证？ 项目计划是否对人员成本（职员、技术人员和教师）；管理成本；设施（如有必要）；学术支持系统，如图书馆、入学服务、助学金；以及必要的技术系统作出详细说明？ 自给自足方案是否制定完成？是否存在符合生源规模的项目以及维持该项目所需的其他必要资源？	由实体教育机构或其他资金来源为需求评估提供支持 由实体教育机构或其他来源提供启动资金 项目案例具有说服力，并且包括制定该项目的充足理由，即履行使命、满足需求、拥有充足的潜在学生群体并保证项目质量 项目计划包含必需的人员配备、行政成本、设施（如有必要）、学术支持系统以及必需技术系统的资金 关于自给自足和维持项目运转的财务方案已经制定完备
与课程要素的一致性	远程教育项目能否体现实体教育机构的课程设置，例如课程简介、学分、目标和内容？	远程教育项目与实体教育机构的课程设置保持一致
授课模式选项	是否考虑到所有授课模式，包括校外、实体卫星校园、视频会议和（或）电话会议以及在线或网络方式？	已审核所有授课方式，并总结出所选择的特定模式或组合方式的基本依据
授课模式选项：选择及其依据	所选择的模式是否符合学生的学习需求？ 是否有足够的教师能够使用所选择的模式？如果没有，是否制定了教师发展计划和技术支持？	所选择的模式适合学生的学习需求，并且在教师的专业知识或既定的教师发展计划范围内

（续表）

指南主题	关于数据收集和分析的问题	预期成果
	所选择的模式对于学生和教师的用户界面是否友好？	所选模式对于学生和教师的用户界面友好
授课模式：实施方案	所选择的模式是否符合课程设置方案？	所选模式与课程设置方案一致，可以通过该模式实施教学方案
	所选择的模式是否适合课程设置方案的实施，即是否可以提供理论教学、实验室教学和临床实践？	
授课模式：评价	评价方案是否制定完备？是否与实体教育机构的总体方案保持一致？	评价方案制定完备，且与实体教育机构的总体方案保持一致
	评价方案是否包含形成性评价和终结性评价？	评价方案包含形成性评价和终结性评价
	评价方案是否包含必要的规划及人员安排，以便根据评价方案的数据分析和建议进行补充和修订？	评价方案具有根据评价活动得出的数据分析和建议进行项目修订的机制
	所选择的授课模式是否符合当前的教育实践？	所选择的授课模式符合当前的教育实践且适应教育、护理专业和医疗保健系统的未来变化
	所选择的模式是否适应护理专业、教育和医疗保健系统的未来变化？	

远程教育项目的类型

下文介绍了远程教育项目的主要类型以及分属于同步授课（直播、实时、同时进行）或异步授课（在不同时间发生）的各种形式。高等院校利用学习管理系统（learning management systems，LMSs）提供基于网络的在线教育课程。下面列举了各类远程教育选择的利弊。

卫星校园

为了便于讨论，此处将卫星校园定义为在实体教育机构以外的地点提供全部或部分课程的教育项目。尽管卫星校园可以结合视频会议和网络教学等技术方法进行授课，但教学活动主要在教室中进行，而且包括教师与学生之间的互动（同步）。对于护理专业，临床实践的培养可以选择卫星校园所在社区的医疗机构。来自实体教育机构的教师可以作为课堂教师，或者充当教授相同课程的校外教师顾问。如果来自实体教育机构的教师在卫星校园授课，差旅费用和出差时间应包括在该项目的实施成本中。这些成本将与聘用课堂教师的薪资和福利成本进行比较。随着互联网的出现，卫星校园在护理教育中的应用越来越少。

在线 / 基于网络的教育项目

在线和基于网络的教学始于教师和学生使用邮件列表服务器（LISTSERVs）、电子邮件等通讯工具，以及在国际互联网上的资源和参考文献的查阅。在 20 世纪 90 年代和 21 世纪初，借助学习管理系统（LMS）的网络教学日益普及。事实证明，它们非常受学生欢迎，以至于无论是面向校本部学生还是校外学生，都设置了网络教学与校内教学相结合的课程。在线 / 网络教学通常借助与教育机构签订合约的学习管理系统来授课，尽管一些教育机构自行开发学习管理系统。在 2016 年的《在线成绩单：美国在线教育跟踪》报告中，Allen 和

Seaman 指出 2012 年秋季至 2014 年秋季之间，远程教育注册人数增长了 7%。Babson 调查研究小组（2015）在高等教育机构的在线学习的报告中提到，在线注册人数的增长正在超过整体注册人数。该报告确认 2014 年秋季共有 580 万名学生注册了远程教育课程。在线课程是指"至少 80% 的课程内容采用在线授课方式。面对面教学是指在线授课内容所占比例为 0% ～ 29%；该分类包括传统课程和网络辅助课程。混合式教学的在线授课内容所占比例为 30% ～ 80%"（Allen & Seaman，2016，p. 7）。这种类型的远程教育为那些难以进入校本部学习的人们提供了更大的灵活性。只要具备上网条件，学生就可以在世界任何地方随时登陆课程。

网络沉浸式教学

这种远程教育形式能够让学生借助讨论区和书面作业等方式，在线完成大部分学习内容。每学期学生必须前往校本部 1 ～ 2 次进行沉浸式学习。在校期间，为提升学习能力，学生将在实验室进行技能操作的训练、标准化病人的临床评估以及参加临床专家的讲座。沉浸式学习期间，学生可以与教师以及其他同学进行互动和协作。教师将借此机会评估学生在专业领域内的知识、技能和特长，并进行学习指导。与在线交流的延迟反应相比，学生更喜欢与教师面对面交流并获得即时反馈。但这种形式的缺点是，除了要支付每个学期的标准学杂费之外，学生还须承担往返于校本部的费用。

混合式远程教育

混合式课程采用同步和异步相结合的授课方式。在规定的时间里，学生既可以在校园内也可以通过在线"虚拟"教室与教师会面。"虚拟"教室是一个网络会议平台，教师和学生可以通过直播的方式见面。Big Blue Button（2017）、Blackboard Collaborate（2017）和 Zoom（2017）是这类技术的范例。这种形式的优点和缺点在上文提及的网络沉浸式教学中得到体现。

在线课程开发

基于网络的教与学要求具有可供教师和学生访问的管理系统，由教学辅助人员提供技术支持以及对不熟悉该系统的教师和学生进行培训。一些高等院校拥有经验丰富的教学技术人员及专门设置和管理课程的教职人员，教师仅负责课程的实际教学。这种方法可以为教师提供技术支持，但可能会剥夺任课教师的部分学术自由。例如，如果不经过技术支持人员进行更改，教师就无法变更课程作业或整体形式。此外，事实证明这种方式十分昂贵，因为教育机构原本可能只需支付一个人的薪资，现在则需要承担数位工作人员的费用。

美国远程教育联盟（ADEC，2016）提出了开发在线课程的最佳实践方法。它简要概述了远程教育和在线教育项目中的考量因素以及如何确保教学质量。具体建议包括主页开发、课程结构和教学策略、教师/同行间的交流与协作、教学技术的结合以及适用于考试、评价和作业的安全措施等。

教师必须考虑到传统课堂教学和在线教育之间的差异，因此需要在教学策略上转变教学方法。Fiedler、Giddens 和 North（2014）指出，教师的支持对于成功地应用护理教育中的技术创新至关重要。在初始阶段，将传统课程或新课程转换为网络课程需要花费大量时间，而且与所有课程一样，每次授课需要及时更新和修订。通过互联网可以开展多种学习活动，例如实时同步聊天室和直播教室，学生和教师可以在预定时间内会面并讨论课程主题或者复习与课程任务相关的问题。关于选定主题的非同步条目（在不同时间发生的、被称为"穿插式讨论"的条目）为学生和教师提供了讨论相关主题并表达观点和看法的机会。与之相关的作业通常需要完成阅读任务和（或）回顾相关文献，以便围绕该主题进行学术讨论。教师可以借助文章或 PPT 演示文稿进行授课，内容包含注释、插图、对同一资源定位符（URL）的引用、录像、影片和其他影音媒体，并提出与本课程内容有关的思考题进行讨论。小组作业可以借助聊天室、直播教室、穿插式讨论和电子邮件等方式交流。

许多学习管理系统都开发了便于教师安全地进行调查和测验的程序，并提供学习成果的统计分析。网络教育和直播平台的一些范例包括 Blackboard（2017）、Canvas（2017）、Moodle（2016）、Pearson Education Inc.（2017）和 Wimba（2017）。在线监考服务可以进一步确保远程教育项目的完整性。Examity（2017）、Kryterion Online Proctoring（2017）和 ProctorU（2017）是远程监考服务的范例。

在线形式的学习理论

大多数远程教育项目运用成人教育（成人学习）策略，通过校外卫星站点、视频会议、远程通信、在线和网络技术进行授课。这些形式提供的大多数教学策略以学习者为中心，以促进学生积极参与学习过程，而不是采用向学生灌输知识的传统教学方法。有关适用于在线教育形式的学习理论，以及有关将学习理论用于在线教学的研究思路，请参照第 6 章。

Uzuner Smith、Hayes 和 Shea（2017）指出，高等教育的在线教学模式和混合式教学模式中经常出现社会建构理论。建构主义理论能够很好地用于电子化学习，因为该理论的核心是学习者基于对原有知识建构的理解、新知识的吸收以及学以致用的能力。其要求学习者积极参与、反思并与教师和同行进行互动交流（Kala，Isaramalai，& Pohthong，2010）。

关于在线形式成效的研究结果

随着在线教学逐渐成为授课的常态，检验这种教育形式的有效性十分重要。Du 等（2013）运用系统的检验方法对网络远程学习在护理教育中的成效开展研究。结果表明，在符合纳入标准的 9 项随机对照试验中，参与网络远程学习的人在知识获取上具有同等或更好的效果。美国教育部（2010）发现，混合式在线教学效果要优于完全在线教学。此外，混合式在线教学形式的评价结果要优于传统的面对面教学。

Hampton、Pearce 和 Moser（2017）指出在线学习对学生学习成果的有效性。这项研究深入分析了在线课程中学生对教与学的偏好。结果表明教学策略中存在代际差异，并提出提高学生参与度的首选策略。研究还发现，叙述性 PPT 演示文稿 / 视频和案例学习是学生青睐的两种最吸引人、最有效的学习方法，而最不受欢迎的两种方法是小组项目学习和 wikis（一款用户协作编辑软件）。

网络教育的优点和缺点

网络教育的优点在于能够为学生和教师提供灵活的时间安排、多种学习和教学策略、全体学生的积极参与、学生与教师之间的个人 / 个别交流、课程设置之后的管理和更新的适时维护以及对课程完整性的保证。对于主体教育机构而言，网络教育的优点还包括在无需占用校园空间的条件下，能够招收更多学生。

网络教育的缺点包括需要技术支持、与学习管理系统和计算机设备相关的启动资金和持续开支、师生之间缺乏面对面交流、教师准备课程过程中花费教师的大量时间、师生需要进行技术使用培训、感知和交流等护理价值观的潜在损失，以及缺乏对实体校园的归属感。

远程教育通常难以维持学生的参与度。Looyestyn 等（2017）通过使用游戏机制（这一概念最早出现在以计算机游戏为背景的条件下）来加强对在线教育项目中的学生参与度进行了系统综述。该策略使用结合了游戏元素的教学软件，例如关卡、挑战、任务和奖励。该策略表明自我和（或）同伴竞争有助于提高参与度，引入游戏机制可以提升学习效果。正如 Montenery 等（2013）的研究所提出的，这种形式受到千禧一代学习者的欢迎。研究表明，这一代学习者更加适应舒适的环境，并且在日常生活中更加依赖技术的使用。千禧一代学习者希望获得即时反馈和正向强化，而游戏奖励机制恰好可以满足这样的需求。

最后，学生在主要由在线课程构成的学习中有时会感到孤立。Fox（2017）对 VoiceThread（一项基于云计算的技术）的使用进行研究，旨在促进在线课程中的互相协作。借助这项技术，学生可以通过语音录制而非书面讨论的形式来分享知识。研究结果指出了该技术的利弊所在。主要的问题包括设置麦克风、调节合适的音量、尽量减少外来噪声、理解语言和口音，以及初次使用录音技术时的紧张程度。而优点在于参与者通过这项技术可以感受到类似于同学和教师在教室中面对面交流的体验。总体上，对 VoiceThread 的反响是肯定的，对于文本讨论区，学生们更青睐该技术。

临床课程和远程教育

通过远程教育的形式可以为学生提供优质的临床实践。例如，由实体教育机构教师任教的远程校园通常以"传统"模式提供临床实践。教师根据课程的实施方案开发临床课程，包括实验室技能课程。学生被分配到临床实验室，学习评估技能和临床技能，还被分配到医疗保健机构，并在教师的监督下获得临床经验。后者将在教师的监督下进行临床实践，教师可以在临床环境中对一组学生直接进行监督，或者调整学生的辅导计划，由符合条件的科室护士担任指导教师。

通过精心计划，可以通过视频会议、电话会议和网络教学为在线课程的学生提供临床实践。应谨记，课程目标必须保持一致以确保课程的完整性。负责临床课程的教师在设计课程时，可以通过选定的远程教育技术提供课程的教学和讨论部分。作业、日志或描述临床经验的反思日记、测验、会前讨论/会后讨论等也可以通过采用不同步（在不同时间发生）或同步（同时发生）的技术来实现。实际临床实践可以通过以下途径获得：由教师调整的实习计划，由教育机构聘用的当地教师负责学生的临床监督，或者由教师在临床对学生进行监督。

如果由远程教育项目的教师作为在线带教老师和学生实习的协调者，他们必须确保在教育项目、医疗保健机构和带教老师之间达成协议；制定带教老师的资格标准；帮助带教老师了解课程大纲、具体课程和带教老师角色；在培养临床经验期间为带教老师和学生提供指导；为所有参与者建立通信网络；监督带教老师和学生；根据带教老师的意见评定成绩；根据反馈对项目进行评估和修订。

实验室的临床经验模拟教学可以通过使用高仿真和低仿真模拟人以及案例场景来完成，从而为真实环境中的临床实践经历做准备。Rodriguez、Nelson、Gilmartin、Goldsamt 和 Richardson（2017）研究了护理本科学生对模拟教学最佳实践方法的认知以及每种教学实践方法对学习支持的重要性。研究人员使用的教育实践调查问卷是经过验证的调查工具，包含 16 个条目，用于监测基于模拟学习的各个方面。学生在总计 4 个学期的护理学士学位项目中接受两次调查（中点和终点）。结果表明在中点和终点之间的学习有显著提升，这一结论将支持高仿真模拟作为临床实践的创新性临床教学范例。

信息技术的发展

课堂技术

在课堂和远程教育中运用的技术将决定授课方式，从而指导课程的实施。应用于课堂和远程教育项目的技术在过去的数十年中突飞猛进。从以教师为中心并辅以课程视频和幻灯片放映的讲课形式，到具有旁白功能的在线 PPT 演示文稿、YouTube 视频和 MP3，以及包含课程材料、用于教师和学生个人电脑的闪存驱动器。其他以学生为中心的设备包括：用于课堂参与的电子答题器，以及与课程大纲、教材和讲课内容相关的电子笔记软件。在线技术可以通过 eLearning 软件来获取，该软件能够为教育者开设广播讲座或简短讨论，并辅以影片、幻灯片和网站访问等功能。这类软件包的范例包括 Camtasia、Filmora 和 Lectora。多媒体教学工具的发展促进学生积极参与学习过程，并且有助于从以教师为中心的策略向以学生为中心的学习过程转变。

开放源代码应用、基于云计算应用或商业受众响应系统（ARS）应用正迅速地取代手持式"答题器"等课堂响应系统。这类系统允许学生借助个人电子设备（例如手机、智能手机和笔记本电脑）回答问题。学生答案可以即时显示。Montenery 等（2013）的报告指出，这项技术可以帮助那些通常不会在课堂上口头回答的人建立信心。此外，商业受众响应系统（ARS）鼓励参与、介入并提供即时反馈，这是千禧一代学习者所期待的。

Njie-Carr 等（2017）对"翻转课堂技术"的有关文献进行了综合性回顾，以探讨该技术在护理教育领域教学方法中的应用。这种技术需要学生提前预习相关课程，完成阅读作业和简短听课，而非传统课堂教师的授课风格。作者一共搜集了 95 篇论文，并对其中 13 篇进行分析。所回顾的研究涉及学生成就和满意度、学生和教师准备，以及从教师角度对翻转课堂技术概念化的差异。作者得出的结论是，翻转课堂技术可促进主动学习和评判性思维。采用这种教学方法时必须考虑到教学任务以及所需的技术支持资源。作者提供了若干建议，用于针对护理教育领域翻转教学模式的深入研究，以及对临床表现产生的长期影响研究。最后，作者认为，护理以外的学科可以为这种教育方法提供应用和实施策略。

电子图书馆资源为教师、研究人员和学生提供了期刊、电子版教科书和参考数据库的互联网访问权限。护理领域最常用的数据库是护理与联合健康文献累积索引（CINAHL）、Cochrane 系统评价数据库、健康科学数据库、Medline 生物医学文献数据库、护理与联合健康数据库、Ovid 护理期刊全文数据库和 PubMed 生物医学文献数据库。诸如《行为科学》期刊和 ScienceDirect 数据库等社会学和科学数据库，以及教育资源信息中心（ERIC）经常被用作教学参考。

"云端"互联网数据库将文件和其他数据存储在远程计算机服务器中，以便同步和下载至其他电子设备上。它们为教师、研究人员和学生提供了一个虚拟场所，用于存储和交换文件、数据库、提交书面作业（例如论文、期刊和日志）并对其进行评分。这类服务可以是免费的，如果需要存储大量数据，则可能要收取费用。其中一些互联网虚拟文件服务的范例包括 Apple iCloud、DropBox、Google Drive 和 SugarSync。

　　老师在黑板上书写、学生拼命地抄写，这样的情景已经成为过去。《今日美国》（Alderton，2016）报告说，上学年美国所有校区中近半数（46%）在计算机硬件上的支出有所增加，这表明从幼儿园到 12 年级的学校也跟随高等教育转向数字平台。智慧教室是技术增强型教室，可通过诸如计算机、专业软件、受众响应技术、网络和影音功能的技术集成来提供授课和学习机会。Camtasia、SnagIt、Adobe Presenter 和 Movavi Screen Capture 等视频采集软件允许教师录制授课视频、在网络上广播或保存至视频文件中。学生可以到场参加直播课堂教学、通过网站远程实时观看或过后回看。采用录制的方式使学生可以在方便时出于确认或学习目的回顾信息。

　　尽管这不是一个新现象，但大规模开放在线课程（MOOCs）的增长对于未来学位计划的学分授予机制产生了影响。MOOCs 最早出现于 1988 年，但是向所有人开放的免费课程数量正在不断增加。哈佛大学、麻省理工学院、斯坦福大学和英国开放大学等多家知名学府均提供这类课程。2015 年，有 11.3% 的教育机构称已开设 MOOC 课程，2.3% 的教育机构计划开设 MOOC 课程（Allen & Seaman，2016），上述百分比保持相对稳定，但实际上可能处于停滞期。课程因学科和主题而异，如果学生选择完成课程，则通常会授予结业证书。一些大学采用基于胜任力的模型为完成课程者授予学分。Jordan（2014）在报告中指出，完成课程的学生不超过 10%，中途辍学率很高。MOOC 对高等教育入学率的影响尚待确定。

技术在教育中的应用

模拟临床经历

　　美国联邦护理委员会全国理事会（NCSBN）指出，高质量模拟教学可以代替高达 50% 的执照前教育的临床实习时间（Alexander & Durham，2015）。课程实施过程中的技术应用既可以在校园内，也可以通过远程教育系统使用。例如在实验室环境中使用仿真的交互式病人模拟，便于学生在提供实际临床护理服务之前，能够在一个安全的环境中练习技能。模拟人安装了现成情景案例的程序，教师也可以开发情景案例或者将其编程至模型中。在多学科医学院校中的许多护理学院与其他学科共享资源，从而形成了先进的共享设施，有助于实践技能的培养并促进跨专业的教育机会。

　　其他模拟临床经历可借助模拟病人 / 标准化病人（SP）来获得。模拟病人 / 标准化病人是经过培训后，能够准确表现临床问题的真人。学生通过与病人交流并对病人进行检查，来诊断健康问题。尽管这些病人无法模拟实际症状，但他们可以为学生提供有关病史采集和沟通技巧的真实机会。标准化病人会被提前告知他们将要扮演什么角色。在模拟过程中，标准化病人向学生提供额外信息，以帮助学生学习。在模拟结束时，标准化病人可以根据学生的沟通、互动和整体表现提供反馈。在某些高等院校中，护理专业与戏剧学院合作来提升标准化病人的真实度。这是一种节省成本的做法，两个专业的学生都将从这种合作关系中受益。MacLean、Kelly 和 Geddes（2017）进行了一项综合回顾性研究，借助标准化病人分析沟通技能培养的方式，作者通过对 19 篇论文进行回顾所得出的结论是，教育者和标准化病人之间的合作关系，可以提高学生的沟通技能，标准化病人可用于培养和评估学生的沟通能力。

用于护理技能实验室的模拟人包括低仿真度或高仿真度模型。低仿真度模型包括局部模型、例如用于练习静脉置管的手臂或用于身体检查的骨盆。低仿真度的全身模型可用来练习沐浴、翻身和体表定位等技能。对高仿真度的模拟人进行编程，使其表现出出血、不规则的脉搏和呼吸等症状，以及痛苦的哭泣和流泪等情绪。它们根据预设方案进行编程，并且可以由教师在与模拟病房相邻的房间中进行控制。Rojas、Parker、Schams 和 McNeill（2017）描述了模拟教学法和引导性反馈的重要性。在这项研究中，教师将接受与模拟开发相关的培训，以及运用"医疗情景模拟深度讨论评估量表"进行评估。作者总结了标准化模拟场景的需求和复盘环节的重要性，并且需要对学生和教师的表现进行评价以改进质量。

虚拟病人模拟是一项新兴技术，可为临床经验不足的学生提供帮助。Foronda 等（2017）最近发布了有关增强现实和虚拟仿真领域中 6 种新技术的研究结果，这些技术可以提高学生的学习成果。增强现实是虚拟现实和物理现实的融合。学生可以亲身融入虚拟环境，在这里他们无需真实的患者或设备即可开展技能练习。这种混合技术的代表包括 Body Explorer、Flight Simulator 和 Microsoft HoloLens 等产品。诸如 CliniSpace、vSim 仿真护理临床思维训练软件和 Shadow Health 数字化临床经验能够让用户通过便携式计算机或个人计算机以"化身"形式进入其中的三维世界。学生与患者进行互动，并获得与虚拟病人之间互动和干预措施的反馈。这些情景能够帮助学生在不会将患者置于危险的情况下做出临床决策。Foronda 等认为这类技术改变了教育的格局并能提高学习成果。

案例场景模拟的有效性研究结果

关于模拟有效性的文章有很多。Bragard 等（2016）研究了急诊、儿科住院医师和儿科护士与有生命危险的心律不齐模拟儿童病人进行互动的技术性和非技术性技能。该研究使用问卷对参与者的自我效能、压力和技能满意度的变化进行评估。结果发现，基于模拟的训练和复盘对于减轻压力和提高技能满意度有积极作用。

McRae、Chan、Hulett、Lee 和 Coleman（2017）也报道了类似的结果。他们研究的课题是模拟对护士实施心脏外科复苏术时自信心的影响，以及对模拟过程体验的满意度调查。在两个模拟场景的前后，分别对"模拟体验的满意度"量表进行了统计分析。研究结果表明，模拟技术提升了护士对心脏外科手术患者采取复苏术的自信，并且对模拟体验有较高的满意度。

电子病历和信息系统

随着电子病历和信息系统在医疗保健系统中的普及，护理院校有必要向护理专业学生传授与专业相关的理论知识和技术。Booth、Sinclair、Brennan 和 Strudwick 等（2017）对模拟电子给药记录（eMAR）技术的发展，以及与本科护理课程的开发和整合进行了总结。除了学习药理学的知识，学生还须模拟向真实患者给药，以便积累经验。其中包括与电子医嘱录入系统（CPOE）相关的知识和技能。作者建议使用社会技术系统理论来开发模拟电子给药记录（eMAR）。该理论专门研究"人类与物质对象（例如技术）之间在行动中产生的关系"（p. 132）。该研究提供了教师在电子给药记录（eMAR）系统的开发和实施过程中可以借鉴的某些设想、资源和考虑因素。Booth 等强调在进入临床环境之前的教育准备以及学生掌握相关技术的重要性。

未来的趋势、问题和挑战

为了在高等教育市场上保持竞争力并与时俱进，护理教育项目需要确定如何扩大项目范围，以满足生活和工作地点远离校本部的学生需求。基于技术的远程学习为在职护士提供了继续教育的良机，并且如本章前文所述，这种做法已经取得成功。通过各个教育层面、区域合作和医疗保健行业的联合体，这些项目极具成本效益，且覆盖面超乎想象。

日益扩大的学习管理系统市场借助网络技术，提供极具成本效益、高质量的教学项目，并且从多个方面证明这是一种有助于学生获得变革性学习体验的有效方式。这类项目远比视频会议和远程通信更划算，但是需要技术、人员和教师开发项目来发挥其全部潜力。

无论采用哪种方式，项目必须在其使命、理念、组织框架以及目的和目标的范围内运行。与所有课程开发项目一样，教师必须考虑到这些要素来检验远程教育项目的宗旨。在某些情况下，项目可能与使命背道而驰，因此这样的项目是行不通的。对于那些符合要求的项目，必须采取通常的形成性评价策略，以确保项目的规划和实施阶段与总体课程方案相一致。必须制定用于衡量结果的评价方案，以保持质量、满足项目审批和认证标准，并且确保为学生、消费者和教师等利益相关者提供一个高质量的项目。

大多数远程教育项目采用与实体教育机构一致的版权和知识产权政策。对于新的项目，在教师发展和支持措施完备的前提下，建议及早制定这些政策。理想的政策旨在赋予教师主导课程大纲和学习活动的权利；然而，课程简介和计划目标仍属于教育机构所有。

隐私问题的处理要与上级教育机构采取相同的政策。对于网络课程，为了防止身份盗用和网络黑客的攻击，许多教育机构为学生和教职员工发放识别码，而不是社会安全码。大多数学习管理系统具有内置的隐私安全保护机制，仅允许学生和教师通过个人识别码和密码访问课程，并在支付学费时保护借记卡和信用卡信息。

卫星电视会议通常是通过闭路电视或公共广播系统传送的，因此对公众开放。但是，只有正式注册参加课程的学生才能获得学分，并且可以访问该课程所需的补充材料，例如图书馆服务、课程资源、电子邮件、电子邮件群发系统（LISTSERVs）和聊天室。

文献中较少涉及的问题是远程教育项目中的师生比例及其对素质教育、教师工作量和教学方法的影响。在线课程不会占用教育机构的实际座位，但是学生和教师的人数比例可能会影响课程质量。在线课程可以引导其他技术，在最大程度上惠及更多的学生。除了 MOOC 之外，教育机构通常会限制每位教师的课程规模。

随着未来远程教育项目的增加，教师和高等教育机构面临着新的课题和挑战。对现有授课系统技术的关注将转移到对教育项目质量的关注，以确保课程符合教育项目的使命和宗旨。远程教育项目的成果取决于是否为护士增加继续接受教育的机会以及教育和服务领域之间持续的合作关系，从而培养出一支能随时应对不断变化的医疗保健系统带来的挑战的护理队伍，以满足人群对促进健康和预防疾病的需要。

小结

本章回顾了各类远程教育项目及其与课程设置和评价的关系；讨论了信息学和技术对护理教育的影响；回顾了这类项目所面临的一些问题，包括成本效益、教师工作量、教学原理的应用以及学生的学习成果。

问题讨论

- 您认为对于技术支持的远程教育项目在多大程度上改变了 21 世纪的护理教育？
- 您认为在多种技术支持的远程教育项目中：
  - 哪个最具成本效益？
  - 哪个达到预期的结果？
  - 哪个吸引最多的学生？
  - 哪个促进教师发展？

解释您的理由
- 讨论通过远程教育策略教授临床课程的利弊。

学习活动

学生学习活动

1. 在现有文献（过去 5 年）中搜索至少 3 篇有关远程教育项目、网络教育或信息学和技术在护理教育中应用的文献。

a. 对文章进行分析，并描述特定远程教育模式的成果。

b. 根据教学效果和学生 / 教师满意度的结果进行不同形式的比较。

教师发展活动

1. 选择一门您采用视频会议或网络技术教授的课程，并解释您选择的理由。

2. 如果您负责教授一门在线课程，请评价学生学习成果以及其他有效性衡量标准，将其与课程任务和课程目的 / 目标进行比较。根据您的评估结果制定一个课程修订方案。

参考文献

Alderton, M. (2016). Smart classrooms give tech boost to learning. *USA Today*. Retrieved from https://www.usatoday.com/story/news/2016/07/30/smart-classrooms-give-tech-boost-learning/87699888

Alexander, M., & Durhan, C. F. (2015). NCSBN simulation guidelines for prelicensure nursing programs. *Journal of Nursing Regulation*, 6(3), 39–42.

Allen, I. E., & Seaman, J. (2016). *Online report card: Ten years of tracking online education in the United States*. Retrieved from http://onlinelearningsurvey.com/reports/onlinereportcard.pdf

American Distance Education Consortium. (2016). *Five best practices for developing online courses*. Retrieved from http://adec.edu/wp-content/uploads/Best_practices_developing_online_courses_6-20-16.pdf

Babson Survey Research Group. (2015). 2015 online report card-Tracking online education in the United States. Retrieved from https://onlinelearningconsortium.org/survey_report/2015-online-report-card-tracking-online-education-united-states

Big Blue Button. (2017). Engage your online students. Retrieved from http://bigbluebutton.org

Blackboard. (2017). Higher education technology & solutions. Retrieved from http://www.blackboard.com/Solutions-by-Market/Higher-Education.aspx

Blackboard Collaborate. (2017). Web conferencing software for education and business. Retrieved from http://www.blackboard.com/online-collaborative-learning/web-conferencing.aspx

Booth, R. G., Sinclair, B., Brennan, L., & Strudwick, G. (2017). Developing and implementing a simulated electronic medication administration record for undergraduate nursing education: Using sociotechnical systems theory to inform practice and curricula. *CIN: Computers, Informatics, Nursing, 35*(3), 131–139.

Bower, B. L., & Hardy, K. P. (2004). From correspondence to cyberspace: Changes and challenges in distance education. *New Directions for Community Colleges, 128*, 5–12.

Bragard, I., Farhat, N., Seghaye, M-C., Karam, O., Neuschwander, A., Shayan, Y., & Schumacher, K. (2016). Effectiveness of a high-fidelity simulation-based training program in managing cardiac arrhythmias in children: A randomized pilot study. *Pediatric Emergency Care.* doi: 10.1097/PEC.0000000000000931 (ePub ahead of print)

Canvas. (2017). How to choose an LMS. Retrieved from https://www.canvaslms.com/higher -education

Du, S., Liu, Z., Liu, S., Yin, H., Xu, G., Zhang, H., & Wang, A. (2013). Web-based distance learning for nurse education: A systematic review. *International Nursing Review, 60*, 167–177.

Examity. (2017). Better test integrity. Retrieved from http://examity.com

Fiedler, R., Giddens, J., & North, S. (2014). Faculty experience of a technological innovation in nursing education. *Nursing Education Perspectives, 35*(6), 387–391.

Foronda, C. L., Alfes, C. M., Dev, P., Kleinheksel, A. J., Nelson, D. A., O'Donnell, J. M., & Samosky, J. T. (2017). Virtually nursing. Emerging technologies in nursing education. *Nurse Educator, 42*(1), 14–17.

Fox, O. H. (2017). Using VoiceThread to promote collaborative learning in on-line clinical nurse leader courses. *Professional Nurse, 33*, 20–26.

Hampton, D., Pearce, P. F., & Moser, D. K., (2017). Preferred methods of learning for nursing students in an on-line degree program. *Journal of Professional Nursing, 33*(1), 27–37.

Jordan, K. (2014). Initial trends in enrolment and completion of massive open online courses. *International Review of Research in Open & Distance Learning, 15*(15), 133–160.

Kala, S., Isaramalai, S., & Pohthong, A. (2010). Electronic learning and constructivism: A model for nursing education. *Nurse Education Today, 30*, 61–66.

Kryterion Online Proctoring. (2017). Retrieved from https://www.onlineproctoring.com

Looyestyn, J., Kernot, J., Boshoff, K., Ryan, J., Edney, S., & Maher, C. (2017). Does gamification increase engagement with online programs? A systematic review. *Public Library of Science One, 12*(13), 1–19.

MacLean, S., Kelly, M., & Geddes. (2017) Use of simulated patients to develop communication skills in nursing education: An integrative review. *Nurse Education Today, 48*, 90–98.

McRae, M. E., Chan, A., Hulett, R., Lee, A. J., & Coleman, B. (2017). The effectiveness of and satisfaction with high-fidelity simulation to teach cardiac surgical resuscitation skills to nurses. *Intensive and Critical Care Nursing, 40*, 64–69.

Montenery, S., Walker, M., Sorensen, E., Thompson, R., Kirklin, D., White, R., & Ross, C. (2013). Millennial generation student nurses' perceptions of the impact of multiple technologies on learning. *Nursing Education Perspectives, 34*(6), 405–409.

Moodle. (2016). About Moodle. Retrieved from http://moodle.org/about

Njie-Carr, V. P. S., Ludeman, E., Lee, M. C., Dordunoo, D., Trocky, M. M., & Jenkines, L. S. (2017). An integrative review of flipped classroom teaching models in nursing education. *Journal of Professional Nursing, 33*(2), 133–144.

Pearson Education Inc. (2017). Products & services for institutions. Retrieved from http://www .ecollege.com/index.php

ProctorU. (2017). The global go-to for secure online testing. Retrieved from https://www.proctoru .com

Rodriguez, K. G., Nelson, N., Gilmartin, M., Goldsamt, L., & Richardson, H. (2017). Simulation is more than working with a manneqin: Students' perceptions of their learning experience in a clinical simulation environment. *Journal of Nursing Education and Practice*, 7(7), 30–36.

Rojas, D. E., Parker, C. G., Schams, K. A., & McNeill, J. A. (2017). Implementation of best practices in simulation debriefing. *Nursing Education Perspectives*, 38(3), 154–156.

Shadow Health. (2015). Digital clinical experiences™. Retrieved from https://shadowhealth.com/index.html

U.S. Department of Education, Office of Planning, Evaluation, and Policy Development, & Policy and Program Studies Service. (2010). *Evaluation of evidence-based practices in online learning: A Meta-analysis and review of online learning studies*. Retrieved from https://www2.ed.gov/rschstat/eval/tech/evidence-based-practices/finalreport.pdf

Uzuner Smith, S., Hayes, S., & Shea, P. (2017). A critical review of the use of Wegner's Community of Practice (CoP) theoretical framework in online and blended learning research, 2000–2014. *Online Learning*, 21(1), 209–237.

Wimba. (2017). Wimba classroom for higher education. Retrieved from http://www.wimba.com/solutions/higher-education/wimba_classroom_for_higher_education

Zoom. (2017). Video conferencing and web conferencing service. Retrieved from https://www.zoom.us

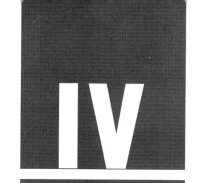

第 4 篇

项目评价和认证

Sarah B. Keating

概　　述

本篇分析了用于评价和批准护理教育项目的理论、概念和模型。尽管评价是最后一步，但评价贯穿于课程设置和实施的整个过程。评价活动是项目批准和认证过程的一部分，学校将评价活动作为自身信誉的一部分展示给项目消费者，同时这也是展示学校满足专业和教育标准能力的证据。整个评价过程将为教育项目中大大小小的变革提供动力，促使教学项目持续更新并维持在高质量课程的状态中。

美国当前的经济和教育体系强调成果和全面质量管理（total quality management，TQM）或持续质量改进（continuous quality improvement，CQI），即不断评估项目并纠正出现的错误以提高项目的质量。除了衡量结果外，还必须评估最终成果产生的过程，即促使学习者能够参与并自我指导以获取新的知识、行为、态度和技能的教学策略。评估是对用于演示该教育项目的媒介，例如网页平台、智慧教室、临床模拟等，是评价的一部分。相较于专业标准和其他竞争项目，本教育项目可以根据毕业生的表现和项目的质量来衡量结果，并可对项目是否很好地完成任务和达到目标进行终结性评价。

为了确保质量，上级机构应持有符合高等教育标准的区域认证资质，这对护理项目的质量同样重要。护理项目要经历多级的项目批准和认证。例如，上级机构批准并定期评价护理项目；州护理委员会作为监管机构必须承担该项目的初始以及定期阶段性核准。虽然州委员会着眼于质量，但它的主要职责是监督项目的效果是否达到了用户权益的要求。州护理委员会还决定了参与该教育项目的毕业生有参加注册护士执照考试的资格。在很多州，高级护理实践项目已经获批。

认证秉承自愿参与的原则，但认证可同时为护理项目提供地区级、国家级和专业级的可信度保障。认证是依据高等教育和护理认证机构的标准及专业同行制定的标准来完成的，其目的是确保教育质量。经过认证的课程项目所具备的优势包括：质量方面的名誉、获得捐赠和其他外部资金的资格，其毕业生可获得执照、证书以及更高学位项目入学资格和获得奖学金的资格。

教师、学生、消费者和管理者在评价中的作用

对于课程设置的确如此，教师在项目过程和结果的评估以及收集和分析数据过程中均起关键作用。学生是评价过程中的重要组成部分，他们在测试和临床技能上的表现、对项目的满意程度以及对教学效果和所参加课程质量的评价是衡量质量的重要因素。项目的另一个评价环节来自该项目的主要体验者，包括校友、毕业生的雇主以及毕业生的护理服务对象。毕业生在执照和认证考试、工作技能、专业成就以及向他人推广该项目方面的表现也是评价该项目成功与否的重要环节。毕业生雇主和接受服务的人群提供了宝贵的信息，并成为该项目是否与医疗保健需求以及医疗系统对毕业生需求相匹配的晴雨表。

管理人员在评价中的作用是为这个过程提供必要的领导和资金资源，并在必要时提供咨询服务（内部或外部专业知识）。管理人员必须确保有足够的支持人员来持续进行数据的收集和分析，并且他们有责任确保将调查结果及时分发给项目的利益相关者，并对调查结果中的建议采取后续行动。

评价和项目复审的总体计划

第 12 章重点介绍与项目复审和评估有关的主要评价理论、概念和模型。描述了上级机构内部的项目批准和定期复审系统。学术项目在同行、行政复议机构及个人的批准下启动。按照惯例，机构每 5 年对既定项目进行一次复审，以确保其质量，在某些情况下，当入学人数下降或经济环境要求缩减专业教学项目时，机构可以证明项目继续进行的合理性。

强调成果的评价，对于衡量成功、建立基准并不断提高项目质量至关重要。因为项目需要满足学术和认证标准、专业学科的期望以及用户的需求，大多数机构都有评价的总体计划。总体计划可以单独围绕或同时使用评价模型、理论或认证机构设定的标准来组织。总体计划提供了收集信息的指导方针，并用于准备所需的报告，例如项目批准或复审、认证以及向上级机构和社区证明项目的价值。机构根据评价结果继续开展及改进项目，展示项目的成效，并向公众推广。

现场认证考察的准备

第 13 章以第 12 章的概念为基础对护理教育认证准备过程进行案例分析。为教育工作者提供准备认证的指南，包括时间表、准备报告、教师的角色和职责、报告的提交以及考察的准备。

第 12 章 **12**

项目评价和认证

Sarah B. Keating

本章目标

学习完第 12 章后，读者能够：

- 分析质量保障和项目评估的常用定义、概念和理论
- 分析几种评价模式在护理教育中的应用
- 分析各种形式的认证及用于表明一个项目符合特定的规范和标准的典型的认证过程
- 将研究与项目评价过程进行比较
- 解释战略规划的基本原理并制定教育项目评价总体计划
- 比较管理人员和教师的角色在项目评价和认证中的作用

概　　述

　　本章回顾了护理教育中与评价、质量保障和认证有关的定义、概念和理论，包括评价的概念模型，用于评价和认证的标准、规范和基准，评价研究与项目评价的比较，项目评价的种类及其目标。本章继续讨论战略规划，评价总体计划的制定以及护理教师和管理人员在这些活动中的作用。如本节概述中所述，教育评价发生在以下过程中：评价项目的质量、时效、相关性是否符合监管机构要求和认证标准；对未来的预测以及根据这些因素进行必要的修订。教育评价虽然通常由行政部门领导战略规划，但教师已成为制定战略规划过程的一部分，尤其是在对课程评价和该机构未来计划所提供的信息做出有关反馈的过程中。总体评价计划可以为课程评价和修订（如有指示）以及项目或机构的战略规划提供必要的信息。

与评价、质量保障和认证有关的常用定义、概念和理论

　　尽管教育评价的许多术语、概念和理论源于商业模型，但它们已经应用到了教育领域，

尤其是考虑到对结果的重视。这些定义应用于护理教育且是评价中的常用术语。在开始讨论前，首先需要对评价和评估进行比较。评价是收集有关实体的信息以确定其价值的过程。它与评估的不同之处在于，评价的最终结果是对其价值的判断，而评估是一个收集信息并得出相关的结论的过程，例如护理诊断或问题识别。评估的目的不是为了做出判断，而是为了得到结论。

　　质量是一个专业术语，在不同的使用语境下有不同的含义。在本章中，为了简单起见，由 Schindler、Puls-Elvidge、Welzant 和 Crawford（2015）概念化的质量被衡量为"有目的、变革、卓越和负责任"（p. 8）。护理教育的质量保障是收集有关机构或项目如何达到其定义的规范、标准、目标或任务的过程。全面质量管理／改善（TQM/TQI）和持续质量改进（CQI）是使项目中的所有利益相关者都参与到根据规范或标准对项目的质量和有效性进行评价的过程或系统中。这些过程可以辨别差距或错误并纠正问题，以确保项目目的和质量的稳定。利益相关者在这些过程中持续质疑：我们做得怎么样？我们达到目标了吗？我们遇到什么困难和挑战？有哪些过程或系统阻碍或促进我们的进步？我们该怎么做才能改善？

　　形成性和终结性评价术语经常用于教育项目的评价。Scriven（1996）提出了形成性评价的经典定义并沿用至今。他将形成性评价描述为"评价者意图将其作为改进的基础"（p. 4）。例如，护理教师会比较学生在实现课程目标上的进展及促进课程目标实现或导致目标未实现的过程，并根据结果采取何种纠正措施来达到目标（或可能会改变目标）。Scriven 将终结性评价描述为对项目进行评估的整体方法，它使用形成性评价的结果。仍然以护理领域为例，教师对毕业生的评判性思维和临床决策技能的发展进行评价，作为教育项目的一项结果。在这种情况下，需要在项目前后对这些技能进行测量，以确定这些技能的提高和熟练程度。形成性评价和终结性评价"都涉及确定优劣或价值等方面的努力"（Scriven，1996，p. 6）。Scriven 指出，终结性评价可以为形成性评价服务。例如，如果护理项目发现毕业生的临床决策技能不充分（终结性评价），则可以使用该信息来分析项目以制定策略（形成性评价），用于提升这些技能并产生必要的改进。

　　评价中常用的其他定义有基于目标的评价和无固定目标的评价。Scriven（1974）将基于目标的项目评价描述为仅关注项目目标和预期成果的检查，而另一种评价可以用来检查项目的实际效果。这些效果（无固定目标评价）不仅包括预期的效果，还包括超出预期的效果、副作用或次要效果。护理中一种超出预期的效果，可能因受项目资助的学生在由护士管理的诊所中开展了社区的互动，从而导致申请人数的增加。尽管这不是该项目的既定目标，但它是积极的、超出预期的结果。

评价的概念模型

概念模型

　　多年来，护理教育项目使用了在医疗保健和教育中开发的许多评价模型，包括 Donabedian（1996）用于卫生保健评价的结构、过程和结果模型，以及 Stufflebeam 等（1971）的背景、输入、过程和成果（CIPP）教育模型。其中一些模型一直以来很好地服务于护理学科，但是随着护理学科独特性的发展，护理学科逐渐使用自己的模型来进行评价。Chinta、Kebritchi 和 Elias（2016）描述了 CIPP 模型在美国一所大型大学的高等教育中的应用。使用了 CIPP 模型的护理项目需要知道 Chinta 等指出的 CIPP 模型中两个缺失要素。他们指出，需纳入内部和外部指标，并向模型添加基准以进行更完整的评价。他们的描述为使用 CIPP 模型评价高等教育项目提供了实用的应用和指南。

Horne 和 Sandmann（2012）通过对文献进行全面的回顾来确定是否根据项目结果 / 目标、成本效益、学生和教师的满意度、基于评价结果的决策来评价研究生护理项目的有效性，并测量项目的质量。在报告调查结果之前，他们对评价及其各个过程进行了定义，并描述了文献回顾中的一些评价模型。他们发现与项目评价有关的文章很少，但收获了一些有助于项目测量、项目质量和护理有效性的想法。

Kim、C. Park、S. Park、Khan 和 Ketefian（2014）提出了护理博士学位的项目质量评价模型，并采用该模型对全美博士学位项目中的教师和学生进行了调查。调查问卷由四个主要的内容组成：项目、教师、资源和评价。利用这四个部分以及项目管理者提供的高校在校生和毕业生人数的信息，作者发现他们的研究工具具有良好的信效度。调查结果显示被评估学校的整体质量良好，但仍有改进的空间。这一模型是一种评价模型，可应用于研究生层次的其他护理项目。

基准

教育项目可以设定基准来衡量自己的成功和卓越程度，或者与类似机构进行比较。基准可用于与其他项目竞争学生生源或寻求财政支持，也可用于激励机构成员努力追求卓越。基准的另一个功能是与其他机构合作以共享优势资源并不断地对项目进行改进。基准包括机构的财务状况，申请者库，录取率、在读率和毕业率，对多样性的承诺，学生、教师、职员和管理人员的满意度，国家执照考试（NCLEX®）和认证合格率等。

在开设或修订护理实践博士项目的时候，Udlis 和 Manusco（2012）基于针对全美护理实践博士项目的网站调查提供了一个基准样例。作者总结了该学位的发展历史，然后介绍了他们在 2011 年对 137 个项目进行的网站调查中的发现。从项目类型、项目长度和学分数量、在美国各地的位置、花费、提供课程的平台、选修课程的可获得性、学分数量和实践课程名称等角度来组织调查结果。随着这些项目在美国各地不断发展和增加，他们的研究成果提供了护理实践博士项目中的基准和趋势。Asif（2015）详细介绍了基准作为项目评价模型的使用情况，并指出首先应确定项目中需要改进的领域。通过该评估，利益相关者可以参与确定改进的优先级是什么，以及哪些基准将有助于改进。

评价过程模型

疾病控制与预防中心（CDC，2017）制定了一个对教育者非常有用的项目评价框架。虽然它侧重于评价过程，但它是一个从过程中发现价值和意义的框架。该过程的主要步骤是：①紧密联系利益相关者；②描述项目；③关注评价计划；④收集可靠的证据；⑤证明结论和建议；⑥使用和分享经验教训。最后，又从第一步"紧密联系利益相关者"开始循环。模型的步骤包含评价项目所依据的标准，包括实用性、可行性、专有性和准确性。对于护理项目，有很多不同的标准或准则，其中包括认证标准或准则以及专业 / 教育要点或标准。

护理教育的形成性评价

形成性和（或）过程性评价策略包括课程评价，学生成绩指标，教学效果调查，职员、学生、管理人员和教师的满意程度，临床机构人员对学生和教师表现的印象，学生服务及其他支持系统的评估，学生的评判性思维发展和其他标准化测试如知识和技能的获得，NCLEX 的准备程度，学生家庭的满意度调查，在校 / 退学率，以及该项目的成本效益。前期或输入评价项包括入学平均成绩（GPA），美国大学入学考试（ACT；www.act.org/products/k-12-act-test），学术成就测验（SAT；professionals.collegeboard.com/higher-ed）和申请人与被录取学生的研究生考试成绩（GRE；www.ets.org/gre），在校 / 退学率，奖学金、研究资金和贷款可用性，以及用于项目发展和支持的捐赠和赠款。

Mansutti、Salani、Grassetti 和 Palese（2017）在对有关临床学习体验质量测量的文献进行回顾时指出，护理教育需要改进形成性教育中的评价手段。他们（研究）的目的是确定这些措施的心理测量特性和方法学质量。他们发现 26 项研究共利用了八种临床学习环境工具，但是使用了不同的方法来测量这八种已确定工具的结果。总体而言，Mansutti 等发现这些工具的内容效度和结构效度很差，并指出学生没有参与使用这些工具的评价。不同的研究中这些工具调查结果的统计分析也各不相同。作者认为有必要开发能够评价学生表现的、具有一致性的、可靠和有效的工具。

Schumacher 和 Risco（2017）提出了一个以胜任力为基础的护理从业人员项目示例。该项目涵盖了从护理学士到护理实践博士的各个层次的护理教育，说明了如何从形成性（胜任力和目标）到终结性评价（项目结果）来提升能力。该模型包括胜任力的定义和差别、结果、主要胜任力、项目结果、次要或水平胜任力、课程目标以及与课程相关的学生成果。Hande、Williams、Robbins、Kennedy 和 Christenbery（2017）描述了另一个从护理学士到护理实践博士的整个课程中开发形成性评价的措施和对循证实践成果进行分级的示例。这两种模型都是护理教育中形成性或过程性评价方法的典范，并最终指向终结性评价或成果评价。

终结性评价的使用标准、要点和规范

终结性评价不同于形成性评价，其目的在于评估和判断教育项目的最终结果，而形成性评价则评估用于实现最终结果的过程。教育项目的"产品"可以根据总体目的、项目 / 课程的目标和护理委员会等监管机构的其他标准和规范、护理组织的道德准则和实践标准等专业标准、专业和教育组织定义的要点或胜任力，以及认证标准和规范等进行评价。

可通过对毕业生成功率的后续调查确定该项目的最终结果，包括他们在执照和认证考试中的通过率、雇主和毕业生对该项目的满意度、毕业生的表现和校友在领导力角色方面的成就，如变革推动者、专业贡献和继续教育率。其他成果衡量标准包括毕业率、认证和项目批准状况、利益相关方对毕业生的看法、外部评价人员或机构对项目的评级、教师和学生研究生产力、社区服务和舆论调查。这些结果措施中的许多可以用作确定成就水平的基准，例如 NCLEX 的 99% 通过率，或将该机构与其他有影响力或类似机构的质量进行比较。

Lewallen（2015）提出了关于护理教育者如何通过组织教师和职员小组收集和管理数据、分析发现和利用结果做出决定来进行项目评价的实践建议。Lewallen 引用了项目评价的重要性及其确保项目质量并满足监管和认证机构要求的功能。Ardisson、Smallheer、Moore 和 Christophenes（2015）详细讨论了元评价的概念，他们追溯了这一概念的历史及其在高等教育中的应用，并最终探讨了它在护理教育评价中的作用。元评价的思想是需要对项目评价的过程进行评估，以确保项目的完整性、项目数据的高质量及项目决策的数据驱动性。他们为其他护理学校提供了一个源于他们护理项目评价活动的概念模型，并认为元评价导致持续质量改进（CQI）。

项目评价的类型

监管机构的项目批准

每个州根据其宪法规定对高等教育进行规范，并对符合区域认证标准的机构项目及达到专业认证标准的专业项目进行批准。有关各州的信息，美国教育部（USDOE）在以下网址列出了各州、地区和联邦教育部门及其高等教育机构：www2.ed.gov/about/contacts/state/index.html。在护理方面，目前尚无执业护士或高级执业护士的国家执照。因此，护士执业的许可权由护士执业所在的州发放。每个州都有一项护理实践法案，该法案通过明确的规定来定义护士的角色。国家护理委员会从患者安全和公共安全角度执行法规。联邦护理委员会全国理事会（2017）的成员包括所有 50 个州议会以及华盛顿特区和美国四个地区的议会。在一些州，除了护理实践的定义外，高级护理实践的定义以共识标准为模型。2017 年春季，在 38 个具有高级护理实践定义权的委员会中有 21 个获得了独立实践和处方的授权。有关州层面主要采用的共识模型更新列表，请访问 www.ncsbn.org/2017Marchmapwithpoints.pdf。

通过认证批准项目

护理项目必须符合州护理委员会法规和国家认证机构制定的认证标准，这是影响护理教育课程设置和评价的一个主要因素。但是，某些专业是由特定的认证机构认证，如护士助产士和护士麻醉师。有一些标准和指标并非全部是国家认证标准，而是由专业组织制定，如美国护理学院协会（AACN）、美国国家护理联盟（NLN）和高级执业注册护士共识模式（APRNs）：执照、认证、证书及教育（即 LACE）。这些标准和指标也可以成为认证期望的一部分。在美国，虽然认证是自愿的，但未能获得批准或认证可能导致该机构被州立法机构关闭、无资格获得项目开发基金，或取消该项目学生获得第四名目的助学金、实习和奖学金的资格。当学生试图从未经认证的学校转学分或获得学位，向其他经认证的高等教育机构申请时，这些学分和学位很可能得不到承认。

认证机构制定了判断教育项目质量的标准或指标。高等教育认证委员会（CHEA）是高等教育机构下属的一个组织，其宗旨和任务是通过认证确保学术质量。其会员概况和其在美国倡导高质量高等教育方面的作用，可在其主页上找到（www.chea.org/userfiles/uploads/chea-at-a-glance_2015.pdf）。除了保证美国的教育质量的作用外，CHEA 还有一个国际质量小组来处理其他国家高等教育的质量问题。有关此小组的信息，请访问 www.chea.org/4DCGI/indexint.html?menukey=home。CHEA 批准认证机构，并作为高等教育的代表参与本国及国际认证事务。其批准的认证机构的名单可在其网站上查阅（www.chea.org/userfiles/Recognition/CHEA_USDE_AllAccred.pdf）。

一个 CHEA 参与事务的例子是它在营利性高等教育机构的学生资助问题上的倡导作用。在美国，这些项目特别是提供远程教育形式的项目在增加。它们带来的一个积极影响是，它们正在招收更加多样化的学生和来自低收入群体的学生。然而，由于成本较高，这些营利性机构获得了国家教育资金的 25% 资助。13% 的高校学生就读于营利性学校，但他们占用了学生贷款的约 31%，并且他们对所有贷款的违约只需负一半责任（Lindgrensavage，2016）。

USDOE 是美国批准认证机构的官方政府机构。在机构层面上，学院和大学通常由一个区域认证机构认证，包括中部各州高等教育委员会、新英格兰学校（学院）协会、高等教育机构委员会、中北部学校（学院）协会、高等教育委员会；西北大学委员会；南方学校（学院）协会，学院委员会；西部学校协会，社区和初级学院认证委员会；西部学校和学院协会，高等院校委员会。这些机构的名单及其详细信息列在了 USDOE 网站上（www2.ed.gov/admins/finaid/accreditation_pg6.html）。为了确保高等教育机构的质量，这些区域机构配备有基础设施和带薪工作人员来支持其完成任务。还配备了各领域的专家，不仅包括教育领域的专家，还包括远程教育系统、教育技术和信息学方面的专家。志愿董事或委员一般由高等教育的专家担任，如校长、教务处处长、管理人员、院长及教师，他们制定认证机构的标准和政策。其他志愿者都是根据他们在高等教育方面的专业知识进行挑选和培训后，再作为认证机构的认证专家。为确保教育质量，地区认证机构和专业认证机构都是由 USDOE 批准的。

大多数护理项目都是在经过区域认证的综合性学院或大学中开设的。由于护理科学博士和护理实践博士项目没有经过护理专业认证机构的认证，为确保其符合高等教育博士项目的质量标准，因此它们必须先经过地区认证。［补充一点，AACN（2017）为护理学位制定了教学目标及博士资格要求，可在 www.aacn.nche.edu/education-resources/phdposition.pdf 查询。］在检验一个机构是否符合地区认证标准时，它需要准备一份自评报告，并根据每条认证标准进行自查，让利益相关者（包括管理者、教师、职员和学生）参与到准备过程中。认证机构收到自评报告后，会派一组志愿者作为同行评价专家对该机构进行现场考察，以核实和澄清在自查报告中发现的信息。该小组会提交给认证机构的董事会或委员会一份调查结果报告，依据其审查结果确定该机构是否符合标准，并给予受理结果——首次认证、继续认证，或按需提交进度报告。

项目认证和机构认证一样，都是自愿的。2017 年，USDOE 认可的全国性护理认证机构有三家，分别是护理教育认证委员会、大学护理教育委员会和 NLN 护理教育认证委员会。

尽管接受认证是自愿的，但是对于护理项目的学生和毕业生来说，学习或毕业于已认证项目对于获得奖学金、实习、助学金支持、职业机会以及未来继续更高学位的教育至关重要。这些机构都与区域认证机构相似，它们都有基础设施和工作人员，且依靠该行业的志愿专家制定标准，进行实地考察，并参与提议和政策制定。

如前所述，在护理研究生项目中有专门的护理项目认证专家。美国教育部认可的护理专业认证机构包括美国麻醉护士协会和美国护理助产士学院（USDOE，2017）。2008 年由专业护理组织、护理教育工作者、认证机构和州护理委员会组成的代表开发了 APRNs：执照、认证、证书、及教育（LACE）的共识模型。该模型确定了四个高级实践领域：护士麻醉师、临床护理专家、护士助产士和开业护士。它还可以认证接受过教育和认证的在急症护理和初级护理机构工作的开业护士。高级实践护士必须在美国教育部认可的符合共识模式标准的认证项目中接受教育，由其执业所在地具有国家护理委员会授权的州护理委员会颁发执照。关于共识模型：LACE 的详细描述见美国护士协会 APRN 共识模型网站（www.nln.org/docs/default-source/accreditation-services/accreditation_agencies_joint_statement_on_ap_final-1015.pdf?sfvrsn=2）。

学术项目批准

基本上，学术界有两种不同于立法和认证程序的项目评估：项目审批和项目评审。在新项目启动前，其上级机构必须予以批准。正如本文所重申的，开发新课程的人是教师，开发应该以需求评估为基础，评估要说明为什么需要开发新课程，它如何实现机构的使命，以及谁是主要的利益相关者。除课程计划外，还应提供预算，至少预测未来 5～10 年的成本和收入，以证明其启动和维护的合理性。

在学术界，通常的审批程序如下：第一轮由发起学院 / 部门内的教师批准提案；接下来的审批程序取决于机构的层级结构。以下级别的审批程序是基于中等规模到大规模机构的，小型机构可能没有那么多审批级别层级。在所有教师均同意后，提案可以提交给学院或部门内的课程计划或教学大纲的审批委员会。在提案进入其他正式审批级别之前，管理人员必须予以初步批准，以确保其经济可行性及是否符合机构使命和（或）战略计划。在初级委员会和所有教师团体均批准后，项目将进入下一级，通常是部门或学校级别的课程委员会。经它们批准后，再提交给大学或全校研究生委员会或本科生委员会进行评审和批准。接下来，将它提交给大学评议委员会负责评审项目提案的分委会。在审批中，大学评议委员会将对其在大学中的作用和质量进行评审，如果获得批准，则将其发送给负责学术事务的行政官员，如副校长或教务处长。经该人批准后，校长批准该项目。管理委员会是最后一级审批，分委会在提交给全体委员之前对提案进行评审并提出建议。这些层级的审批仅用于学术审批，而对于专业项目，如护理、认证流程和州护理委员会，应在审批过程中启动认证，以再次为学术组织确认该项目提案符合专业批准和认证要求。

项目评审

学校平均每 5 年对校内的学术项目进行一次评审。项目评审的目的是确保课程的质量和可持续性，并向校内人员展示其在学术界的地位。教师要准备一份课程概述，特别要包含任务、学生学习成果、注册人数、教师质量以及招生和毕业预测。当经济形势艰难时，这些评审有助于证明该项目与该机构的使命、其对社区的贡献以及该项目的质量之间的关系。当临床实践监督等因素被纳入评审时，护理经常由于相对较小的师生比例而不得不为自己的项目做证明。护理项目提供数据作为支持项目的证据，包括项目成本效益、致力实现高校宗旨（为公众服务）、注册学生对核心通识课程和先修课程的贡献、项目开发资金、研究及学术产出。

Turner（2016）对一个教育领导和管理的在线项目进行了评估，并指出，项目评审的过程可引导项目进行战略规划、持续质量改进以及实现与认证过程要求一致的功能。Turner 特别关注由于评估人员评估后发现需要采取后续行动，从而"结束循环"的需要。另外，学生的学习成果必须是可测量的、可实现的，并与学校的目标和战略规划一致。

项目审批和审查的要求和过程使用的数据，与专业认证和卓越标准相关的许多其他评估和评价活动使用的数据相同。因此，上级机构常要求使用最新的自评报告和鉴定报告的副本代替项目评审标准或在其中补充要求。项目审批和审查应纳入学校的战略规划中，这样，从总体规划中收集的数据集便能够用于所有评估和评价活动。

研究和项目评价

有时评价研究与评价过程之间存在着混淆。评价过程首先确定要评估的项目或实体、评价的目的以及项目中的利益相关者。它需要许多与研究相同的步骤，包括文献回顾、确定指导过程的评估理论或模型、收集和分析与项目相关的可信数据、综合分析得出结论，以及判断进一步评估的建议和改进的策略。它不同于项目评价的研究，因为它侧重于根据项目的质量及其实现目的和目标的能力来评估或评判一个项目。

另一方面，评价研究不同于评价过程。它首先描述与项目评价理论、概念和过程相关的问题和研究问题，以便对它们进行比较、测试，或者开发新的评价理论、概念或模型。正如大多数研究中常会对调查的目的和研究问题 / 调查都进行说明一样，它有文献综述，并在综述的基础上，假定一个理论 / 概念框架，然后描述研究方法、数据收集和分析、发现和建议。评价研究通常被视为应用研究，不同于基础研究，因为它是在寻找问题的实际解决办法。它比项目评价有更广泛的关注点，并期望对教育理论和概念基础做出学术贡献。

战略规划

一个机构的战略规划为实现机构的使命提供了指导方针，同时也被用来评估该机构在多大程度上实现了其使命和目标。战略规划包含了该机构对未来 3 ～ 5 年的愿景和核心价值观。从这一愿景出发，设定目标，指导实现此愿景的必要过程。战略规划通常由高层领导和管理团队为其提供领导开始。在学术界，由上级机构的最高管理者（校长、副校长、教务处处长、院长等）发起，各学术部门在整个学校内实施。该机构的主要利益相关者被纳入规划过程，以确保该项目规划及其行动计划与当前时限内的目标相关且可实现。每年都要根据目标和愿景的实现情况进行测评，必要时对计划进行修正，如果发生意外事件导致需要新的战略规划，应尽快或在该执行阶段结束前重新制定战略规划。

机构内的每个项目都可以选择制定自己的战略计划；但是，该计划应与其上级机构的计划一致，可以有各自的使命和目标。护理项目和管理团队的负责人作为战略计划的发起人，并让教师、职员和学生参与制定计划的过程。咨询该项目的毕业生和消费者，了解他们对该项目如何实现其使命和目标以及他们对未来的展望，这些对制定战略计划是非常有用的。此外，咨询其他学科的意见有助于规划者确定护理在高等教育和卫生保健系统中的作用。

Harmon、Fontaine、Plews-Ogan 和 Williams（2012）在弗吉尼亚大学护理学院战略规划过程总结中描述了一种积极、全面和包容的战略规划方法。他们采用了商业中使用的欣赏式探寻（AI）模型来制定规划，并营造积极的环境。作者描述了他们所经历的为护理学院制定未来战略规划的过程，包括规划、组织和总结峰会的结果。对于其他正在进行战略规划的机构来说，这是一个非常有用的模式。Skiba（2015）介绍了新兴技术的一些趋势及其对高等教育的影响，这些趋势对制定护理教育战略计划有所启示。这些趋势被定义为短期（对教学改革的影响，如翻转课堂、在线学习）、中期（学习的测评、向学生开放的资源的增长、元数据分析等）和长期（机构间 / 国际合作和新发现）趋势。

对护理项目来说，为未来制定目标及行动计划是科学的。这些目标和行动计划至少每年评审一次，以评估目标实现的进展情况，并随着项目及其需求和支持者的变化而调整或制定新的目标。为了避免繁琐的计划流程而导致计划实施失败，可使用总评计划提供的结构、细节和时间表，指导评估和评价项目在实现其愿景、短期和长期目标方面取得的进展。

总评计划

总评计划的基本原理

在制定总评计划时，要纳入计划的主要任务之一是满足认证或项目审批的标准。这些标准或准则是专业的基本要求，以确保项目的质量能满足专业的期望。它们还向公众证明，一个得到了外部评审机构认可的项目，其毕业生的质量符合教育和专业标准。从认证项目毕业通常是继续参加学位教育或教育工作的录取标准之一。许多项目的资助机构都要求提供认证结果，因为这表明该项目的质量足够高，能够承担日常管理和完成项目的任务。大多数认证机构要求项目有一个总评计划或机构政策的证据，并定期评审和报告合规性或必要时进行修订（ACEN，2017；CCNE，2017）。总评计划有助于确定需要评估的项目组成部分、谁将在何时收集数据、将采用什么样的数据分析方法以及对质量改进结果的响应计划。在提交自评认证报告、项目审批报告或资助申请时，有一份总评计划将起到极大的促进作用。

强调成果的评价过程，对于衡量成功、建立基准和持续改进项目质量至关重要。总评计划作为内部评审的一部分，为教师的决策及判断是否满足外部评审标准提供数据。作为整个质量改进过程的一部分，有一个持续监控程序的总计划非常重要，这样在项目实施时可以据此进行调整。同样重要的是，要根据有利于确定项目质量的某些标准来衡量项目的愿景、战略计划、目标和目的。

总评价计划的组成部分

总评计划必须具体说明评价的内容及使用的组织框架，以便尽可能在评审中不遗漏任何关键变量。此外，确定将完成以下工作的人员：

1. 收集数据
2. 分析调查结果
3. 准备报告
4. 将报告发给关键人物
5. 设定收集、分析和报告数据的时间表

最后，必须有一个反馈环节用于建议和决策。评估报告应包括以下内容：

1. 识别现存和潜在问题
2. 以前未确定的或新的需求
3. 成功之处及其原因
4. 改进建议、中止项目或提出新项目
5. 变革的行动计划，包括负责人和时间表
6. 对项目成果或实现目标的进展进行评价和判断总结

表 12.1 提供了制定总评价计划的指导方针和评价的主要组成部分。除了包括课程及其组成部分外，它还包括外部和内部框架因素（Johnson，1977）、基础设施、核心课程、学生服务、校友和人力资源。如表所示，这些只是主要内容。随着教育评估的发展，可能也会出现其他组成部分。每个组成部分中的元素没有被一一列出。每个机构必须确定哪些要素属于主要组成部分。

管理者和教师在项目评估和认证中的角色

学院的管理者领导教育项目，提出了教育项目的愿景。然而，该学校的管理部门和主要利益相关者必须就其使命、愿景、宗旨和目标达成一致。利益相关者包括管理委员会、首席执行官、基础设施和学术项目的管理者、教师、学生、校友和该机构服务的消费者。这些利益相关者构成了学校的"个性"和主体，标志着它对社会的独一无二的贡献，因此他们也必须与学校的愿景和宗旨保持一致，以维持强有力的教育项目。管理部门定期评审该机构的使命和愿景，

表 12.1 制定总评计划的主要组成部分和准则

组成部分	行动计划							后续计划	
	责任方	时间和频率	数据收集工具	数据分析和结果	标准、结果或基准	报告和建议	维持和监督或改进	由谁、如何、何时	
项目使命/愿景/目标/组织架构									
项目									
战略计划									
外部因素									
内部因素									
基础设施系统：建筑物									
设备									
支持系统									
学生服务									
财务									
行政管理									
技术/信息学									
图书馆									
学士学位课程[a]：与使命/愿景/理念/组织框架一致									
总体目的/目标									
项目最终目标（学生学习成果）和层次目标									
先修课程									
通识教育									
选修课									

（续表）

组成部分	责任方	时间和频率	数据收集工具	数据分析和结果	标准、结果或基准	报告和建议	维持和监督或改进	由谁、如何、何时
				行动计划				后续计划
学士学位护理专业课程目标和内容								
学习活动								
教学效果								
研究生课程ᵃ：与使命／愿景／理念／组织框架一致								
总体目的／目标								
项目最终目标（学生学习结果）和层次目标								
先修课程								
综合学术能力培养课程								
选修课								
护理核心课程的目标和内容								
专业／功能性课程的目标和内容								
学习活动								
教学效果								

a. 学士学位和研究生课程的相同组成部分也适用于大专、硕士和博士学位课程。

使之与当前的需求相匹配，并根据需要领导机构对愿景和使命进行修订。此外，管理部门监督评估和评价活动，以确保项目质量，并及时为项目评估和认证活动提供充足的资源。

所有教师可通过对专业领域和评估需求提出意见、收集数据、分析数据和提出关于该项目决策的建议等参与到课程和项目的评价中去。许多护理学院都由评估委员会领导评估过程或由课程委员会负责对课程设置和教育项目进行评估。作为上级机构的一部分，护理代表们参与大学 / 学校范围内的评价活动。作为一个专业项目，因为必须达到专业认证和组织的标准和准则，所以护理教师在评价过程中的参与十分宝贵。

小结

本章回顾了评价的经典定义、概念、模型及其常用术语的定义。介绍了战略规划及总评计划的基本原理。回顾了为评价教育项目可使用的数据收集工具的类型，以及管理人员和教师的角色。

问题讨论

- 解释评价的概念模型与基准的使用之间的差异。举例说明它们在教育项目评估中的应用。
- 您认为教师应在多大程度上参与战略规划过程？并解释原因。
- 描述总评计划如何有助于护理项目的外部审查。

学习活动

学生学习活动

利用表 12.1，为附录中虚构的护理学院拓展项目案例研究制定总评计划。

护理教育工作者 / 教师发展活动

使用表 12.1，找到你所在的护理学院的评价计划，并评估它在组成部分或行动计划上的缺失。

参考文献

Accreditation Commission for Education in Nursing. (2017). Accreditation manual. Retrieved from http://www.acenursing.org

American Association of Colleges of Nursing. (2017). *The research-focused doctoral program in nursing: Pathways to excellence*. Retrieved from http://www.aacnnursing.org/Portals/42/Publications/PhDPosition.pdf

Ardisson, M., Smallheer, B., Moore, G., & Christenbery, T. (2015). Meta-evaluation: experiences in an accredited graduate nurse education program. *Journal of Professional Nursing, 31*(6), 508–515.

Asif, M. (2015). Determining improvement needs in higher education benchmarking. *Benchmark-*

ing, 22(1), 56–74.

Centers for Disease Control and Prevention. (2017). A framework for program evaluation. Retrieved from https://www.cdc.gov/eval/framework/index.htm

Chinta, R., Kebritchi, M., & Ellias, J. (2016). A conceptual framework for evaluating higher education institutions. *International Journal of Educational Management, 30*(6), 989–1002.

Commission on Collegiate Nursing Education. (2017). Mission, values, & history. Retrieved from http://www.aacn.nche.edu/accreditation/AboutCCNE.htm

Donabedian, A. (1996). Quality management in nursing and health care. In J. A. Schemele (Ed.), *Models of Quality Assurance* (pp. 88–103). Albany, NY: Delmar.

Hande, K., Williams, C., Robbins, H., Kennedy, B., & Christenbery, T. (2017). Leveling evidence-based practice across the nursing curriculum. *Journal for Nurse Practitioners, 13*(1), e17–e22.

Harmon, R. B., Fontaine, D., Plews-Ogan, M., & Williams, A. (2012). Achieving transformational change: Using appreciative inquiry for strategic planning in a school of nursing. *Professional Nursing, 28*, 119–124.

Horne, E. M., & Sandmann, L. R. (2012). Current trends in systematic program evaluation of online graduate nursing education: An integrative literature review. *Journal of Nursing Education, 51*(10), 570–576.

Johnson, M. (1977). *Intentionality in education: A conceptual model of curricular and instructional planning and evaluation*. Albany, NY: Center for Curriculum Research and Services.

Kim, M., Park, C., Park, S., & Ketefian, S. (2014). Quality of nursing doctoral education and scholarly performance in U.S. schools of nursing: Strategic areas for improvement. *Journal of Professional Nursing, 30*(1), 10–18.

Lewallen, L. (2015). Practical strategies for nursing education program evaluation. *Journal of Professional Nursing, 31*(2), 133–140.

Lindgrensavage, C. (2016). Regulatory oversight of student financial aid through accreditation of institutions of higher education. *Journal of Law and Education, 45*(3), 327–361.

Mansutti, I., Saiani, L., Grassetti, L., & Palese, A. (2017). Instruments evaluating the quality of the clinical learning environment in nursing education: A systematic review of psychometric properties. *International Journal of Nursing Studies, 68*, 60–72.

National Council of State Boards of Nursing. (2017). About NCSBN. Retrieved from https://www.ncsbn.org/about.htm

Schindler, L., Puls-Elvidge, S., Welzant, H., & Crawford, L. (2015). Definitions of quality in higher education: A synthesis of the literature. *Higher Learning Research Communications, 5*(3), 3–13.

Schumacher, G., & Risco, K. (2017). Nurse practitioner program curriculum development: A competency-based approach. *Journal of Nurse Practitioners, 13*(2), e75–e81.

Scriven, M. (1974). Evaluation perspectives and procedures. In W. J. Popham (Ed.), *Evaluation in education: Current applications*. Berkeley, CA: McCutchan.

Scriven, M. (1996). Types of evaluation and types of evaluator. *Evaluation Practice, 17*(2), 151–161.

Skiba, D. (2015). On the horizon: Implications for nursing education. *Nursing Education Perspectives, 36*(4), 263–266.

Stufflebeam, D. L., Foley, W., Gephart, W., Guba, E., Hammond, R., Merriman, H., & Provus, M. (1971). *Educational evaluation and decision making*. Itasca, IL: Peacock.

Turner, L. N. (2016). *Quality assurance in online graduate education: Program review processes and assessment techniques used in higher education* (Order No. 10014419). Available from ProQuest Dissertations & Theses Global: The Humanities and Social Sciences Collection (1767049660). Retrieved from https://search.proquest.com/docview/1767049660?accountid=13802

Udlis, K. A., & Manusco, J. M. (2012). Doctor of nursing practice programs across the United States: A benchmark of information. Part I: Program characteristics. *Journal of Professional Nursing, 28*(5), 265–273.

U.S. Department of Education. (2017). Accreditation. Retrieved from https://findit.ed.gov/search?utf8=✓&affiliate=ed.gov&query=Accreditation

第 13 章

13

认证现场考察计划

Felicia Lowenstein-Moffett

本章目标

学习完第 13 章后，读者能够：

- 准备一份含有时间表的认证计划书
- 将策略过程应用于教师、学生和利益相关者对自评报告和现场考察的准备工作中
- 将持续质量改进的原则应用于所有认证活动中

概　述

　　教育项目认证的目的是获得国家、区域及州组织制定的特定质量标准（或准则）的认可。获得认证的项目不仅可以向公众和消费者展示其办学优势，也同样证明了其符合专业标准且能够提供优质的教育。护理教育项目对公共卫生和安全有直接的影响，所以必须体现出本专业制订的质量标准。

　　本章拟通过一个现场考察的典型案例，展示认证的准备过程，该程序并非是指令性的，仅作为一个通用性的指南，可由各院校根据其项目需要加以修改。现场认证考察的目的是让外部同行客观验证项目自评报告所提供的资料。认证机构考察每个项目以确保其宗旨、愿景、结果目标和学习目标能够满足本专业的质量标准，并为毕业生走向护士岗位做准备 [Accreditation Commission for Education in Nursing（ACEN），2017；American Association of Colleges of Nursing（AACN），2017]。若认证的护理课程与实际课程计划不符，随着时间的推移，则会造成教育标准差异化，认证现场考察和自评报告则可以减少这种"课程漂移"的现象。现场认证考察更方便院校向认证专家展示一些附加信息，以进一步说明如何让项目成果与认证标准相吻合。

国家认证机构

正如第 12 章所介绍的，美国大学或学院高等教育的认证是自愿组织的（非政府性质），目的是确保教育达到可接受的质量标准［U.S. Department of Education（USDOE），2017］。为了达到特定机构的认证标准，学校要求它们的项目被一个独立的机构评价。每个认证机构的具体标准和核心措施都是基于教育及专业的原则、价值观及其所评价的学科（例如护理学）的科学准则制定的。获得认证既提供了质量保证，同时也是学生获得联邦资助和学业贷款资格的《高等教育法案之联邦学生援助项目》的关键要素之一（U.S. Department of Education，2006）。高等教育专业认证委员会（Council for Higher Education Accreditation，CHEA）是一个私人的、非营利性的全国性组织，旨在协调美国的认证活动。CHEA 注重学术质量，为地区性的、全国性的和特定的高等认证机构提供正式的认可（Eaton，2015）。

美国教育部的角色

在美国，有两种类型的认证机构：教育部认可或不认可的。已获得认可的高等教育机构被认为是确定教育质量的最佳保障措施。虽然美国教育部并未下设认证机构，但却能授权哪些区域性和全国性的认证机构拥有认证资质（U.S. Department of Education，2017）。

护理项目认证机构

在美国，护理项目认证机构包括护理教育认证委员会（Accreditation Commission for Education in Nursing，ACEN）、大学护理教育委员会（Commission on Collegiate Nursing Education，CCNE）、美国护理教育认证联盟委员会（National League for Nursing Commission for Nursing Education Accreditation，NLN CNEA）。其中，护理教育认证委员会和大学教育认证委员会已经被美国高等教育认证委员会和教育部认可，而护理教育认证联盟委员会则是一个新成立的认证机构，正在寻求认可中。这三个机构都制定了获得认证必须达到的规范和标准。护理教育认证委员会认证的对象是授予证书、文凭或专业学位的护理项目和专科及以上的院校（ACEN，2017）。大学教育委员会是一个全国性的自主认证机构，支持并鼓励在本科和研究生水平的护理课程中体现持续质量改进的原则（AACN，2017）。美国护理教育认证联盟委员会认证从技术护士到临床博士学位的所有课程（NLN CNEA，2017）。认证机构与护理学院教师及临床执业人员共同承担起制定认证标准和维护教育项目成效的责任，以确保教育质量和公共安全（ACEN，2017；CCNE，2013；NLN CNEA，2017）。

除了这三个机构，还有几个全国性的机构专门认证如护士助产士和护士麻醉师（详见第 12 章）等临床专业。尽管目的不同，州护理委员会评价护理项目以确保其符合州立法规定的最低标准，并对该州监管护理教育和实践的相关规定有解释权。新的护理项目必须准备自评报告，并由认证专家现场考察其是否满足国家规范。根据各个州的情况而定期安排报告和现场考察是为了确保项目能持续遵守规范。尽管每个认证或监管机构的标准、规范或法规可能有所不同，但每个机构的大部分数据和报告都可以被复制。

认证机构的角色是为公众提供专业教育项目的客观评价。寻求认证的护理学院需要提前递交申请，通常采用自评报告的形式。自评报告明确了教育项目是如何满足认证标准的。通过现场评价 / 考察以核实、放大和澄清自评报告中的材料。评审专家抽样检查学生作业、课程和临床实践基地，并与教师、学生及管理人员面谈，访谈并对比项目预期是否与实际结果一致。此外，学校网站上还发布了征求公众意见的链接，以便评审专家在现场考察前进行网络审查。评审专家在现场考察结束前给予反馈，并向机构咨询委员会提出建议，由咨询委员会做出是否通过认证的最终结论。认证结果通常在现场考察后 2 ～ 3 个月公布，时间长短通常取决于认证项目的数量。

认证案例研究——现场考察的准备

前几章讨论了认证的价值及其对护理院校的影响。下面的案例研究回顾了现场认证的准备过程。它不特指某一类型的机构，因此以下这些信息可以应用于整个项目认证、专业认证或州护理委员会的现场考察。

开始阶段

准备充分的教师会欢迎评审专家现场认证，因为这是一个很好地展示和检验当前持续质量改进过程的机会。认证机构会在约 12 个月之前告知拟认证的项目专家将要到访的时间。届时，项目将根据认证机构的具体指导方针规划并确认自评报告及现场考察的日期。

- 一个中等规模的护理项目计划在 1 年内再次进行认证。这所护理学院每年大约有 200 名学生毕业。该项目已收到即将进行认证的通知，其中包括提交自评报告和现场考察的日期，学校已经开始撰写报告并准备接待现场考察。

认证的第一步是明确哪些教师将负责撰写自评报告，将采用什么流程去收集作证的项目数据。认证日期应该在先前的认证通过有效期之前，不应该让关注质量持续改进且准备充分的项目感到措手不及。通常由院长或项目主任直接任命认证工作委员会的教师。委员会的任务是着手准备自评报告，制定时间表，并为现场访问做准备。安排有认证工作经验的资深教师为自评报告的主要撰写人并领导认证工作委员会成员为现场认证做准备非常重要。同时，这个项目的全体教师在准备自评报告及认证过程中也均扮演着重要角色。通常建议一名或多名教师参加由认证机构举办的自评报告准备指导培训会。

- 院长委任三名教师与一名在自评报告撰写及组织专家现场考察中起带头作用的资深教师成立认证工作委员会。

评价阶段

认证的第二个重要步骤是制定评价计划。要尽早开始！制定评价计划作为持续质量改进过程的一部分，通常是最好的方法。除了撰写自评报告，任命的委员在处理现场认证考察的后勤工作中至关重要。评价过程应该从对认证机构的所有标准、目标和指导方针的仔细梳理开始，然后对项目是否符合标准进行彻底的比较和分析。接下来，委员会明确目前收集了哪些数据，以及还有哪些更多的信息和支撑文件是自评报告和现场认证考察所需的。被认证的机构根据课程计划设计并实施项目计划和学生成果衡量标准。这些数据被用作评估基线。项目和学生成果可在自评报告中进一步评价和补充。了解认证机构的标准和（或）专业认证标准，有助于指引认证工作委员会成员明确哪些具体的文件是至关重要的，能够展示出被评估的项目是如何实现项目目标的。

● 专业认证工作委员会开始评价项目当前所收集的数据。此时，工作组成员应仔细回顾总体的项目成果，大家一起来参照认证机构所列的每一条标准，认真对比本项目是如何满足认证机构标准的。定期召开委员会会议，将工作任务进行明确分工。

时间表

为准备过程制定一个时间表。这一时间表对大型项目推进和确保任务及时完成非常重要。根据向认证机构提交自评报告的日期制定"倒计时日历"对工作推进也很有帮助。从这个日期倒推，可以留出充足的时间去撰写和修改自评报告。制作一个带有具体截止日期、团队任务和预期完成日期的总日历表。

● 团队成员开会制定总日历表，并与指定负责相应任务的成员共同设定目标。他们设定目标完成的截止日期，以便有时间修订自评报告和收集必要的补充数据。资深教师计划在认证机构规定的截止日期前 3 周完成自评报告，以确保有充足的时间去审查、补充和修改自评报告。认证工作委员会将持续工作 1 年，团队决定召开为期 6 个月的每月例会，为期 5 个月的每 2 周例会，以及在整个认证期间的每周例会。

认证工作委员会

在认证工作委员会（以下简称委员会）成立的早期，应明确怎样为委员会和现场考察专家收集、分享和储存相关资料。教师可能会参与撰写自评报告的某部分，并为现场考察做准备。自评报告关注标准里的具体内容，如组织的使命和愿景、录取标准、招生数据、学生在学率、应届毕业生就业情况、课程计划、教学方法、师资培训、教师和带教老师（受雇于医院）的培训及能力，以及影响护理学院、课程资源、行政支持、教师资源、战略规划过程、利益相关者需求的制度功能，自评报告还要分析所有项目成效。往往自评报告先分别由不同的教师撰写其中的一小部分，因此，主要作者完整审查自评报告以保证其具有逻辑性和系统性很关键。职员在认证过程中也同样扮演着重要的角色，委员会应该在计划阶段的早期就明确具体人员及任务。委员会同样也应明确将在认证过程中发挥关键作用的机构内核心成员，如教务处处长或副校长、理事会和委员会成员、图书管理员、信息学和数据处理管理员以及远程学习职员等。

● 认证委员会在制定时间表时决定团体会议召开的频率。委员会明确成员的具体角色和对团队的贡献，以确保他们充分理解工作任务。委员会主席在自评报告的每部分完成后即进行审阅，检查其表达的准确性和整体写作风格，并对自评报告做最后的修改。护理学院院长定期听取委员会的工作进展，在自评报告提交至认证机构之前审查其完整性。委员会与院长共同确定几名在自评报告的数据准备及现场认证考察的后勤工作中将会发挥重要作用的职员。

教师、管理者、学生和利益相关者的角色

提前做好人员准备！与相关成员开会面谈，强调他们的角色对认证过程的重要性，并

传达项目成功获得认证的信心。确保教师知晓他们将会被现场考察专家就项目、课程及学生等方面开展访谈。所有的教师，无论是全职还是兼职，都应该熟悉认证机构的标准、课程设置，以及他们在项目实施和评价中的角色。学生也应该了解认证过程，熟悉项目和课程目标，因为他们也有可能会被专家访谈。为了增强自身对认证过程的适应性和熟悉度，有些项目会在评价人员到达之前进行模拟认证。院长或项目主任应确保所有教师，包括带教老师（受雇于学校）在专家现场考察时都在校或在附近的临床实践基地。远程教学的教师应随时做好展示课程实施策略的准备。

专家可能会检验某个流程或索取某份未提供给他们的文件，因此所有相关的资料都应该是可获得且更新后的，而项目相关的其他人员也应知晓即将到来的考察。专家可能会提出访谈利益相关者或护理部门之外的其他机构成员。在访谈之前，院长 / 项目主任或委员会主席应询问专家希望访谈的人员名单。专家与关键成员的访谈时间表应提前设定，并交给专家组组长，由其审核批准。由于专家通常喜欢与最高行政人员访谈，如校长、副校长、院长、图书管理专员和其他重要行政人员，这些人员常工作繁忙，因此这些计划应该在考察之前准备好。确保向所有相关部门、临床实践基地或其他利益相关者阐明评审的项目及专家现场考察的日期。做好两手准备可以避免计划外评价员提问引起的不必要慌乱。

- 护理认证工作委员会被列入护理学院全员大会的日程中，以提供必要的信息更新或培训。委员会在专家组现场认证考察 1 个月之前全面进行员工培训，通过审阅认证标准、讨论项目如何达到认证标准以及审阅自评报告文件的形式帮助教师做好准备。要求教师认真学习教师手册以确保全体成员都了解当前的部门政策和流程。院长给学院教师或其他机构相关人员发送邮件，通知他们现场认证的日期并希望他们在整个现场认证过程中都待在校园或附近的临床医院，远程教学的教师随时做好线上访问的准备。

准备组织现场考察

在准备阶段应尽早做出日程安排，以确保进行现场认证的专家有足够的、私人的和安全的空间。认证机构会对访问空间提出具体要求，并通知项目将会有多少专家到访。根据认证机构的不同要求，项目可能需要负责安排认证专家的住宿，包括与专家组组长房间相连的会议室，以便专家组开会规划现场考察并对调研结果进行审查。在校园内，需要准备一个舒适的足够容纳所有认证专家的工作室，工作室尽可能位于部门内，靠近教师和管理人员。因为大多数情况下，专家会利用休息或午餐时间来回顾他们已开展的工作，所以休息茶点和午餐是需要准备的，当然专家也可能会利用这个时间来访谈指定的教师、学生、工作人员或管理人员。

专家的房间内应准备电脑，以便专家访问电子数据、文件、学习管理系统和其他支持书面自评报告的资料。如果文件是用作质量过程或标准支持的证据，它们应该按照标准建立索引并交叉参考，以便专家能迅速找到必要的信息。文件包括主要管理人员、教师和其他工作人员的目录 / 列表，项目手册，项目课程设置、课程大纲、学生作业样本，组织结构图、委员会会议记录，以及包括政策和流程的教师手册、学生手册等。如果该项目提供了远程学习的模式，在专家到访期间还应安排与学生进行远程交流演示。确保教师对与学生交流的电子资源了如指掌。

● 护理学院为现场认证专家的到来做准备，并为专家提供安全的会议室和资料室。会议室包含参考 / 索引的文件，以及电子数据、已提交的书面自评报告的支撑材料。资料室包含学生的课程作业样本、毕业课题、教师对学术委员会以及教学上的学术贡献、项目评价计划和质量改进过程，以及其他用以展示卓越护理教育的信息。大学信息部门为每位专家提供个人电脑，并设置安全的临时密码。此外，备有一台可用于与学生和教师远程交流用的电脑。根据需要，也许还要准备内线和外线电话。委员会确保所有的支撑材料都是按照认证标准进行分类的，便于专家查阅电子材料和（或）组织良好的索引文件。院长安排一个职员在整个现场认证期间协助专家组协调日程，并根据专家需要提供协助。资料室的每台计算机旁边都列有主要管理人员、教师电话和部门信息。委员会将现场认证考察的议程张贴在资料室和教师容易看到的区域，以确保评价过程的及时性。确保现场认证考察计划的提醒通知发送至利益相关者、带教老师（受雇于医院）和机构领导。这样可保证在现场考察期间专家有充足的与相关人员面谈的机会。

小结

认证是一个确保护理教育项目质量的过程。获得认证机构的认可意味着在满足学术和专业标准方面表现出色。项目自愿接受严谨的评价过程，以确保项目达到专业设定的标准，并向消费者、利益相关者和公众展示其质量。为现场认证考察做准备的过程尽管很耗时，但并不费力。本着持续质量改进的原则，评审过程、自评报告和现场认证考察提供了一个识别改进和庆祝成功的机会。

问题讨论

世界上许多其他国家的教育系统都由政府直接监督和管理。在美国，认证是自愿的，但如果不通过认证，有很多因素会限制该机构的活动。讨论为了保证质量教育，自愿和强制认证的利弊。你认为美国的高等教育认证系统有效吗？请给出你的答案并解释。

学习活动

学生学习活动

1.访问护理教育认证委员会、大学护理教育委员会和美国护理教育认证联盟委员会的网站，根据它们认可的教育层次（例如，技术护士、大专、学士学位、硕士学位和博士学位）比较每个机构的认证标准。这些机构之间有什么不同（如果有的话）？

2.采访几位教师，了解他们对认证的看法及认证在保证护理教育质量中的作用。基于访谈结果，你认为让每位教师了解认证程序是否重要？为什么重要或为什么不重要？

教师发展活动

1. 回顾你所在护理项目的最近一次自评报告。明确现场认证考察后的变化。这些变化是源于认证的结果，还是其他因素导致的？根据你的看法，请给出下一次认证的建议。

2. 明确你们接受认证的机构。回顾其认证标准 / 准则。你所在的项目采取了什么策略来收集与标准相关的数据？是否已经收集到当前数据并准备好分析、评价、对发现的问题进行追踪，以确保项目符合标准？你认为教师在这些策略中扮演什么角色？

参考文献

Accreditation Commission for Education in Nursing. (2017). Philosophy of accreditation. Retrieved from http://www.acenursing.org/philosophy-of-accreditation

American Association of Colleges of Nursing. (2017). CCNE accreditation. Retrieved from http://www.aacnnursing.org/CCNE

Commission on Collegiate Nursing Education. (2013). *Standards for accreditation of baccalaureate and graduate nursing programs.* Retrieved from http://www.aacn.nche.edu/ccne-accreditation/Standards-Amended-2013.pdf

Eaton, J. (2015). *An overview of U.S. accreditation.* Retrieved from http://www.chea.org/userfiles/uploads/Overview%20of%20US%20Accreditation%202015.pdf

National League for Nursing Commission for Nursing Education Accreditation. (2017). Overview. Retrieved from http://www.nln.org/accreditation-services/overview

U.S. Department of Education. (2006). 1998 Amendments to the Higher Education Act of 1965. Retrieved from https://www2.ed.gov/policy/highered/leg/hea98/index.html

U.S. Department of Education. (2017). Accreditation in the United States. Retrieved from https://www2.ed.gov/admins/finaid/accred/accreditation.html#Overview

第 5 篇

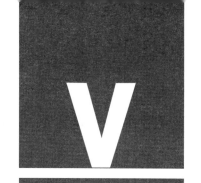

护理教育的研究、问题和趋势

Stephanie S. DeBoor
Sarah B. Keating

概　述

　　本篇回顾了护理教育的研究、当前问题和趋势，以了解护理教育对课程的影响，以及由此衍生出的可影响现在和未来课程设置和评价活动的优先事项。第14章回顾了护理教育的研究现状，尤其是在课程设置和评价方面的应用。这一章也回顾了那些为循证教育实践提供基础的研究需求。本文在总结护理和教育文献中学术/研究性文章的基础上提出了潜在的研究问题，并贯穿全文。虽然质性研究产生了有用的信息，但与护理教育相关的众多质性研究应作为进一步开展量性研究、质性研究和混合方面研究的基础。这些研究具有地理上的多样性，反映了各种类型的教育项目。此类研究可以为"以学习者和项目成果为中心"且满足专业和医疗保健系统需求的相关护理教育项目的开发带来循证教育实践。

　　第15章总结了前述各章内容，并重新审视了本文中提出的一些问题，以提供可能会影响护理教育未来的解决方案。回顾护理教育可预测今后护理教育的各种情境及其对护理专业的影响。这就要求护理专业人员摈弃关于护理教育的陈旧的局限性思维方式及做法，去传授有知识、有能力、有爱心的专业人员，并以创新和创造性的护理教育项目迈向未来。这些项目将持续培养能够应对医疗卫生系统挑战的护理人员。护理学必须继续向高等教育发展，否则就会发现自己与其他专业及医疗保健系统失去同步。本章的开始就对护理教育者及其在护理教育中开展有意义的研究、学术活动、转化科学和循证实践以迎接挑战和规划未来的作用进行了讨论。

14

护理教育中的研究与循证实践

Michael T. Weaver

本章目标

学习完第 14 章后，读者能够：

- 思考教师在护理教育中有关学术活动、转化科学及研究方面所扮演的角色及其对课程设置与评价、循证护理实践、卫生保健政策，以及实施照护所产生的影响
- 分析当前在护理教育中应用于课程设置与评价的研究
- 根据美国国家护理联盟所推荐的护理教育相关研究，明确课程设置与评价需要探索和研究的课题

概　述

　　护理教师在学术上扮演着三个主要的角色：教学、学术/科研和服务。本章审视有关护理教师的教员、学者和服务提供者的角色。美国护理学院协会（AACN，1999）下设的定义护理学术活动标准工作组，提出了在护理专业范畴内包含学术活动性质的四个领域，即发现新知识、传授知识以促进他人对知识的理解、应用新知识以促进个体与群体的健康，以及将知识融合到其他学科中去。可以说，学术活动全方位地涵盖了三重学术角色：研究、教育和服务。

　　一位学者回顾本学科的知识现状，并将知识运用到实践中去，与此同时观察护理临床和教育实践中的各种现象，从中发现了需要进一步调查研究的问题。学者们依据围绕着某个主题所获得的证据，通过反思、讨论、辩论，并撰写学术论文/文章等形式，与他人分享这些观察成果。他的学术著作应引起进一步探究活动来产生新的知识，构建该职业及教育的科学基础，并且通过完成护理的社会使命来改善与健康相关的结果。

　　在研究方面，学者们通过观察周围的环境，提出关于某些现象的疑问，并通过探究围绕其间的相关因素，提出值得进一步探究的问题。研究问题过程中所产生的疑问和（或）假设

最终会提出进行深入调查研究的建议。这些活动需要通过有深度的文献综述，以分辨出与课题相关的概念和理论。这有助于将所提议的研究活动性质，从一个初步的研究项目塑造成有深度的系列研究，包括质性研究、量性研究以及混合方法研究。在以研究为主的项目里具有终身职位的教师，比如具有卡耐基分类 R1 ～ R3 职位者，他们通常被要求把研究作为学术活动的一个组成部分。非终身职位的教师，以及职业院校的教师们，通常并不要求把研究作为学术活动的一部分。但是要求他们通过对教学方法论与实践的学术探究，对本专业作出贡献。对于教师来说，学术产出及指标在满足院校授予终身职位及职称晋升上尤为重要。谋求学术职位的护理教师在接受某个职位前，需要先了解清楚该校有关学术活动的政策，以便符合学校的要求。

转化科学是一个日趋重要的学术领域，即把研究成果用于开发循证实践指南。它跨越所有的学科，为培养学生在跨学科协作、跨专业教育创造机会，以及在临床和社区环境中提供全面的循证照护所需要的团队协作关系方面做准备。转化科学在建立护理学术界与临床实践机构的联结机制上发挥着越来越重要的作用。实践护理博士（doctor of nursing practice，DNP）作为护理专业博士，其所处的位置尤为得天独厚，可在护理学术领域的研究型教师与护理实践中的佼佼者之间搭起一座桥梁。正如 AACN 的 Manatt 报告（Enders，Morin，& Pawlak，2016）陈述的那样，这种合作伙伴关系在连接护理学术界与教学医院上有重要且现实的意义。本章探讨护理教师在护理教育研究及学术活动中所扮演的角色，回顾护理教育和指明今后研究方向的相关文献，并列举关于课程设置与评估方面可以探究的课题。

教师在护理教育研究中的角色

教师资格

虽然美国护理联邦委员会全国理事会（NCSBN，2009）建议在护理教育项目任教的教师至少要具备硕士学位，并且受过教育学和护理科学的训练。但是，在有些州，由于师资短缺，只能聘用具有临床经验的本科毕业生任教。要改善这种现状，管理者、教师同仁以及教师本人都有责任支持教师们完成包括硕士和（或）博士学位在内的高等学业。与此同时，要鼓励拥有博士学位的教师在学术道路上继续发展，取得护理教师资格，并进行与护理教育相关的研究，例如课程设置、评价、教学设计及策略等。

NLN（2016）将护理教育科学建设作为护理教育研究的首要优先领域。教育理论框架及其附属结构以及常用的研究与统计方法，通常与那些专用于临床研究的有所区别。因此，需要那些在教育理论及研究方法方面有所专长并具有博士学位的教师为课程设置提供循证建议，将有效的教学与评估方法整合到护理项目中。NLN 在其 2013 年培养具有博士学位护理教育者的愿景里，提出需要增加有博士学位护理教师的数量，这些教师不但要有开发教育学理论知识并将知识转化为护理课程的能力，而且还要熟知评价创新教学方法与患者照护结局间关系的方法。

教育研究对护理教师提出了一系列的挑战。首要的挑战是，与临床研究相比，教育研究只有相对有限的获取经费的机会，以及通常附在教育研究资助机制上很低的甚至根本不存在的间接回报率。这样的情况往往使得学校管理者在衡量教师（如若获得资助）执行及管理研究项目所需专属时间时，难以做出有关成本−效益的决定。另一个挑战是由于不得不在现有课程设置框架内开展研究而导致的研究设计及统计方法的复杂性。想要采取经典的随机对照试验成了例外之举，而不是常态。相反地，研究通常要满足于学生接受现有师资和实习医院的限制，可以自由选择所修课程，并且尊重教师想要如何授课的学术自由，加上信效度较好的学习成果评价工具的缺乏，因此只能让学生使用诸如个人效能感及临床胜任力等自我评价方式。护理教师在其博士项目学习期间的课程通常也不包括在上述情况下设计出具有一定内部和外部效度的专业与先进的研究设计和统计分析知识。与临床研究活动相似的是，护理教师需要组建一支多学科团队，该团队具备能够恰当地实现研究目标所需的专业知识。

个人专业成长的重要性

根据个人教育背景和经验的不同，人们期待教师能够从事与其专业知识相关的学术活动，为实现院校的使命做出贡献，并在教学过程中与学生分享教师的专业特长。除了专业特长外，教师还应该掌握教与学的艺术、学生评估、项目设置和评价相关的知识和技能。每一位教师都要对自己这些基础知识和技能进行评估，并找出需要更新、加强和融合的地方。

虽然有了开展学术和研究活动的个人动机、需求和责任，但是为这些活动提供支持也是学术管理者和院校的责任。专属时间、参与专业会议和研讨会的费用以及在某些情况下进修高级学位或专业证书的学费也可以包含在员工福利里面。不少研究型的院校要求教师开展研究，这不仅能够为研究活动提供资助，而且可以承担教师的部分职位薪酬，如在项目资助期间聘请兼职教师以代替研究人员完成教学任务。正如 Roberts 和 Gold（2013）所提出的，在研究型院校里任职的护理教师，面临着完成教学任务的困境；而与此同时，那些谋求终身职位的教师则被要求有学术及研究成果，以保持或获得终身职位。研究活动减少了分配给他们的临床实践和理论授课责任，而把这部分工作留给了那些非终身职位和（或）兼职的教师。这就可能给非终身职位的教师带来两难困境，这些教师既有院校对他们的要求，又必须要有临床专业技能和知识以产出学术成果，但却没有被提供可开展学术研究的时间。这种矛盾或许造成了双重教师体系，影响到整个课程、学生学习、项目成果以及教师的信心。

对于在非研究型院校护理学院的任职教师而言，他们也有责任开展与循证实践、应用科学和研究（在临床实践及教育方法论的基础上产生新知识）相关的学术活动。对于尚未取得本学科或职位所要求最终学位的教师们，学院对他们的要求就是要去考取并完成所需要的学位。希望院校能够通过专属时间或灵活的工作时间，甚至在某种程度上以报销学费的形式，对他们的学业给予支持。此外，为保持课程的时效性和相关性，教师必须参与学术活动，随时更新和丰富其知识内容以及教育学知识基础和技能。教师们应该被要求参加教育学与临床专业的工作坊和会议，而学校应该支持教师发展，更新教学技能。这些院校并不排斥研究活动，研究活动在提高教师护理实践与教育知识以及为本学科的科学作出贡献中起到重要作用。由于经费支持和专属时间或许不如研究型院校那么多，教师、其他学科、临床同事、其他护理院校和医疗保健系统（例如医院）之间的合作研究为护理教师提供了开展学术活动的机会。

Martin 和 Hodge（2011）介绍了他们的经验，即为非研究型院校教师开发可满足学术与研究要求的科研模式。作者列举了学校对教师的要求，并描述该模式是如何指导教师开展研究活动的。与其他模式比较而言，该模式的主要内容包括：提供行政支持、营造支持学术和研究活动的文化氛围、专属科研时间、目标的设定和明确的要求，建立导师制并与其他教师的协作，以及外部资源。Klemm（2012）描述了一项在本科科研课程里开展的研究项目。在整个学期中，教师作为导师，指导学生研究女性患者对乳腺癌的适应过程。这一质性研究经历使学生成功地在学习研究过程的同时，通过数据的收集和分析参与教师的研究项目。

Freeland、Pathak、Garrett、Anderson 和 Daniels（2016）训练护士在筛查新收治脑卒中患者误吸风险时，将医学模拟人模型结合理论讲解的方法与传统教学方法进行比较。他们把 32 名护士分为两组，一组采用传统的理论授课形式进行培训，另一组使用医学模拟人模型结合理论讲解。作者在培训后评价时发现，理论讲解结合模拟人模型组，在筛查管理以及症状分析两个方面的表现都更为出色。随后 6 周的跟踪随访发现，这一组学员的管理及分析技能水平能够保持不变。作者还通过使用标准化病人，对管理和分析技能进行 6 周后的跟踪测试，以评估学员将技能应用到真实患者身上的能力。学员在真人身上的表现和分析能力与其在 2 周和 4 周评估时的表现相似，这就为模拟训练可以转化为真实的临床实践提供了依据，同时为使用模拟作为有效教学方法提供了证据支持。

学生为了完成学位论文而进行独立研究，或者他们协助教师开展研究活动时，就会出现在护理研究中存在的问题——通过这些研究所产生的学术成果的作者署名问题。Welfare 和 Sackett（2011）对一家研究型院校的教师和学生进行调查，研究他们如何看待学生协助教师开展研究或学生进行独立研究时研究结果的署名问题。Welfare 和 Sackett 撰写了一些案例，描述学生从数据收集和分析到开展协作和独立研究的研究活动，他们发现教师和学生对于作者署名以及作者排序的看法有较大分歧。虽然他们对所开发工具的内容效度进行了检验，但是作者指出还应该使用该工具进行类似的研究以验证其信度和效度。但是，许多人对他们的研究成果提出了建议，其中包括教师与学生在开始研究活动前签署一份非正式协议或者合约。他们建议教师和学生的责任和最终署名可以参考一些专业团体的伦理行为准则和指南［American Psychological Association（APA），2014；Association for the Study of Higher Education（ASHE），2014］。随着护理博士项目和研究的发展，这已成为护理专业、教育者和学生迫切需要解决的问题。

教学学术活动以及在护理专业的应用

从事研究工作或者攻读与自己临床护理或功能制护理领域相关的高级学位或证书，既能够增强教师的知识和专业技能，又将有助于课程能够及时反映护理科学和临床实践的前沿知识。与此同时，增加对学习理论、教育学、学生评估、项目开发与评价方面的知识基础也有同样重要的意义。这会让我们想到 Boyer（1990）鼓励教师将教学活动应用到研究和学术中去的教学学术理论的四个组成部分，即发现的学术、综合的学术、应用的学术和教学的学术。Boyer 在其《学术的反思》一文中对这四部分作了简明扼要的叙述。该模式为教师开展教学活动，并探索学术和研究机会提供了理论框架。这些活动对护理和教育学的发展作出了贡献，随着研究成果的传播和转化，可以带动课程设置、评价以及教与学的技能方面的循证实践。

Boyer（1990）简要地将发现的学术描述为：在教师和学生进行教与学互动的过程中，对项目进行设置和评价，并且从经验和所观察到的现象中，最终产生出新知识的活动。学者研究所发现的新知识，并验证其有用性及实用性。综合的学术指的是在教育环境中活动和互动的集合，教育者观察和综合信息，形成新的方法和认知。综合的学术与发现密切相关，Boyer 用其在跨学科研究中的应用作为案例来说明问题。其实这个问题与护理学一直都有关联，但是却常常不能成功实施。应用的学术是指将新的知识运用到教学活动中去，以验证其效度和信度。应用的学术作为循证实践，其相关性值得被检验和探究，从而使之在发展中完善起来。转化科学与这一概念有密切的关系。教学学术是指与学习者分享知识、发现新知识以及将其应用到护理和教育科学的学术追求。

Boyer 模式在护理教育中应用的例子可以在 AACN《定义护理学科的学术活动》(AACN,1999)一文中找到。下文是对护理学术的定义,这有助于指导护理教育者开展研究和学术活动:

> 护理学术可以定义为通过严谨的探究,系统性地推进护理的教学、研究和实践等一系列活动,包括:①对本专业的重要性;②有创造性;③可被记录;④可被复制和详尽阐述;⑤可通过多种方法进行同行评议。(AACN,1999)

Simpson 和 Richards(2015)的文章列举了一个教育学探究的范例,因为这种探究活动发生在特定的教学职责范围之内,所以无论教师是否具有终身职位,都会有从事学术活动的机会。作者通过学生对课程的反馈,以及教师所观察到的学生对课程内容适用性的理解,对重新设计一门群体保健的课程是如何对特定的学生学习结果产生影响进行了评价。透过与研究设计和所用成果衡量工具相关的局限性,人们可以看到教育者在现有教育项目框架之内,想要提升教育方法论所面临的某些挑战。而这些现实的挑战也凸显了对教学专家的需求,因为专家能够在这些束缚下有效地进行工作并且还能为其他教师提供指导。这一需求也在 NLN《对护理教育者进行博士培养的愿景》(NLN,2013)一文里体现出来。

对护理专业的重要性

护理教师的学术活动、转化科学和研究对专业的贡献不胜枚举。临床专业及功能制领域(如行政、质量保证、风险管理和流行病学等)、转化科学和研究给卫生保健机构带来了循证实践。在卫生保健机构里与护理同仁及其他医务工作者的协作研究促成了积极的患者结局、高质量 / 安全的卫生保健,以及卫生保健政策的改变。哥伦比亚大学就有一个跨专业合作研究的例子。Merrill、Yoon、Larson、Honig 和 Reame(2013)调查了护理博士(PhD)和护理实践博士(DNP)学生与教师在一个学期内通过社交媒体的交流互动。Merrill 等描述了研究期间增加了课程内容的改进,其中包括在此期间所要求的研讨会,以及 PhD 和 DNP 学生同时上的两门课程(伦理学和数据统计学)。该研究将学生和教师在学期中使用社交网络的数据收集起来,结果发现,在第一周主要的交流都是在教师间进行的,但是到了研究的末期(10 周以后),师生互动的次数及其在各组间的分布有所增加。这是最早的几个利用社交网络作为信息来源并分析博士生与教师之间关系的研究之一。

护理教育领域的研究可分享护理教育实施中的最佳实践方法以及共享不同类型的项目,来为卫生保健系统的临床实践培养合格人才。学术活动、转化科学和研究结果对专业的支持做出贡献,即护理专业需要受过高等教育的人才,以满足群体健康照护的需要,这些人才在卫生保健实施过程中将起到引领的作用。通过研究可以确定与卫生保健系统责任和护理角色最为匹配的教育项目类型。

文献中有关课程设置和评价的现有研究

课程的设置与修订

在本书的更新过程中,作者与共同参与者对护理课程设置经典的和通用的研究进行了回顾。其中很多研究都集中在某类项目上，并且可以作为初步研究，以便今后深入研究并将之推广到不同地域、不同种类和不同水平的教育项目。表 14.1 列举了本书中与课程设置有关的参考文献。读者从中可以看到，还需要更多以研究为基础的探索，才可以在教师考虑对现有课程进行修订或者开发新项目时为他们作指导。尤为关键的是，需要对研究结果和发现进行验证。有学者（例如，参见 Vetter，McGwin，& Pittet，2016）提出的关于临床研究的可复制和可重复性的问题，对教育研究来说同样适用，尤其是考虑到了所面临的条件限制，以及为了能够在现行课程框架内开展研究而不得不在设计上妥协。

课程与项目的评价

表 14.2 总结了与课程设置和项目评价相关的研究，并为进一步研究提出了建议。能找到的直接适用于护理项目评价的研究数量很少，这就意味着有必要对评价模式进行验证，特别是目前正是强调要衡量项目成果和学生学习成果的时候。特别需要的是要有可以评价教学方法、课程内容、学生学习目标设置，在实习生提供临床照护的情况下，上述因素与护理敏感的患者结局之间关系的方法。护理或许要借鉴其他学科，以便发现和调整可用于护理教育的评价模式，并对适用于护理的评价模式、理论、概念和方法进行比较。

应用于课程设置与评价的研究主题

NLN 给护理教育者提供了 2016—2019 年护理教育研究优势领域的列表（NLN，2016）。其中有三方面的主要优势领域，包括：①构建护理教育科学；②将学生之所学与健康指标相关联；③在健康转型背景下，审视学习的科学。在解决这些优势领域的过程中，尤为重要的是，要有一批具备必要的专业知识的教师学者来构想、规划、执行以及传播研究结果，从而产生出所需要的实证依据；他们也要有相应的技能和知识将这些研究结果转化成现实世界的教学。

作为本章的目标，学术活动体现在课程设置与评价上，并根植于 NLN 关于促进护理教育科学的优势领域。请注意 NLN 所提出的优势领域以粗体显示，该建议表并非包括了全部的意见。

教育培训影响专注于具有护理教育和理论基础的护理科学家的能力提升。

1. 进行一项针对护理教师的全国性调查，评价教育背景与参与护理教育研究之间的联系。
2. 追踪并调查某些博士项目毕业生，描述他们的职业轨迹，评价项目特征与参与护理教育研究之间的联系。
3. 对全国认可的护理教育专家进行焦点小组访谈，从中确定成功的护理教育科学职业生涯所需的技能和知识。

开发并测试护理教育研究的工具，以衡量学习成果及其与患者照护的联系。

1. 对文献进行综合回顾，以确定对不同层次护理学生较为重要的学习成果的相关概念。
2. 对文献进行综合回顾，以找到现有的信效度较高的学习成果测量工具。
3. 设计并实施有关研究，以检验通过某些信效度较好的学习成果测量工具获取的学生分数与护生所护理患者的护理敏感性相关结果之间的联系。

表 14.1　致力于课程设置的研究

主题	作者/日期	项目类型	研究类型	建议
			所有类型	
对美国已获认证的护理项目进行有关循证教学实践的全国性调查	Kalb, O'Conner-Von, Brockway, Rierson, & Sendelbach, 2015	全部已认证的护理项目	对美国已获认证的护理项目的线上调查	通过综合各种方法获得更有代表性的样本（尤其是在各个不同的项目之间）以便对调查内容进行修订。修订条目以降低调查在社会期评估偏差，并提供所使用证据类型的信息。虽然这样做法可能不太现实，但是如果能够纳入显示学生成功的指标（如 NCLEX 考试通过率、高级执业证书通过率等），资料会更加有帮助
			执业资格前项目	
对本科项目进行全国性的调查，以确定所教授的体格检查内容	Giddens, Wright, & Gray, 2012	取得执业资格的教育项目	对执业资格前教育项目进行全国性的调查	针对课程、项目成果、患者照护影响的改变进行研究复制。通过对其他具体概念（例如患者安全、文化能力等）进行概念分析来实现研究复制
对纽约州 98 所护理学院的教师，以随访焦点小组访谈的形式进行调查。目的是描述如何把护理质量与安全教育（QSEN）核心能力整合到执业资格前教育项目	Pollard et al., 2014	Prelicensure 取得执业资格前的项目	对纽约约州 98 所护理学院的教师和行政管理人员，本科及以上项目的院长及大专护理协会进行线上调查	通过整合改善应答率及评估可推广性的各种方法对研究项目进行复制。扩大样本以便可以对不同类型的项目进行比较，并扩展其可推广性
			大专护生、本科护生、第二学位本科护生、从注册护士到本科护生	
对所有利益相关者而言以学习为中心的课程设置模式；响应 NLN 进行课程改革的号召	Davis, 2011	护理大专	用课程设置模式描述课程变订的过程	使用该模式分析其对类似项目中课程修订的有效性。与其他模式和项目做比较
把循证实践、质量提升、方法改进、安全标准、核心能力框架、信息学与跨专业教育纳入到本科课程改革	Andre & Barnes, 2010	护理本科	对课程需求的回顾	分析课程中的概念。比较各项目间内容、成果以及授课策略有效性

（续表）

主题	作者/日期	项目类型	研究类型	建议
课程修订的共同决策模式	D'Antonio, Brennan, & Curley, 2013	护理本科	使用该模式描述课程改革的过程	使用该模式，分析在类似项目中进行课程修订的有效性。与其他模式和项目做比较
将一个本科项目与 AACN 提出的标准进行比照的过程	Dearman, Lawson, & Hall, 2011	护理本科	该模式与 NCLEX 考试及格率联系起来的过程与方法	通过文献回顾寻找相似的模式，把该模式应用到一些项目中去，并且根据学生的人口学特征、项目类型、学习成果、课程差异等比较其结果
将反校园散凌纳入工作坊的内容，减少此种行为对少数族裔本科护生的影响	Egues & Leinung, 2014	护理本科	采取类实验性研究中的前后测设计，在一个专门为拉美裔和少数族裔服务的学院里，对参加反散凌工作坊的学生进行问卷调查	加入实验设计，使之能够与对照组作比较。对复制研究所需的干预措施加以控制，并保其真度，以证据为基础的教学方法的有效性
基于文献回顾的一个将技术融入课程的模式	Flood, Gasiewicz, & Delpier, 2010	护理本科	文献回顾与模式开发	可推广性的复制
对课程内容进行管理以防止内容饱和；鼓励概念教学	Giddens & Brady, 2007	护理本科	文献回顾	将具有地域代表性的及各种以概念为基础的课程与其他类教学策略施教的课程进行比较
融合学术界与退伍军人管理系统临床机构合作伙伴关系（VA 护理学术联盟）的模式	Needleman, Bowman, Wyte-Lake, & Dobalian, 2014	护理本科	对合作实习点的教师进行问卷调查	在其他学术界与临床合作伙伴系复制研究（例如，教学医院与其护理学院之间）
描述一个规培计划模式及其成果，其结果是学员的信心、核心能力和领导力等都得到了提升	Goode, Lynn, & McElroy, 2013	护理本科毕业生规培计划	学生学习成果的评价	复制研究以验证其效度、信度和可推广性
课程修订的认知脚手架模式（任务，无认知和社会沟通）	Hagler, Morris, & White, 2011	护理本科生	用脚手架模式描述课程改革过程	使用该模式，分析在类似教育项目进行课程修订的有效性。与其他代表性的各课程
拥护课程改革的教师和学生同样可促进改革的实施	Powell-Cope, Hughes, Sedlak, & Nelson, 2008	护理本科	教师认知的调查	比较具有地域代表性的各课程

（续表）

主题	作者 / 日期	项目类型	研究类型	建议
一个安排医疗机构与护理学院之间实习协议并把成本因素考虑在内的模式	De Geest et al., 2010	主要是护理本科	描述一个必须把复杂因素考虑在内的模式，包括成本和人员因素	利用该模式显示其效度和信度并且与其他模式和项目进行比较。研究其项目规划的有效性
大专护生、本科护生、第二学位本科护生，从注册护士到本科护生				
低仿真到高仿真的技术均纳入课程；技术的应用范围、资源及教师发展	Skiba, 2012; Thompson & Skiba, 2008	主要是护理本科	改革时将技术融入课程的建议	实施研究以阐述使用各种技术手段带来的学生学习成果。对院校进行调查，了解将技术融入课程的程度，以及对学生学习成果和患者照护的影响
对比第二学位和传统的护理毕业生	Brewer et al., 2009	第二学位和传统的护理本科生	对传统和第二学位护理本科生的雇主进行调查	对研究进行复制以验证效度、信度和可推广性，并探究引起不同之处的因素
科室主管对第二学位毕业生的看法；将科室主管临床技能的看法与毕业生对临床表现的看法作比较	Rafferty & Lindell, 2011; Regan & Pietrobon, 2010; Ziehm, Uibel, Fontaine, & Scherzer, 2011	第二学位护理本科生	调查负责第二学位毕业生的护理主管	对研究进行复制以验证信度和可推广性，并探究影响看法和可推广性的因素
科室主管对第二学位毕业生的表现和留任的看法	Weathers & Raleigh, 2013	第二学位护理本科生	调查负责毕业生的护理主管	对研究进行复制以验证信度，并探究影响看法和可推广性的因素
第二学位护理本科生的体验	Penprase & Koczara, 2009	第二学位护理本科生	调查学生	对研究进行复制以验证其可推广性
一个考察项目的 Q（质量），P（潜能）和 C（成本）的模式（QPC），从成本 - 收益的角度比较各个专业	Booker & Hilgenberg, 2010	从大专学历 RN 到本科的护生	描述一个成本分析模式以进行专业间的比较	利用该模式阐述其效度和信度并与其他模式和专业 / 项目相比较；研究其项目规划的有效性
从注册护士到本科的护生及本科护生关于人文课程对护理有何价值的看法	DeBrew, 2010	从注册护士到本科的护生及护理本科生	对问卷调查结果进行比较	对研究进行复制以验证信度和效度，并探究影响认知和可推广性的因素

（续表）

主题	作者/日期	项目类型	研究类型	建议
跨专业				
一个跨专业的项目，让健康科学的学生分享以患者为中心的照护经验，并且向其他专业学习	Dacey, Murphy, Anderson, & McCloskey, 2010	跨专业的本科生	描述项目及成果	利用课程进行相似度比较。比较其他项目、地域、生源和项目类型，并测量学生的成果
肿瘤舒缓照护本科的跨专业课程	Head et. al., 2014	跨专业的本科和研究生	描述项目及在项目开发过程中用于形成性反馈的方法	比较参加过和没有参加课程的学生的相关成果
测量学生对医学、护理和药学的跨专业态度	Sheu et al., 2012	跨专业	关于学生跨专业态度的质性和量性混合研究	对研究进行复制以验证信度和效度，并探究影响态度和可推广性的因素
入门级的硕士生				
入门级护理科学学位硕士生（MSN）的特殊需求及其社会化	Klich-Heartt, 2010	入门级护理科学学位硕士生	文献回顾	更新文献回顾；选取有代表性的样本，通过对项目中的学生进行问卷调查来进行验证，探究辅助项目及其成功率；对研究进行复制
入门级护理科学学位硕士生的现实体验	McNiesh, 2011	入门级护理科学学位硕士生	对学生进行质性调查	调查适用于更大的样本量和不同地域的因素
硕士				
向高级实践护士及在卫生保健系统担任领导角色者教授领导力理论的硕士教育项目	Aduddell & Dorman, 2010	护理科学学位硕士	描述项目及其成果	利用课程进行相似度比较。与其他项目比较、地域、生源和项目类型，并测量学生的成果
一个培养护理领导者在卫生保健系统里提供文化和语言多元化服务的硕士层次的课程	Comer, Whichcello, & Neubrander, 2013	护理科学学位硕士	描述课程及报告成果	将该模式整合到可比较的项目课程中，并且测量成果以及就不同的项目、不同的学生背景和地域间作比较
将学术写作整合到各个课程中的概念模型	Regan & Pietrobon, 2010	研究生	一个运用文献、人种、认知和实践原则的模型	应用模型并测量成果；在项目间作比较

（续表）

主题	作者 / 日期	项目类型	研究类型	建议
		博士项目		
研究型学位的课程内容	Anderson, 2000	博士	分析研究型项目的内容，包括护理知识主体，研究内容和为教学角色做准备	进行一项全国性的调查并对研究型和实践型的博士项目进行内容分析，同时运用理论框架指导课程；比较不同类型的博士项目
描述硕士后的实践型博士教育项目和从学士到实践型博士教育项目的意向	Grey, 2013	护理实践博士	描述并需要对护理学士到护理实践博士和硕士学位后的护理实践博士之间进行比较研究，并对比护理实践博士设立的初表	对以下各方面进行比较研究：课程，项目成果，毕业生在不同地域的工作实践，项目类型和学生类型

AACN，美国护理学院协会；NCLEX，国家注册护士执业证书考试；NLN，美国国家护理联盟；QSEN，护士的质量与安全教育

表 14.2　致力于项目和课程评价的研究

主题	作者 / 日期	项目类型	研究类型	建议
所有类型				
评价模式	DeSilets，2010	各种类型的教育项目	描述性	测试模式并比较
评价临床模拟的模式	Cummings，2015	各种类型的护理学院	描述性	
战略规划的模式	Harmon，Fontaine，Plews-Ogan，& Williams，2012	各种类型的护理学院	描述性	测试模式并比较
课堂教学实践的评价方法	Herinckx，Munkvold，Winter，& Tanner，2014	各种类型的护理学院	描述性 / 工具开发	用独立样本进行验证和测试
"3C" 评价模式	Kalb，2009	各种类型的护理学院	描述性	测试模式并进行比较
科技成果的终结性评价	Newhouse，2011	各种类型的教育项目	对数字测量方法和应用于技术的书写评估工具进行比较	测试模式并进行比较
重新设计课程期间，对学生关于项目的态度与看法进行调查	Ostrogorsky & Raber，2014	各类教育项目	描述性	应用在其他正在修订课程的机构，以指导改进工作；评价分数与学生结局间的联系
对项目 / 学生学习成果的测量	Praslova，2010	各种类型的教育项目	描述性	测试模式并比较
合并项目评价和评价研究	Spillane et al.，2010	中学，但也适用于所有的学校	混合方法学（量性、质性和三角验证）	检查工具的信度和效度；在各类项目中进行复制研究
大专 / 社区学院				
项目评价的模式	Bers，2011	大专	描述性	通过回顾模式的测试和报道，比较不同地域、类型和层次教育项目中的模式应用
研究生项目				
描述衡量护理学院成果的评价模式	Horne & Sandmann，2012	研究生护理项目	对文献的综合回顾	通过回顾模式的测试和报道，比较不同地域、类型和层次教育项目中的模式应用
护理实践博士项目的基准和趋势	Udlis & Manusco，2012	护理实践博士教育项目	护理实践博士项目的全国性调查	对研究进行复制；对已识别的特征及基准进行调查

进行 meta 分析与 meta 整合，让业界了解科学发展的现状。

1. 撰写有关检验学习理论研究的 meta 分析综述的报告。
2. 撰写比较各种教学方法的 meta 分析综述的报告。

对影响临床实践的学生学习的科技手段、模拟、信息学和虚拟体验的审视和使用。

1. 比较不同技术强化的学习方法（例如，模拟、虚拟现实、模拟人、标准化病人等）与学生临床实践成果的相关性。
2. 追踪调查毕业生及其雇主对实践能力的满意度与毕业生的教育项目所采取的学习策略之间的联系。

找到改善临床思维与判断的创新学习方法，这些方法可以在全国和全球的层面，应用于对个人、家庭及社区人群的照护。

1. 对文献进行综合回顾，以找到可用于增强临床思维与判断的学习方法。
2. 设计和实施有关研究，比较不同的教育学方法对适用于个人、家庭和社区照护的临床思维与判断的影响。

将基于人种、性取向、族裔、年龄、性别以及其他多元化背景所实行的教育方法进行整合。

1. 对护理学院进行全国性的调查，描述如何将护士的遗传学能力素质融入课程中。
2. 设计并开展研究，描述学生如何将多元化相关信息与临床决策和照护计划构建相结合。

将学习和改善护理措施、慢性病护理管理与有效的专业内 / 跨专业教育和实践相连接。

1. 进行综合文献回顾，描述如何将跨专业学习的经验融合到课程中。
2. 设计并实施研究，阐明跨专业团队如何相互作用，并就患者照护达成一致意见。
3. 设计并实施研究，比较跨专业教育不同方法（例如，标准化病人、案例研究）在临床决策、护理计划和照护实施上的有效性。

照护和照护者如何提供舒缓治疗、疼痛管理、老年护理、残疾护理和精神障碍患者护理。

1. 对为这些弱势群体提供服务的机构进行调查，以确定需要何种临床技能和知识来提供有效的照护。
2. 对文献进行综合回顾或 meta 分析，描述如何用不同的教育学方法来发展为这些弱势群体提供照护所需的临床知识和技能。

小结

本章回顾了护理教师应具备的资格，以及研究、转化科学和期望教师从事的学术活动的类型，并说明不同院校在这方面有不同的要求。本章还对学术活动、研究活动和转化科学活动的描述进行了讨论。运用 Boyer（1990）的教学学术活动模式，列举了研究可能性的例子。

另外 NLN（2016）有关护理教育研究的优先领域，提出了研究、研究转化和护理教育学术活动方面更多的想法。文中用两个表格回顾了全文搜集到的文献，这些文献值得我们进一步探究和进行复制。

问题讨论

- 你认为影响教师在学术活动和研究活动中起作用的主要因素是什么？你建议用何种策略来解决这个问题？
- 区分适用于教师角色的学术活动、转化科学和研究活动，并分别举例。

学习活动

学生学习活动

根据 Boyer（1990）关于教学学术活动的概念（发现、融合、应用和传授），将班里的学生分为四个组。为每一个概念至少提供两个例子。

a. 描述你将如何实施每个项目，包括项目设计、人员、开销和时间承诺等。

b. 在全组面前展示你的例子，并依据这些案例的严谨性、实用性，以及对护理教育学的贡献作出评判。

教师发展活动

以护理教师的身份，在临床实践中找到一个可研究的问题。跟一位同事分享和讨论该问题，将其完善成一个研究陈述，如果合适的话，写出研究假设。对适当的文献综述、研究的概念或理论框架，以及可能的研究和分析方法展开讨论。对项目可能获得资助的途径、涵盖所需专业知识广度和深度的潜在合作者，以及所需时间承诺展开讨论。制定一个实施计划，并且依据设计需要做出的让步来描述潜在局限性。

参考文献

Aduddell, K. A., & Dorman, G. E. (2010). The development of the next generation of nurse leaders. *Journal of Nursing Education, 49*(3), 168–171.

American Association of Colleges of Nursing. (1999). Defining scholarship for the discipline of nursing. Retrieved from http://www.aacnnursing.org/News-Information/Position-Statements-White-Papers/Defining-Scholarship

American Psychological Association. (2014). A graduate student's guide to determining authorship credit and authorship order. Retrieved from http://www.apa.org/science/leadership/students/authorship-paper.pdf

Anderson, C. A. (2000). Current strengths and limitations of doctoral education in nursing: Are we prepared for the future? *Journal of Professional Nursing, 16*, 191–200.

Andre, K., & Barnes, L. (2010). Creating a 21st century nursing workforce: Designing a bachelor of nursing program in response to the health reform agenda. *Nurse Education Today, 30*(3), 258–263.

Association for the Study of Higher Education. (2014). ASHE principles of ethical content. Retrieved from http://www.ashe.ws/?page=180

Bers, T. (2011). Program review and institutional effectiveness. *New Directions for Community Colleges, 152*, 63–73.

Booker, K., & Hilgenberg, C. (2010). Analysis of academic programs: Comparing nursing and other university majors in the application of a quality, potential, and cost model. *Professional Nursing, 26*, 201–206.

Boyer, E. L. (1990). *Scholarship reconsidered: Priorities of the professoriate.* Princeton, NJ: The Carnegie Foundation for the Advancement of Learning. Retrieved from http://depts.washington.edu/gs630/Spring/Boyer.pdf

Brewer, C. S., Kovner, C. T., Poornima, S., Fairchild, S., Kim, H., & Djukic, M. (2009). A comparison of second-degree baccalaureate and traditional-baccalaureate new graduate RNs: Implications for the workforce. *Journal of Professional Nursing, 25*(1), 5–14.

Comer, L., Whichcello, R., & Neubrander, J. (2013). An innovative master of science program for the development of culturally competent nursing leaders. *Journal of Cultural Diversity, 20*(2), 89–93.

Cummings, C. (2015). Evaluating clinical simulation. *Nursing Forum, 50*(2), 109–115.

Dacey, M., Murphy, J. I., Anderson, D. C., & McCloskey, W. W. (2010). An interprofessional service-learning course: Uniting students across educational levels and promoting patient-centered care. *Journal of Nursing Education, 49*(12), 696–699.

D'Antonio, P. O., Brennan, A. M. W., & Curley, M. A. Q. (2013). Judgment, inquiry, engagement, voice: Reenvisioning an undergraduate nursing curriculum using a shared decision-making model. *Journal of Professional Nursing, 29*(6), 407–413.

Davis, B. W. (2011). A conceptual model to support curriculum review, revision, and design in an associate degree nursing program. *Nursing Education Perspectives, 32*(6), 389–394.

Dearman, V., Lawson, R., & Hall, H. R. (2011). Concept mapping a baccalaureate nursing program: A method for success. *Journal of Nursing Education, 50*(11), 656–659.

DeBrew, J. K. (2010). Perceptions of liberal education of two types of nursing graduates: The essentials of baccalaureate education for professional nursing practice. *Journal of General Education, 59*, 42–58.

De Geest, S., Sullivan Marx, E. M., Rich, V., Spichiger, E., Schwendimann, R., & Spirig, R., & Van Malderen, G. (2010). Developing a financial framework for academic service partnerships: Models of the United States and Europe. *Journal of Professional Scholarship, 42*(3), 295–304.

DeSilets, L. (2010). Another look at evaluation models. *Journal of Continuing Education in Nursing, 41*(1), 12–13.

Egues, A., & Leinung, E. (2014). Antibullying workshops: Shaping minority nursing leaders through curriculum innovation. *Nursing Forum, 49*(4), 240–246.

Enders, T., Morin, A., & Pawlak, B. (2016). *Advancing healthcare transformation: A new era for academic nursing.* Retrieved from https://www.manatt.com/getattachment/d58fee3a-2eb1-4490-82d5-94b94d0d5331/attachment.aspx

Flood, L., Gasiewicz, N., & Delpier, T. (2010). Integrating information literacy across a BSN curriculum. *Journal of Nursing Education, 49*(2), 101–104.

Freeland, T., Pathak, S., Garrett, R., Anderson, J., & Daniels, S. (2016). Using medical mannequins to train nurses in stroke swallowing screening. *Dysphagia, 31*, 104–110.

Giddens, J. F., & Brady, D. P. (2007). Rescuing nursing education from content saturation: The case for a concept-based curriculum. *Journal of Nursing Education, 46*(2), 65–69.

Giddens, J. F., Wright, M., & Gray, I. (2012). Selecting concepts for a concept-based curriculum: Application of a benchmark approach. *Journal of Nursing Education, 51*(9), 511–515.

Goode, C. J., Lynn, M. R., & McElroy, D. (2013). Lessons learned from 10 years of research on a post-baccalaureate nurse residency program. *Journal of Nursing Administration, 43*(2), 73–79.

Grey, M. (2013). The doctor of nursing practice: Defining the next steps. *Journal of Nursing Education, 52*(8), 462–465.

Hagler, D., Morris, B., & White, B. (2011). Cognitive tools as a scaffold for faculty during curriculum redesign. *Journal of Nursing Education, 50*(7), 417–422.

Harmon, R. B., Fontaine, D., Plews-Ogan, M., & Williams, A. (2012). Achieving transformational change: Using appreciative inquiry for strategic planning in a school of nursing. *Professional Nursing, 28*, 119–124.

Head, B. A., Schapmire, T., Hermann, C., Earnshaw, L., Faul, A., Jones, C., . . . Pfeifer, M. (2014). The interdisciplinary curriculum for oncology palliative care education (iCOPE): Meeting the challenge of interprofessional education. *Journal of Palliative Medicine, 17*(10), 1107–1115.

Herinckx, H., Munkvold, J, Winter, E., & Tanner, C. (2014). A measure to evaluate classroom teaching practices in nursing. *Nursing Education Perspectives, 35*(1), 30–36.

Horne, E. M., & Sandmann, L. R. (2012). Current trends in systematic program evaluation of online graduate nursing education: An integrative literature review. *Journal of Nursing Education, 51*(10), 570–576.

Kalb, K. (2009). The three Cs model: The context, content, and conduct of nursing education. *Nursing Education Perspectives, 30*(3), 176–180.

Kalb, K., O'Conner-Von, S., Brockway, C., Rierson, C., & Sendelbach, S. (2015). Evidence-based teaching practice in nursing education: Faculty perspectives and practices. *Nursing Education Perspectives, 36*(4), 212–219.

Klemm, P. (2012). Conducting nursing research with undergraduate students: A collaborative, participatory approach. *Nurse Educator, 17*(1), 10–11.

Klich-Heartt, E. I. (2010). Special needs of entry-level master's-prepared nurses from accelerated programs. *Nurse Leader, 8*(5), 52–54.

Martin, C., & Hodge, M. (2011). A nursing department faculty-mentored research project. *Nurse Educator, 36*(1), 35–39.

McNiesh, S. G. (2011). The lived experience of students in an accelerated nursing program: Intersecting factors that influence experiential learning. *Journal of Nursing Education, 50*(4), 197–203.

Merrill, J. A., Yoon, S., Larson, E., Honig, J., & Reame, N. (2013). Using social network analysis to examine relationships among PhD and DNP student and faculty in a research-intensive university school of nursing. *Nursing Outlook, 61*, 109–116.

National Council of State Boards of Nursing. (2009). *Report of findings from the effect of high-fidelity simulation on nursing students' knowledge and performance: A pilot study.* NCSBN Research Brief, 40. Chicago, IL: Author.

National League for Nursing. (2013). *A vision for doctoral preparation for nurse educators.* Retrieved from http://www.nln.org/docs/default-source/about/nln-vision-series-%28position-statements%29/nlnvision_6.pdf

National League for Nursing. (2016). *NLN research priorities in nursing education 2016–2019.* Retrieved from http://www.nln.org/docs/default-source/professional-development-programs/nln-research-priorities-in-nursing-education-single-pages.pdf?sfvrsn=2

Needleman, J., Bowman, C., Wyte-Lake, T., & Dobalian, A. (2014). Faculty recruitment and engagement in academic-practice partnerships. *Nursing Education Perspectives, 35*(6), 372–379.

Newhouse, C. P. (2011). Using IT to assess IT: Towards greater authenticity in summative performance assessment. *Computers & Education, 56*, 388–402.

Ostrogorsky, T., & Raber, A. (2014). Experiences of first-year nursing students during an education redesign: Findings from the Oregon Consortium for Nursing Education. *Nursing Education Perspectives, 35*(2), 115–121.

Penprase, B., & Koczara, S. (2009). Understanding the experiences of accelerated second-degree nursing students and graduates: A review of the literature. *Journal of Continuing Education in Nursing, 40*(2), 74–78.

Pollard, M., Stapleton, M., Kennelly, L., Bagdan, L., Cannistraci, P., Millenbach, L., & Odondi, M. (2014). Assessment of quality and safety education in nursing: A New York state perspective. *Nursing Education Perspectives, 35*(4), 224–229.

Powell-Cope, G., Hughes, N. L., Sedlak, C., & Nelson, A. (2008). Faculty perceptions of implementing an evidence-based safe patient handling nursing curriculum module. *Online Journal of Issues in Nursing, 13*(3). Retrieved from http://www.nursingworld.org/MainMenuCategories/ANAMarketplace/ANAPeriodicals/OJIN/TableofContents/vol132008/No3Sept08/ArticlePreviousTopic/NurseFacultyandSafePatientHandling.html

Praslova, L. (2010). Adaptation of Kirkpatrick's four level models of training criteria to assessment of learning outcomes and program evaluation in higher education. *Educational Assessment and Evaluation, 22*, 215–225.

Rafferty, M., & Lindell, D. (2011). How nurse managers rate the clinical competencies of accelerated (second-degree) nursing graduates. *Journal of Nursing Education, 50*(6), 355–357.

Regan, M., & Pietrobon, R. (2010). A conceptual framework for scientific writing in nursing. *Journal of Nursing Education, 49*(8), 437–443.

Roberts, S. J., & Glod, C. (2013). Faculty roles: Dilemmas for the future of nursing education. *Nursing Forum, 48*(2), 99–105.

Sheu, L., Lai, C. J., Coelho, A. D., Lin, L. D., Zheng, P., Hom, P., . . . O'Sullivan, P. S. (2010). Impact of student-run clinics on preclinical sociocultural and interprofessional attitudes: A prospective cohort analysis. *Journal of Health Care for the Poor and Underserved, 23*(3), 1058–1072.

Simpson, V., & Richards, E. (2015). Flipping the classroom to teach population health: Increasing the relevance. *Nurse Education in Practice, 15*(3), 162–167.

Skiba, D. (2012). Technology and gerontology: Is this in your nursing curriculum? *Nursing Education Perspectives, 33*(3), 207–209.

Spillane, J. P., Pareja, S., Dorner, L., Barnes, C., May, H., Huff, J., & Camburn, E. (2010). Mixing methods in randomized controlled trials (RCTs): Validation, conceptualization, triangulation, and control. *Education, Assessment, Evaluation, Accountability, 22*, 5–28.

Thompson, B. W., & Skiba, D. J. (2008). Informatics in the nursing curriculum: A national survey of nursing informatics requirements in nursing curricula. *Nursing Education Perspectives, 29*(5), 312–317.

Udlis, K. A., & Manusco, J. M. (2012). Doctor of nursing practice programs across the United States: A benchmark of information. Part I: Program characteristics. *Journal of Professional Nursing, 28*(5), 265–273.

Vetter, T., McGwin, G., & Pittet, J. (2016). Replicability, reproducibility, and fragility of research findings: Ultimately, caveat emptor. *Anesthesia & Analgesia, 123*(1), 244–248.

Weathers, S. M., & Raleigh, E. D. (2013). 1-Year retention rates and performance ratings: Comparing associate degree, baccalaureate, and accelerated baccalaureate degree nurses. *Journal of Nursing Administration, 43*(9), 468–474.

Welfare, L. E., & Sackett, C. R. (2011). The authorship determination process in student–faculty collaborative research. *Journal of Counseling & Development, 89*, 479–487.

Ziehm, S. R., Uibel, I. C., Fontaine, D. K., & Scherzer, T. (2011). Success indicators for accelerated master's entry nursing program: Staff RN performance. *Journal of Nursing Education, 50*(7), 395–403.

第 15 章

15

护理教育者面临的问题与挑战

Stephanie S. DeBoor
Sarah B. Keating

本章目标

学习完第 15 章后，读者能够：

● 分析本书中适用于课程设置和评价的趋势、问题和挑战
● 思考解决所提出问题的策略以及着眼于未来迎接挑战的方法

概　　述

　　本章对护理教育中课程设置与评价的相关过程进行了概述和总结。首先，讲述了美国护理教育历史上的重要里程碑，以便了解其为满足当前和未来卫生保健系统的需求而迈入更高等教育的进程。本章节提供了基于专家、经验丰富的护理教育者和最新的可应用于课程建设、评价和认证的理论、概念和模式的文献和研究而构建的指南，也提到了教师在课程建设、评价以及认证过程中的角色。回顾了全文提出的主要问题和挑战，并提出了一些解决这些问题和挑战的策略。最后，本章描述了未来理想的护理教育体系的特点。

第 1 章：美国护理教育史

　　第 1 章提出了从南丁格尔时期到医院学徒制项目，最后到包含了大专、本科、硕士和博士各层次的高等教育机构等时期许多与护理学术角色有关的问题。回顾了几次世界大战的影响以及由此产生的联邦政府对护理教育的支持。还描述了护理对课程进行提升和标准化以通过委员会工作课程认证所作出的努力。美国医学研究所（IOM，2010）在《护理的未来：关注教育》中提出建议，要求护士接受更高程度的教育以满足 21 世纪的医疗保健需求。相应地，从注册护士到护理本科以及从注册护士到护理学硕士研究生的项目和招生规模也开始扩

大。从事高级实践的护理实践博士学位项目的激增、博士学位作为学科研究和理论构建的认可、卫生保健立法的效果以及技术对专业的影响，都将是影响 21 世纪护理持续发展的主要驱动力。

第 2 章：教育环境变迁中的课程设置和批准过程

第 2 章回顾了护理学院进行课程修订或开发新项目的过程以及这一过程中的促进因素和阻碍因素。本章对教师在护理和教育的当下及未来实践中为确保课程完整性及其前沿性所承担的角色与职责展开讨论，并对课程修订或新项目提案的各级认证以及支持这些过程所需的资源进行了深入思考。学生、医疗保健合作伙伴以及其他学科等利益相关者的参与对于最终的成功至关重要。尤其是针对那些尚未对教育者角色做好准备的新入职教师或兼职教师提出了教师发展的理念。必须正视教学内容饱和的问题，否则，一味试图将课程内容挤压到超出合理范围将会使学生的学习能力难以承受。回顾了课程实施中较具前沿性的创新，包括创新的概念学习方法和技术、高仿真模拟、专门的临床教学单位以及卫生保健系统和其他社区资源的合作伙伴。

第 3 章：需求评估：外部和内部框架因素

第 3 章介绍了框架因素模式。框架因素模式是一个概念模式，它描述可影响、促进或阻碍课程的主要外部和内部因素。它对需求评估的主要内容（包括对内外部因素的分析）进行了回顾。尽管教师在课程开发和评价方面的主要工作是课程计划，但是基于其课程实施评价的改进措施、最终的项目成果、与需求评估相关的过程都应该成为教师工作的一部分。精通框架因素评估的教师更能了解课程，并且更能看到课程在其财务保障计划中的地位、在卫生保健系统及其专业中所处的位置、在满足社区及行业卫生保健需求方面中所扮演的角色，以及其对于所属机构的重要意义。

建议教育者在评估其教育项目、考虑修订其现有项目或者开始新的项目时使用框架因素模型。尽管管理者在需求评估中可能起领导作用，但教师应参与决定所收集数据的类型与数量，并基于需求评估判断哪些决策会对课程产生影响。附录中提供了一个阐述框架因素模式应用的案例研究。该案例提出了一个在美国和非洲两个护理学院之间开展的国际合作项目。随着互联网远程教育的广泛应用，该案例对开发这些类型课程所带来的挑战以及兴奋点提出了一些想法。

第 4 章：课程设置或修订的财政支持和预算管理

第 4 章回顾了与课程设置、评价和认证活动的财政支持和预算计划相关的资源和成本。具体费用包括教师的上岗时间、行政和人员支持、办公设备、技术支持和各类用品。这些费用超出了通常的预算需求，必须提前做好计划。所面临的挑战是为这些活动专项拨款，以避免意外的资金短缺及其对其他项目支出的影响。了解外部的可能资源有助于获得可帮助启动或支持新项目的资金资助。本章对潜在的资金来源进行了回顾。除预算计划外，本章还描述了管理人员和教师的角色和职责，并指出了教师在参与预算计划中的重要性及其贡献。

第 5 章：课程的经典组成部分：制定课程计划

第 5 章以传统的方式组织课程的组成部分，即使命 / 愿景、哲学理念、目标、组织框架、学生学习成果（目标）和实施计划。课程的组成部分为启动或修订教育项目提供了一个组织框架。从哲学贡献及其课程地位的角度，审视了与其内在哲学理念以及教师对护理和教学的信念相关的主要概念，这其中包括了关于教与学过程的信念、评判性思维及其在护理中的应用、通识教育和科学、卫生保健系统等。大多数教师认为这些概念是护理教育的基础。

虽然有时看起来很麻烦，但从长远来看，对课程的主要部分进行审视，可为课程计划和评价建立一个合理的顺序。当教师考虑根据外部和内部框架因素的需求评估而进行变革时，需要检查课程的每个组成部分是否与所拟更改相一致。这可能会导致课程的根本性修改，因为人们可能会发现毕业生或卫生保健系统的需求已经发生了巨大的变化，以至于该项目的使命、理念和目标早已过时或者完全不相关。通过查看课程的全部组成部分来整体地对待课程与"创可贴"方法不同。整体地对待课程可有条不紊地对课程进行修订，从而避免课程内容过载和饱和；而不是像"创可贴"方法一样，试图在不考虑课程对其他部分影响的情况下仅对课程的某一部分进行修订。

第 6 章：课程的实施

第 6 章通过先回顾使命、愿景、哲学理念、目标和学生学习成果制定好后再实施课程所必需的过程来继续讨论课程计划。对这个过程至关重要的是教师对于学习理论和教育分类法的知识和信念。第 6 章提供了特别适用于护理教育的常见学习理论和分类法的提要。本章区分并解释了评判性思维及其在临床推理和临床判断技能中的应用等，是这些护士在当今复杂医疗保健系统中提供护理所需具备的能力。

本章从学习理论、分类法和评判性思维出发，讨论了它们在以学生为中心的教学策略中的应用。这些策略包括翻转课堂、团队活动、基于问题的学习和模拟教学。本章还探讨了学生学习者的多样性以及远程教育的效果，并总结了学生评价在衡量课程目标中的作用和方法。

第 7 ～ 9 章：本科生和研究生项目的课程计划

第 7 章　本科生项目

第 7 章讨论了目前为进入临床实践而开设的两类主要课程，即护理学大专项目和本科项目。这两类项目自 20 世纪中叶开始就已经存在，取代了那些尚存但数量正在减少的医院文凭项目。本章介绍了普通（入门级）本科项目、面向大学毕业生的速成本科项目和从注册护士到护理学本科项目。随着对护理大专项目和本科项目的审查，什么才是专业准入的门槛又被老话重提了。然而，由于需要尽快培养更多的护士以满足卫生保健需求和护理高等教育的需求，第 7 章的作者介绍了那些既同时适用于两类项目又可促进职业进阶机会的课程。

第 8 章　护理专业硕士学位和入门级硕士学位课程计划

第 8 章从人们意识到教育者和管理者需要额外教育开始，再到临床专家的继续教育需求，最后到护理开业者的初级保健角色，回顾了硕士水平研究生教育的历史。本章介绍了各种现有的硕士项目，包括从注册护士到护理硕士项目、入门级的护士硕士项目［针对非护理院校的大学毕业生（AACN，2017a）］、临床护理领导者、高级实践项目以及诸如护理管理者、护理教育者、护理主管等职能角色。本章提出了硕士项目相关的问题，例如关于进入临床实践的遗留问题、高级实践所属的层次，以及通过注册、认证、资格认定和教育对高级实践的标准化和规范化。

第 9 章　博士教育计划

高级实践角色的传统岗位，如开业护士、护士麻醉师、护士助产士和临床护理专家，均为硕士水平。但是，为响应美国护理学院协会提出的 2015 年护理实践博士将成为护理实践者的最高学位的建议（AACN，2004），护理实践博士学位正在取代硕士学位。这一定位以及美国医学研究所（IOM，2010）所提出的"到 2020 年拥有博士学位的护士人数翻一番"的倡议使得全国范围内的护理实践博士项目呈快速增长，从最初的硕士后学位开始，然后转向从护理本科到护理实践博士项目。护理实践博士项目的推出（AACN，2017b）引起了行业内外对拥有博士学位护士角色的争议。护理界提出的一个问题是，诸多不同的护理博士学位项目和头衔使得大众以及护理专家本身都倍感困惑。

教师的年龄增长和退休以及新毕业的博士研究生不能满足需求，使得博士学位的教师数量短缺，这对研究生项目的打击尤为严重。护理教育项目的聘用方式各不相同。本科以及更高学历的教育项目倾向于聘用具有博士学位的教师（Oermann，Lynn，& Agger，2015）。与博士学位教师有关的一个问题是关于护理实践博士（DNP）和护理博士（DNS/PhD）及其在护理教育中地位的持续争论。终身教职通常是为那些研究议题能够获得资金资助的学术学位博士所保留的。但是，另外一个相反的观点是护理实践博士项目使护士可开展应用研究、转化研究和循证实践，他们也在终身教职上具备竞争力。也有人认为，护理实践博士项目的毕业生在临床实践方面是专家，他们可以成为学生的榜样。尽管双方都有说服力的论据，但大多数表达意见的人都承认，无论哪种学位，临床实践和科学研究的合作都颇有意义。此外，还达成一致观点的是，那些计划在护理学院任教的护士，有必要掌握更多教育的知识和技能，如课程设置、教学策略、教育技术 / 模拟教学以及学生评价和项目评价。

第 10 章：推荐的统一护理课程

第 10 章提出了在响应卫生保健系统需求以及该领域专家建议时，与护理临床实践职业准入诸多方面相关的由来已久的问题。对于那些受到高等教育的护士而言，一些护理项目提供了多层次的护理教育：学生可以进入较低层次的高等教育，毕业后成为注册护士，然后再回来接受高一级别的护理教育和研究生护理教育。然而，目前这类项目少之又少。但是，与此同时，大量本科项目为证书教育护士和大专护士提供了继续接受教育的快速途径，从而使其获得学士学位或者直接过渡到护理硕士研究生项目。

本章提出了一个统一的护理课程，该课程是一个提供从本科到博士不间断教育的项目。同时开展的还有"暂时离开"项目，该项目允许学生暂时休学、成为注册护士、开展临床实践，以及在其个人目标和职业目标改变时回来继续接受教育而不受任何处罚。本章最后列出了未来护理教育的特点，这些特点有助于更好地培养护理领导者、政策制定者、教师、研究者以及高级临床实践者和开业者。未来受过教育的护士将与其他专业人员一起共同合作以提供安全、高质量、基于证据的服务。

第 11 章：远程教育、在线学习、信息学和技术

第 11 章指出在制定远程教育项目计划时，需对其进行需求评估。本章还对有关成本和预算计划的因素进行了回顾，介绍了目前通过卫星校园和基于网络在线学习的课程开展形式，并讨论了它们的优缺点。本章回顾了快速增长的信息技术及其对护理教育的巨大影响，包括模拟临床实践、高仿真和低仿真的人体模型和解剖模型、标准化病人以及信息系统和电子记录的使用。本章提醒读者远程教育项目应该与课程的宗旨和目标保持一致以确保其质量与完整性。

本章回顾了与远程教育效果相关的研究结果并讨论了远程教育今后的发展趋势以及那些需要识别并提出的问题。目前提出的一些问题包括提供具有成本效益的项目所面临的挑战、不断扩大的学习管理系统市场以及通过评价过程维持质量（包括符合专业标准和认证标准）。其他问题包括知识产权、师生比以及维护学生和教师的隐私权。

第 12 章：项目评价和认证

第 12 章回顾了应用于护理课程或项目评价的一些常用定义、概念和理论。护理教育评价正在从过去强调使用教育评价模式演变成适应商业和卫生保健模式以衡量生产力、结果、成本效益和质量。第 12 章讨论了认证机构及其在全面质量管理中的目的和角色。尽管认证是自愿的，但是它对学校及其学生和毕业生都是有益的。例如，一个认证过的学校向公众证明了它已符合教育和专业所设定的质量标准，因此提高了其市场竞争力。对学生和毕业生而言，一个认证过的项目意味着他们有资格获得某些资金援助项目，并且在大多数情况下他们可以进入高等教育机构攻读更高的学位。

鉴于认证标准繁多，教育项目通常已具备一些总体评价计划以促进资料的收集和分析。许多总体规划的缺陷之一是缺乏针对分析结果及其建议采取后续措施的具体计划。根据建议采取的行动策略，可在数据采集和课程改革行动之间建立闭环，从而保持一个最新且具活力的项目。教育者有责任在护理项目层面以机构委员会成员身份参与学院的项目批准和审查过程。这类活动有助于教师的专业发展，并且能够及时了解教育和专业领域的变革。这些变革要求对项目成果、认证和监管的标准和准则进行修正。

第 13 章：认证计划

第 13 章介绍了一个案例研究用以说明护理教师为认证实地考察所做的准备。在美国，针对护理项目有三个认证机构。护理教育认证委员会（ACEN）提供了证书课程项目、文凭课程项目和专业学位项目的认证。大学护理教育委员会（CCNE）提供护理本科教育项目、护理研究生教育项目、硕士研究生后证书课程项目、护理实践博士教育项目的认证。国家护理联盟（NLN）的护理教育认证委员会（CNEA）对从开业护士/执业护士级别到临床博士学位的护理项目进行认证。此外，护士助产士和护士麻醉师还有两个认证机构。PhD 博士

课程不用接受护理认证项目的认证，但是它们通常是在那些接受地区认证的高等教育机构之内。第 13 章对护理教育项目的认证过程进行了概述，并用一个案例研究描述了护理教师为准备认证实地考察所经历的过程（包括自评报告）。

第 14 章：护理教育中的研究和循证实践

第 14 章探讨了在护理教育中开展循证实践研究的必要性。它回顾了 Boyer（1990）和美国护理学院协会（AACN，2014）关于教学学术活动的申明。这些申明作为教师开展研究以及产生学识的指导原则，加深了我们对教学和学习过程的理解。对教师而言，它的吸引力在于依靠久经考验的真实策略来制定课程和教学策略。但是随着卫生保健服务系统的迅速变化以及技术的影响，教育者必须提供那些能够适应改变且能为今后培养护士的课程。护士必须能够评判性和创造性地思考、使用或开发可用于安全优质患者护理的技术、与其他医疗专业人员及其服务对象合作、为卫生保健政策提供领导力，并最终参与或开展研究以产生高质量的医疗保健。本书的每一章均回顾了护理课程开发和评价相关的经典文献与最新文献。第 14 章总结了文献中的研究，为进一步开展研究提供思路，并且使用国家护理联盟（NLN）的《护理教育研究重点》（2016）为今后研究的主题提出建议。期待开展更多类似研究以使其对护理教育者具有普遍性和实用性，并且提供新的研究结果以指导护理教育和护理实践中的循证实践。

我们的初心与使命

第 1 章回顾了 19 世纪中后期到 21 世纪护理教育的历史。有趣的是，几个世纪以来，护理领导者和教育者一致呼吁对护理课程设置采取统一的方法，并将护理作为一门学科和科学纳入学术型高等院校。同样有趣的是，我们可以看到国际战争、卫生保健系统和社会的重大变革对护理教育的影响。护理教育者发现，他们可以在政府的帮助下加快护理项目进入高等院校，并为高需求时代培养毕业生。随着高科技和管理式保健系统开始改变医疗卫生服务体系，硕士层次的高级实践角色应运而生。此外，以研究为导向的博士项目随着护理寻求其专业认同并建立其科学的知识体系而开始出现。护理实践博士项目作为护理学的最终学位，在过去 10 年里的爆炸式增长是非常显著的。在这些项目的毕业生增多并对卫生保健系统产生影响的同时，政治环境开始呼吁那些可以影响卫生保健服务系统的立法变革，护理的作用变得更加重要。下一节将讨论护理教育将来所面临的挑战。

为未来的护理教育做准备

美国医学研究所（IOM，2010）关于护理未来的建议对护理教育产生了影响。该建议与美国护理学院协会（AACN，2004）关于"护理实践博士学位作为高级实践护士门槛"的说明一起，可能被称为是 21 世纪护理教育改革的"引爆点"。Gladwell（2002）提出了引爆点的概念，即"能够产生重大影响的小事"。尽管美国医学研究所（IOM）的建议和美国护理学院协会的立场都并非"小事"，但它们都影响了变革。尽管注册护士最低的准入门槛是大专教育水平，但美国医学研究所（IOM）、美国护士协会（ANA）以及三方护理委员会均强烈支持护理本科作为进入护理实践的最低要求。文献表明，当一个护士具有护理本科学历或更高教育水平时，患者的预后更好。Haskins 和 Pierson（2016）的系统评价检验了本科护士提供护理时的 30 天死亡率和患者结局。Meta 分析指出当由本科或更高学历的护士提供护理时，患者的 30 天死亡率降低了 5%。此外，抢救失败率显著降低了 6%。这两项发现都具有统计学意义。

大专与本科护理项目的合作使大专的学生 / 毕业生可无缝衔接本科课程。此类课程合作以及从护理学士学位项目到博士学位项目都呈指数级增长。那些提供学士学位的学校（取决于各州的法规）以及那些目光更远的社区学院之间有明确的升学协议。Giddens、Keller 和 Liesveld（2015）讨论开发一个新的教育模式以增加护理本科生参加工作的人数。新墨西哥州护理教育协会创建了一个允许平行学位课程的模式。符合资格且就读于社区学院的学生可以申请两个平行学位课程中的一个。那些申请护理本科课程的学生同时被社区学院和"指定合作大学"所录取。两所学校都开设课程，学生在两所学校都注册课程。由于新墨西哥州不允许社区学院授予学士学位，护理学士学位由合作大学授予。由于该州社区学院的数量众多，大学可能会成为多个社区学院的合作伙伴。这些合作伙伴之间允许师资、空间等资源的共享。此外，护理大专项目和护理本科项目也共享课程。该课程是为护理本科项目所开发的，并经过修改以满足大专教育的目标和标准。这使得护理本科项目满足大学护理教育委员会（CCNE）的认证标准，并使得护理大专项目满足护理教育认证委员会（ACEN）的认证标准。该创新模式为新墨西哥州护理专业学生增加了获得护理学士学位的机会，同时仍然保留了护理大专教育的选择。

护理实践博士（DNP）项目的增长以及研究型博士招生人数的增加都表明具有博士学位的护士队伍正在扩大。这些护士将成为科学家、教师、高级实践者以及护理领导者（Murphy，Staffileno，& Carlson，2015）。预计护理将在引领卫生保健政策改变方面发挥作用，从而造福群体以及提供以协作转化科学和研究为基础的循证实践。

专业教育的一个关键组成部分是教师。教师负责制定和实施课程以培养未来的护士。人们一致认为，最近学校的重点已从以教师为中心转向以学习者为中心的参与性教学模式。如前所述，护理正在培养更多博士学位的护士，使之成为新教学模式的教师。一些博士学位的护士将成为专注于转化科学的高级护理实践的领导者；而另一些博士学位的护士则将成为探索和识别护理科学新知识的研究者。他们都将面临当前教育者在履行其学术教师角色（即教学、服务以及学术 / 研究）时所面临的相同挑战。如何定义教师角色是需要解决的难题。首先，提供高质量的教学以培养能满足当前及未来卫生保健需求的专业人员；然后满足其他教师的期待，即在临床实践中保持最新水平、提供服务并且继续开展研究和学术活动。

护理信息学与技术

在本文的各个章节中讨论了护理信息学、临床模拟以及技术在课程设置和评价中的应用。本章之前的回顾提到了将这些进步与课程计划（组织框架与学生学习结果）相结合的必要性。个人电子设备（personal digital assistants，PDAs）似乎是昨天才出现的现代科技创新，但随着智能手机和平板电脑允许快速访问数据库以获取医疗保健信息，个人电子设备迅速过时了。技术增强型教室（智能教室）通过整合诸如电脑、专业软件、听众响应技术、网络和视听功能等技术，为教学和学习提供了机会。技术的未来、技术的进一步扩展及其在护理和教育中的应用都是难以想象的。因此，护理教育者有责任精通信息学、临床模拟和其他应用。尽管已有大量关于护理教育中应用这些策略的研究，但仍有必要重复这些研究，并在全国范围内进行比较，以便验证这些策略的有效性，为开展最佳实践提供信息。例如，下列研究就是最佳实践的例证。Njie-Carr 等（2017）系统回顾了有关翻转课堂的文献，指出翻转课堂可促进有效学习。游戏化（Looyestyn et al.，2017）、听众响应系统（ARS）、应用程序（Montenery et al.，2013）以及模拟临床体验（Rodriguez，Nelson，Gilmartin，Goldsamt，& Richardson，2017）提供了促进学生学习的策略。

职业道路以及促进未来的专业发展

护理的职业进阶路径

护理作为一种职业，能够通过工作经验以及从持证执业护士到博士学位的学位发展机会而提供职业进阶机会。进入临床实践的注册护士仍具有多个层次的文化程度，证书教育项目、护理大专项目、护理本科项目以及入门级硕士项目的毕业生都有资格获得执照。这些多层次的途径继续使公众以及那些寻求教育以成为注册护士的人倍感困惑。护理本科院校摒弃了过去需要注册护士重复低层次护理课程，并且与其他普通护理本科生一起上课的做法，它们在为注册护士提供对用户友好的项目方面拥有悠久的历史。从注册护士到护理本科项目以及从注册护士到护理硕士项目大部分都是速成课程，通常需要 1 年的全日制学习以获得学士学位，而从注册护士到护理硕士项目则需要 2～2.5 年的全日制学习。这些课程适合于成人学习策略，每周安排一天的课程。而其他项目则完全提供线上课程，或者线上线下相结合。大多数项目也可以选择半工半读。

有一段时间，护理大专以及证书教育项目的毕业生并没有动力返回学校获取学士学位或更高学位。除其他因素外，这是由于工作场所缺乏差别化的实践工作。然而目前的数据显示，雇主更喜欢护理本科毕业生而非护理大专毕业生。Auerbach、Beurhaus 和 Staiger（2015）发现就业环境发生了变化。医院里大专毕业的注册护士的比例（65%～60%）在下降，而同期本科毕业的注册护士的比例则从 67% 上升至 72%。同样，2016 年美国护理学院协会（AACN）调查了护理本科毕业生中新毕业学生的就业率。研究显示，社区内的雇主更倾向于雇用护理本科生，70% 的护理本科生在其毕业前就已经得到了职位。

护理学院有责任对原先所受教育或先前所获学位，但不是护理专业的申请人进行资格评估。在对相当于护理学先修课程和并修课程的课程以及护理课程（针对具有非护理学学位的注册护士）授予学分时需要有一定的灵活性，以便学生进入课程并完成高一层次学术水平的学习。例如，对于在其他学科具有学士学位或硕士学位的注册护士以及拥有学士学位或更高学位的非护士，允许其直接入读硕士课程而非重修本科课程。当然，注册护士需要更高等级的护理课程或其同等水平的课程，而非护士需要那些等同于本科水平的护理课程，但可以在其进入硕士或博士级别的课程之前，为其提供研究生层次的本科课程。

入门级博士项目的优点不胜枚举。它有助于高中毕业生在毕业后 8 年内进入到护理专业，从而培养出相对年轻的临床专家、研究者和教育者。这项为期 8 年的总课程计划为深入的教育和临床实践，以及培养可承担临床实践、教学和研究工作的高质量毕业生提供了时间。如果护理专业欣然接受护理教育的这种变革，那么它必须面对这样一个现实，即每一个像持证职业护士这样的人员都拥有其自身的位置。从逻辑上讲，这些项目都属于社区学院类型，因此再次引起人们对护理界发生"内战"的担忧。作者们还是把这些争论留给阅读本书的护理教育者以及未来几十年里的护理专业人员。

在我们展望护理未来的前景及挑战时，虽然本文的重点是美国护理课程的开发与评价，但仍需要对护理及其专业人员所需的教育拥有更广阔的全球视野。数字空间通信使我们能够与医疗领域的同事共享知识和专业技能，并发现异同点以丰富专业知识，改善医疗服务。国际同仁与美国的护理教育者一样关注培养高质量卫生专业人员以满足从最贫穷国家到最富有国家的世界人口的需求。

小结

本章总结了本书前面的各个章节，并提出了每个章节的议题。当世界秩序、国家社会和卫生保健系统迅速变化时，未来是较难预测的。在接下来的十年里，一些流行的趋势将会影响护理课程的开发和评价。如果护理选择不去应对这些改变，那么该专业将会继续分裂，其协助制定公共政策来为公众提供最佳医疗保健服务的机会将会减少。护理教育者有责任与从事临床实践及科学研究的同事合作进行课程开发，从而为今后培养有能力、有爱心、优秀的临床实践者和开业者、领导者、变革推动者、学者以及研究者。未来的护理教育系统将具有以下特点：

1. 根据教育和经验，在卫生保健系统中明确界定教育水平和差别化的临床实践。
2. 在一些选定的执业领域规培 3 个月后，进入临床实践成为临床护士。
3. 专门致力于培养临床护士的高质量教育机构，这些护士可及时开展循证实践。
4. 注重教师在教学、社区服务、研究以及将护理学和相关学科知识进行转化和应用方面起到卓越作用的优质机构。
5. 专门致力于培养护士的高质量高等教育机构，这些护士可为个人、家庭、社区和群体提供基于证据的高级实践护理和跨专业服务。
6. 积极参与护理及相关学科研究并创造新知识的学生、毕业生及教师。
7. 专门致力于培养护理领导者的高质量高等教育机构，这些领导者将影响卫生保健政策以及改变卫生保健系统，从而造福其所服务的人群。
8. 专门致力于从事护理研究以及通过转化科学和循证实践促进护理学科发展的学术机构和健康科研中心；测试理论；开发新的理论、概念和模式；以及在全国乃至国际间开展教育创新。

问题讨论

- 鉴于医疗保健及教育系统的快速改变以及护士的持续短缺，你预计在未来 5～10 年护理教育将发生什么变化？
- 过去有哪些改变护理教育的策略起了作用？它们是如何应用于当今护理教育的必要改革？过去有哪些教训使护理无法推进其教育进程？当今的护理教育者如何利用这些教训来实现变革？

学习活动

学生学习活动

将本文中的信息综合到"梦想护理学院"。制定一个课程计划，培养在 10 年后从事临床实践的护士。记住，护理实践及临床环境到时将有所不同。让你的想象力尽情驰骋吧！

教师发展活动

召开一次专注于头脑风暴的教师会议，让创造性思维自由驰骋。列出今后 5～10 年开展临床实践的理想护士的特征。研究这些特征，并决定如何开发一个计划以提供培养这种护士所需的教育。关注创造力以及学习的新理论。将这些想法与您现有的课程进行比较。如何将之转变成您的设想，并且仍然符合认证及专业标准和准则？

参考文献

American Association of Colleges of Nursing. (2004). *AACN position statement on the practice doctorate in nursing*. Retrieved from http://www.aacnnursing.org/Portals/42/News/Position-Statements/DNP.pdf

American Association of Colleges of Nursing. (2014). Defining scholarship for the discipline of nursing. Retrieved from http://www.aacnnursing.org/News-Information/Position-Statements-White-Papers/Defining-Scholarship

American Association of Colleges of Nursing. (2017a). Degree completion program for registered nurses: RN to master's degree and RN to baccalaureate programs. Retrieved from http://www.aacnnursing.org/News-Information/Fact-Sheets/Degree-Completion-Programs

American Association of Colleges of Nursing. (2017b). DNP fact sheet. Retrieved from http://www.aacnnursing.org/Portals/42/News/Factsheets/DNP-Factsheet-2017.pdf

Auerbach, D. I., Buerhaus, P. I., & Staiger, D. O. (2015). Do associate degree registered nurses fare differently in the nurse labor market compared to baccalaureate-prepared RNs? *Nursing Economics, 33*(1), 8–12, 35.

Boyer, E. L. (1990). *Scholarship reconsidered: Priorities of the professoriate*. Princeton, NJ: The Carnegie Foundation for the Advancement of Learning. Retrieved from http://depts.washington.edu/gs630/Spring/Boyer.pdf

Giddens, J., Keller, T., & Liesveld, J. (2015). Answering the call for a bachelors-prepared nursing workforce: An innovative model for academic progression. *Journal of Professional Nursing, 31*, 445–451

Gladwell, M. (2002). *The tipping point. How little things can make a big difference*. New York, NY: Little, Brown.

Haskins, S., & Pierson, K. (2016). The impact of the bachelor of science in nursing (BSN) degree on patient outcomes: A systematic review. *Journal of Nursing Practice Applications & Reviews of Research, 6*(1), 40–49.

Institute of Medicine. (2010). *The future of nursing: Leading change, advancing health*. Washington, DC: National Academies Press.

Looyestyn, J., Kernot, J., Boshoff, K., Ryan, J., Edney, S., & Maher, C. (2017). Does gamification increase engagement with online programs? A systematic review. *Public Library of Science One, 12*(13), 1–19.

Montenery, S., Walker, M., Sorensen, E., Thompson, R., Kirklin, D., White, R., & Ross, C. (2013). Millennial generation student nurses' perceptions of the impact of multiple technologies on learning. *Nursing Education Perspectives, 34*(6), 405–409.

Murphy, M. P., Staffileno, B. A., & Carlson, E. (2015). Collaboration among DNP- and PhD-prepared nurses: Opportunity to drive positive change. *Journal of Professional Nursing, 31,* 388–394.

National League for Nursing. (2016). *NLN research priorities in nursing education 2016–2019.* Retrieved from http://www.nln.org/docs/default-source/professional-development-programs/nln-research-priorities-in-nursing-education-single-pages.pdf?sfvrsn=2

Njie-Carr, V. P. S., Ludeman, E., Lee, M. C., Dordunoo, D., Trocky, M. M., & Jenkines, L. S. (2017). An integrative review of flipped classroom teaching models in nursing education. *Journal of Professional Nursing, 33*(2), 133–144.

Oermann, M. H., Lynn, M. R., & Agger, C. A. (2016). Hiring intentions of directors of nursing programs related to DNP- and PhD-prepared faculty and roles of faculty. *Journal of Professional Nursing, 32*(3), 173–179.

Rodriguez, K. G., Nelson, N., Gilmartin, M., Goldsamt, L., & Richardson, H. (2017). Simulation is more than working with a mannequin: Students' perceptions of their learning experience in a clinical simulation environment. *Journal of Nursing Education and Practice, 7*(7), 30–36.

附录

案例分析

Sarah B. Keating

本附录中提供了一个虚构的个案研究，说明需求评估和基于评估而设置的课程。它包括与外部和内部框架因素相关的数据收集，这些分析基于调查结果和建议的学习计划。

本章目标

学习完案例分析后，读者能够：

- 分析两所虚构的护理学院的需求评估，考虑通过协作管理扩大其学位课程
- 确定需求评估中所有数据和其他有发展潜力数据分析之间的差距
- 在案例分析需求评估的基础上，通过改进拟提议的项目课程或开发新的项目课程来进行课程设置的实践

外部框架因素

社区描述

一所美国院校将对现有的学士学位和更高学位护理课程进行需求评估，决定是否扩大现有课程，其总部位于美国一个人口超过 100 万的大型州首府附近的一个 2 万人的郊区小镇。该美国院校是一所私立、宗派的综合性高等教育院校。该院校在文科教育方面有着悠久的历史，最近与非洲肯尼亚的一所高等教育大学建立了合作关系，并得到了同一宗教组织的支持。最近，肯尼亚大学有文学学士学位（BA）的通识教育，还有护理学理学学士学位（BScN）课程和商业和教育硕士学位，这些课程都可以线下或线上学习。两所大学合作的目的是增加学生数量，多元化招生，发展交流项目，促进国际高等教育的发展。该美国院校的总部设有几个专业学院，包括商科、教育学、工程学、护理学和表演艺术，这些专业有学士学位和硕士学位课程，还有 3 个博士学位课程，分别是教育学（PhD）、工商管理（DBA）

和护理实践博士（DNP）。本科生 8000 人，研究生 3000 人。学院现有教师 850 人，其中兼职教师 350 人。在过去的 5 年里，该院校，特别是它的专业学院，增加了在线课程的数量。

护理教师和管理人员都已经意识到国家和地区现有的和规划中的护理人力短缺、卫生保健系统的变化及其对护理人力的影响，以及基础入门护理教育学士学位有增加的趋势。事实表明，由于急症护理环境的复杂性以及初级保健和社区护士短缺，雇主更喜欢有学士学位或更高学位的护士，医学研究所（IOM，2010）《未来的护理》建议把学士学位作为专业护理的门槛。

为了满足这一需求，3 年前护理课程在学士学位课程中为注册护士们开辟了一个路径，让他们除了在校完成本科学士课程（BSN）外，还可以完全在线完成。与此同时，它将其硕士家庭开业护士（FNP）和成人/老年急救护理开业护士（AANP）高级实践课程扩展为护理实践博士（DNP）项目。大多数硕士和护理实践博士（DNP）理论课程可供在线学习，护理实践博士（DNP）作为一种完成路径对硕士高级实践护士开放。硕士课程提供给学士学位毕业后的社区健康护理（CHN）和管理（ADM）人员，以及入门级临床护理主管（CNL）项目的非护理学院毕业生。最近，申请该研究生项目的人数有所增加，有来自美国的实习护士，也有来自该院校在肯尼亚的合作伙伴的护理学理学学士（BScN）项目的毕业生。

该护理项目的临床附属机构与它的上级组织有相同的教派。该医疗机构在东非和肯尼亚拥有全国和区域的设施以及一些国际服务的医疗管理系统。这个系统能支持护理课程，为学生提供临床实践场所，并为员工和毕业后来这里的学生提供奖学金或贷款减免。最近，其他国家的医疗保健系统和与这个宗教互助组织有关联的护理项目对这个研究生课程产生了兴趣。有了这些信息，院长要求进行需求评估，以扩大护理课程，增加入门级护士的人数和（或）扩大研究生课程，提供国内外更多的高级实践护士。院长任命两位副院长担任需求评估工作组的领导。

利用评估外部和内部框架因素的指南（第 3 章表 3.1 和表 3.2），工作组开始进行需求评估。美国校区包括这个镇、附近的城市、六个主要的郊区和邻近三个县的农村地区。主校区附近的主要行业和雇主包括政府、两个替代能源制造商、一些食品加工工厂、大型内陆港口、铁路中心、火箭工程制造厂、中小学教育系统和几家服务于附近城市、郊区和农村的大型医疗系统。除了主校区的护理课程，还有一个州资助的学士学位和更高学位的护理课程。有三个州支持的社区大学护理课程，还有一个大型的大学校园医学中心的博士护理课程。除了主校区的护理实践博士（DNP）课程，附近地区没有其他的护理实践博士（DNP）课程。

全州范围的成绩测试结果显示，该市从幼儿园到高中的教育体系排在第 60% 位次。大多数学生更愿意留在当地上学，而高中毕业后继续深造的学生（40%）大部分会去当地的社区大学。55% 的郊区学生选择继续在社区大学或高等教育院校学习；然而，农村地区只有 15% 的学生在高中毕业后继续接受教育。

该地区的公共交通系统包括公共汽车和轻轨系统。三条主要公路与城市相交，为汽车行驶提供便利。这里有一个中型机场，有通勤飞机、大型航空公司的航线并连接美国铁路公司的服务。灰狗巴士在市内有一个终点站，并提供州际交通。这里的媒体有一份主要的日报，几份郊区报纸，至少 25 个广播电台，5 个主要的电视台，有线电视服务和计算机接入的电信服务。医疗方面，有 4 个主要的医疗保健系统。公共卫生诊所为没有医疗保险的人提供服务，也为加入了国家医疗保健计划的人提供服务。这个城市有一个民选的市长和市议会，而较小的合并城市则由兼职市长和由市政执行官领导的市议会来管理。各县市都选举了监事会，每个县市都有一个由州公路巡警补充的治安部门。

肯尼亚的校区位于肯尼亚最大的城市和首都郊外的一个乡村。校区在一个有点偏僻的乡村，但有完备的隔离围墙和安全系统。学校位于首都 10 英里外，每天都有班车，早上 7 点从城市出发，下午 5 点从学校出发。在其他时间，学生出行必须自备交通工具。邻近的国际大都市有一个国际机场，公共交通由小型公共汽车、巴士和火车组成。它是肯尼亚、东非和国际广播集团的媒体中心。

按照肯尼亚政府 2010 年宪法，总统为最高行政长官，在总统之下还有副总统、司法部长以及 14 名内阁部长。肯尼亚有立法机构、参议院和司法机构。这个国家被划分为 47 个郡，各郡有独立的政府，且有一定的自主权。肯尼亚的官方语言是英语（从它还是英国殖民地的时候开始），全国统一的语言是斯瓦希里语。肯尼亚人口约为 4900 万，其中 40% 的人口年龄在 24 岁以下，55% 的人口年龄在 25 ～ 54 岁。平均寿命为 59.5 岁。83% 的人口是基督徒，11% 为穆斯林，1.7% 为传统主义者，剩下为其他人口（Central Intelligence Agency，2017）。

肯尼亚的主要经济资源是农业，肯尼亚也是东非的经济和交通枢纽。旅游业是另一个吸引人的地方；然而，过去几年的恐怖主义事件导致了旅游业的下滑。由于政府的软弱，国内基础设施匮乏，阻碍了经济增长（CIA，2017）。肯尼亚的教育系统包括从 6 岁开始的 8 年制公立小学系统和 4 年制的中学系统。这个系统有两个目标，一是为 18 岁前的孩子提供教育；二是为 18 岁后继续选择接受高等教育的人提供资金。国家共有 5 所重视科学和技术的公立大学，还有其他由高等教育委员会监管的各类私立大学（Embassy of the Republic of Kenya，2017）。该市有包括该院校合作伙伴在内的三所大学可授予护理学理学学士（BScN）学位的课程，其中一所大学可授予护理硕士学位。（肯尼亚大多数的护士都有护理证书教育文凭。）

肯尼亚政府一直试图建立全民卫生保健制度，然而，目前为公民提供的保健服务落后于世界其他国家（Okech & Lelegwe，2016）。卫生保健系统的主要组成部分包括国家卫生部，又分为医疗服务部和公共卫生部。卫生机构有公立性质及区域性的私人和宗教性质，而最先进的服务则分布在各大城市和国家层面。三级国家医院、转诊医院和教学医院（NRTH）拥有一流的服务，如内罗毕的肯雅塔国立医院，其次是二级县医院，再次是初级医院。在初级之下，有保健中心、药房、妇产中心和疗养院，在基层，有村庄、家庭和家庭各级的社区保健服务。和大多数国家普遍情况一样，私人卫生机构提供最高质量的服务，而公共服务机构人满为患，特别是在农村地区（Okech & Lelegwe，2016；Turin，2010）。

初步结论

主校园区域的基础设施、潜在学生的人口基数和卫生保健服务的基础可维持现有的学校规模，并可以容纳更多的护理学生和毕业生。肯尼亚校区的基础设施可满足有发展潜力的护理项目。

人口统计学资料

与美国校区相邻的这座城市总人口超过 120 万。城市地区中按百分比计算种族分类如下：白种人占 45.3%，印第安人占 1.3%，非裔美国人占 8.6%，亚洲人占 10.9%，西班牙裔占 12.6%，种族混血占 6.3%，其他种族占 15%。年龄分布如下：19 岁及以下占 30.2%，20 ～ 34 岁占 23.0%，35 ～ 44 岁占 15.0%，45 ～ 59 岁占 15.9%，60 ～ 74 岁占 10%，75 岁及以上占 5.9%。在所有人口中，77.3% 的人拥有高中文凭，23.7% 的人拥有学士学位或以上，失业率为 5.6%，家庭年收入平均为 41 200 美元。相比之下，周边三个县的人口却大不相同。平均而言，白种人占 70%，非洲裔占 7%，印第安人占 2%，亚裔占 9%，西班牙裔占 12%，其他种族占 1%。年平均收入为 5.1 万美元，低于贫困线的家庭不到 5%。从各县的平均年龄分布来看，人口老龄化程度要高于城市水平。这些县约 23% 的居民拥有高中文凭，17% 的人拥有学士学位，31% 的人受过大学教育但没有学位。

肯尼亚人口为 4900 万，由于出生人数超过死亡人数，总体上出现了人口增长；如果向国外移民的人数继续增加，每年将减少 1.1 万人（Country Meters，2017）。肯尼亚大约有 8 个非洲民族，他们在农村地区和他们居住的地方使用各自的语言。除非洲部落外，还有亚洲、阿拉伯和欧洲的部落。校区附近这个多元文化的国际大都市的人口超过 350 万。一半的人口生活在贫民区，另一半人住在高收入住宅区或较好的住房里，随着经济增长，新的公寓建筑不断增多，中产阶级群体也随之扩大。

肯尼亚的失业率很高（40%），尤其是为寻求更多就业机会的年轻族群，导致了移民率很高。肯尼亚的主要就业领域包括出口肯尼亚茶叶、咖啡、水果和蔬菜、旅游服务业、电信以及开采纯碱、盐、黄金、宝石的采矿业。农村和城市地区的贫困程度仍然很高，例如，内罗毕 2/3 的人口生活在贫民区。如前所述，儿童须从 6 岁开始进入公立学校，直到 18 岁左右结束中学教育。然而，家长必须支付书本、日用品、校服和交通费用，这对穷人是一个不小的负担，因此从小学到中学的辍学率居高不下。由于实行强制基础教育制度，全国识字率为 87%，女性受教育率有所提高。

初步结论

总体而言，美国校区周围的人口正在增长，经济也比较稳定，其多元的种族人口符合本课程提高学生文化多样性的目标，其中，很大比例的人接受过高中以上的教育，他们有可能成为本项目的学生、教师和工作人员。而肯尼亚的情况则截然不同，年轻人的移民率很高，提供潜在学生的中学教育的完成率很低。由于缺乏可用的项目和财政支持，人们接受高等教育的机会非常有限。

政治环境和政体

美国主校区所在的镇有一个镇长和一个镇议会，同样，所在的市有一个市长和市议会。民主党是控制这个镇和这个市的政党。相邻的县有县长和较小城市的议会政府，县政府的监事会主要由共和党人组成。对政治环境的研究表明，虽然目前没有重大的卫生问题，但理事机构和政治行动团体的主要成员意识到护理项目的重要性及其在为本地区医务人员建设方面的作用。远程教育主任认为，大多数市县的人们都知道媒体宣传活动的学校。远程教育通常在新学期开始前一个月在电台和当地报纸上发布广告。这位主任还描述了他在市议会高等教育委员会中的角色，这让他有机会见到社区中其他重要的教育工作者，根据他的整体印象，该机构在社区中的声誉和服务质量有了很大的提高。

虽然学校的董事会在政府中只有一个代表，但校长会定期与市议会和监事会的特设委员会开会，讨论高等教育问题。他告诉调查团队，学校在当地享有很高的声誉（学生为当地经济提供收入），作为一个高质量的私立教育机构，其教师经常被邀请为公共问题顾问。

肯尼亚的护理学院院长分享了他和药学院院长在教师队伍管理（教师评议会）方面担任

的职务,他们还担任学术顾问委员会副主席。在全国范围内,护理很受尊重,尽管主要的护理人员多为证书教育文凭,但现在准备参加护理学理学学士学位(BScN)和硕士学位学习的人越来越多了。肯尼亚法律允许在经过国家委员会的审查和许可后的注册护士独立执业。校长十分清楚社会对护士的需求,作为高等教育委员会的顾问委员会成员,和其他委员会成员一起研究今后如何提高对护士的各项要求。他是肯尼亚国家高等教育委员会的顾问委员会成员,该委员会为肯尼亚所有的私立高等教育机构提供认证。(公共机构不需要获得该委员会的认证。)通过其成员身份,他了解政府决策的变化和相关问题,以及可能影响该机构的政治环境,同时,他也能对高等教育的决策产生一定的影响。

初步结论

　　教师团队得出的结论是,政体的主要成员以及美国校本部所处的公共环境认可该教育机构的质量并熟悉其教学项目。两家教育机构的校长和美方的教育拓展主管在推动该社区的大学事业方面扮演着重要角色。护理项目在肯尼亚的大学受到尊重,院长在学校里位高权重。在肯尼亚,护理是一项受到全国尊重的职业,比如,护士可以独立执业。

大众卫生保健系统和居民的健康需求

　　四大医疗保健系统为所在美国城市和校本部周边地区提供服务。通过收集来自美国医院协会、全国家庭护理协会、发病率和死亡率每周报告(www.cdc.gov/mmwr/international/relres.html)的数据,州卫生部门的卫生统计数据以及地理信息详细目录(GIS inventory)地图(www.gisinventory.net/index.php?page_id = 624),将该地区的健康指标与全美和全州范围的数据进行比较。四大医疗保健系统包括一家拥有全国范围的大型非营利医疗机构,两家非营利性区域医疗保健系统负责为其注册成员提供广泛的服务,其中一家的赞助方与资助护理教育项目的所属教育机构为同一宗教组织,另一家则是原非营利性独立社区医院的联合体,合并后共享资源以节约成本。除了州政府资助的大学医疗中心外,还有一所公立医院。

　　退伍军人管理局(VA)拥有大型医疗中心,可提供涵盖所有专科的急诊护理(妇产科和儿科除外,相关服务转包给其他地区医院)、门诊服务、疗养院和康复中心。退伍军人管理局愿意聘用拥有学士学位的注册护士(RN)、拥有硕士学位和护理博士学位(DNP)的临床护理主管(CNLs)、临床专科护士、急诊护理和初级开业护士、管理者和行政人员。退伍军人管理局为该地区的本科生和研究生提供临床实践场所,并鼓励医护人员利用业余时间和教育津贴继续深造,尤其支持拥有硕士学位的临床护理主管(CNL)项目,且聘用大量的毕业生,包括行政人员和护理实践博士(DNP)担任高级执业岗位。退伍军人管理局有三家营利性机构和一家非营利性探访护士协会,负责家庭保健和临终关怀护理。大多数学区配备一位学校护士;一位开业护士和四位注册护士分配至市立监狱,而且三大主要行业都有职业保健护士。

　　大众的主要医疗保健问题与该州以及全国的发病率和死亡率的统计数据相匹配。随着人口日渐老龄化,对老年人和慢性病的卫生服务需求有望增加。该系统似乎可以满足大众的急诊护理需求。随着已投保客户的数量增加,在不久的将来需要更多的开业护士投身于初级护理服务。

　　大部分护士是拥有大专学位的毕业生。所有大型卫生保健系统都聘用临床护理专家或急诊开业护士，初级护理服务机构则聘用开业护士。大学的附属医疗中心拥有注册护士组成的护理团队，并聘用相对于其他医疗机构更多的临床护理专家和急诊开业护士。公共卫生诊所聘用具有学士学位和硕士学位的公共卫生护士，旨在从事随访、健康促进和疾病预防计划等相关工作。一些初级护理诊所则聘用开业护士。探访护士机构聘用公共卫生护士和注册护士，以提供家庭访视和临终关怀服务。据行政人员反映，他们欢迎护理专业的学生，并与地区的护理学校签订临床实习协议。附属医疗机构尤其鼓励更多的护理专业学生前来实习，并表示该项目的学生将获得优先安置。

肯尼亚的卫生保健系统采用自上而下的组织形式，卫生保健服务则按地区分布。该大学附近的城市有一家大型教学医院，提供三级医疗水平的私人和公共卫生保健服务，并为护理专业学生提供临床实践。各县提供下一级卫生保健服务；但是，护理质量显著下降。在较小的区域卫生中心，复杂的健康问题被转移至大型医疗机构，而卫生中心的重点是初级护理、咨询以及妇幼保健服务。肯尼亚只有 20% 的国民有医疗保险，一半以上的人口生活在贫困中。主要的健康问题包括疟疾、传染病、艾滋病（尽管发病率有所下降）、营养不良、孕产妇和婴儿死亡率高、卫生条件差以及缺乏能够负担得起的药物。肯尼亚卫生专业人员不足，且在全国各地分布不均（Child Fund International，2017）。

初步结论

多样的医疗保健机构为参加美国校本部护理项目的学生提供大量的潜在临床实践。护理行政人员支持扩大项目范围的想法，以增加该地区拥有学士及以上学位的护理人员数量。大众的卫生保健问题和需求并非该国所独有，并且与课程的现有内容相匹配。肯尼亚面临着严重的卫生和社会经济问题，除大都市外，三级卫生医疗机构数量有限且服务质量不佳。鉴于肯尼亚的贫困人口众多，医疗保险的人口覆盖面极低，亟需解决初级护理、妇幼保健和社区/公共卫生服务的重大保健问题，以及相伴随的护理人员短缺，迫切需要扩大护理教育机会。

学术环境的特征

在美国学校网站上进行的一项调查反映了护理项目的类型和专业方向、入学率、毕业率、执照考试［全国执照考试委员会（NCLEX）］通过率以及大多数毕业生的就业流向的情况。在该地区，三所社区大学提供护理学大专教育（ADN），而州政府资助的学校则提供入门级护理学学士学位（BSN）项目以及从注册护士到护理学学士学位（RN-to-BSN）项目。设有两个硕士专业方向：教育项目和家庭护士执业证书（FNP）项目。这三所社区大学的规模大致相同，每年总入学人数约为 150 名，并有 50 名毕业生，合格申请者人数各为 350 人，尽管它们认为申请者可能来自同一群体。绝大多数毕业生仍留在当地的急诊护理、疗养院或家庭保健机构中执业。州政府资助的学校共有 300 名参加护理学学士学位（BSN）基础课程项目的学生、60 名参加从注册护士到护理学学士学位（RN-to-BSN）课程以及 90 名研究生项目的学生。护理学硕士（MSN）执业护士课程最受欢迎，相关专业方向每年约招收 10 名学生。护理学学士学位（BSN）基础课程每年约有 65 名毕业生。其中约有 80% 毕业生留在该地区执业。护理学学士学位（BSN）基础课程的合格申请者人数为 350 人，而行政人员认为其中一些申请者可能与 ADN 课程的申请者重合。

美国大学学术健康科学中心目前设有医疗、牙科、药学和护理学等项目。这是一个研究型机构，因此设有研究型博士学位（PhD）。护理学项目的毕业生担任医学中心的研究人员和护理学院的教师。大约有 36 名学生参加该博士课程各个阶段的学习，每年大约有 10 人毕业，每年招收 8 ~ 10 名学生。

在肯尼亚校区附近的城市，有 7 所私立大学和 1 所拥有护理学学士（BScN）和护理学硕士（MSN）项目的国立大学。其中 2 所私立大学拥有 BScN 项目，它们正在竞争合作大学的申请资格。该校区与肯尼亚的一个主要城市相距约 10 英里，是一个传统意义上的校园，包括学术设施、行政机构、图书馆、文体中心以及学生公寓。该校区获得肯尼亚高等教育委员会的认证以及一家美国认证委员会的区域性认证。同时，也是一个国际校区，来自其他国家的学生可以参加该项目，其中很多学生来自与该项目赞助方宗教组织相关的国家。最近，肯尼亚政府与私立大学建立合作关系，为肯尼亚学生就读于私立高等院校提供学费支持。该机构有四个主要研究领域，包括社会研究与人文学院、科学与技术学院、健康科学学院以及工程与农业学院。其中健康科学学院设有药学院和护理学院。护理学院可授予基础护理实践领域的护理学学士学位，并获得肯尼亚国家护理委员会（NCK）认证。本科项目有 100 名学生，每年有 25 名毕业生。每年大约接到 100 份入学申请书。

初步结论

在美国，该地区有 6 个护理教育项目、3 个护理学大专（ADN）项目、2 个学士学位和硕士学位项目（包括本校区）、1 个设在本校区的护理实践博士（DNP）项目和 1 个护理博士学位项目。相关区域性项目都有数量充足、符合条件的申请人。在肯尼亚，有 3 个高层次护理学位项目与合作学校存在竞争。尽管如此，它们每年都有足够的申请人数。

该项目的必要性

美国本土校区所在的地区拥有 1450 名注册护士，其中 1250 名为已聘用工作者。四大医疗保健系统报告的空缺率为 10%，而学校、公共卫生诊所和家庭护理机构报告的职位空缺总数为 50 人。空缺人数并未计入计划在未来 5 年内退休的员工人数。除了入门级职位，护理服务项目的所有行政人员均表示，他们预计需要扩充人手，以满足不断增长的卫生保健需求和复杂性。行政人员更倾向于聘用具有学士学位的护士，并且对入门级硕士学位、从注册护士到护理学学士学位（RN-to-BSN）项目在线计划和护理实践博士（DNP）项目很感兴趣，特别是速成课程。

2012 年，肯尼亚有 4287 个医疗机构雇佣了 19 592 名护士。由于私营机构未向卫生部门报告，因此难以估计肯尼亚需要的护理人员数量（National Council，2012）。2017 年，肯尼亚的护士比例为每 10 万人中约有 80 名护士，而美国的比例为每 10 万人中约有 782 名护士（American Association of Community Colleges，2017）。

初步结论

在美国，统计数据显示入门级护理人员供不应求，对拥有学士学位的毕业生和高级执业护士的需求也不断增长。在肯尼亚，各级护理人员短缺，难以满足大众的医疗保健需求。到目前为止，这些需求与美国本土校区护理教育项目相匹配，且肯尼亚亟需所有层次的护理人员。由于肯尼亚的这所大学只开设入门级护理学学士（BScN）项目，因此有可能通过与美国本土校区的在线合作，将注册护士项目（RN）扩展到护理学学士学位（BSN）项目，甚至硕士项目。

护理职业

在美国，护理教育响应美国医学研究所（IOM）关于倡导高级护理教育的建议（2010），并遵循《可负担医疗保健法案》（U.S. Department of Health and Human Services，2017），该法案使更多的美国人享有医疗保险。根据美国护理学院协会的数据（AACN，2017），注册 BSN 的学生人数大大增加，特别是学士学位完成项目、硕士学位和护理实践博士学位项目的学生。

在美国，大约有 60% 被聘用的护士从事急诊护理工作，其余在社区医疗机构工作。大约 60% 的在职护士具有大专学位（ADN）或相关文凭，31% 具有护理学学士学位（BSN），8% 具有硕士学位，拥有博士学位的不足 1%。传闻说大多数硕士层次的护理人员担任高级行政人员（副院长）、临床专科护士、临床护理主管（CNLs）或开业护士，但很难将护理人员的学历与职位类型进行匹配。具有护理学学士学位的护士受雇于公共卫生、学校、家庭护理机构，或作为个案管理人员或行政人员。

来自《肯尼亚护理人员人力报告》（National Council，2012）的最新信息称，医院聘用了 67.9% 的护理人员，诊所聘用的比例为 17.7%，而政府管理部门的比例仅为 3.1%。在护理人员中，有 13% 接受了专科培训，79.5% 接受了基础助产士培训。尽管护士移民比例一直在下降，但在 2008—2012 年期间，仍有 1200 多名护士申请移民。护理学院的入学人数有所增加，2012 年有 4294 名学生入学，其中证书项目 278 名，文凭项目 3568 名，护理学学士（BScN）项目 400 名。2012 年，全国共有 83 个培训机构，其中约 80% 的毕业生通过了注册考试。在新注册护士中，文凭项目学生的比例占 74.2%，证书项目（参加文凭或护理学学士项目者）为 19.6%，而护理学学士（BScN）项目为 6.2%。

初步结论

在美国，地方、州和全国层面均存在护理人员短缺的问题。尽管学士及以上学位项目的入学人数有所增加，但大多数护理人员从事急救护理工作，且多为大专学历。美国目前的护理人力无法满足对学士学位和高级实践护士的需求。现有的地方护理学院无法满足当前对护理人员的需求，雇主预测未来的需求将不断增加。在肯尼亚，护理人员严重短缺，特别是拥有学士及以上学位的护理人员。尽管初级护理、妇幼保健和公共卫生亟需护理人员来满足大众的健康需求，但 70% 的护理人员从事急救护理工作，只有 17.7% 的护理人员受聘于诊所。

监管和认证要求

这项美国教育项目将于 2 年内接受大学护理教育委员会（CCNE）的重新认证审核。大学护理教育委员会（CCNE）要求开设新计划的教育项目必须在实施前后 90 天内向委员会提交实质性变更报告。这项美国护理教育项目已获得州护理委员会的批准。涉及任何许可或州认证要求的扩展项目必须至少提前 6 个月提交州护理委员会审批。委员会的指导原则包括合格的教师团队、完善的学生服务诸如图书馆设施、经批准的临床设施以及充足的教室和实验室。

肯尼亚校区的护理教育计划已获得肯尼亚国家护理委员会（NCK）的认证。肯尼亚的学校必须提交申请表和课程表副本。教授学位项目的教师必须至少具有硕士学位和 2 年的临床培训，文凭项目的教师必须至少具有学士学位、2 年的临床实践以及教育和课程设置方面的工作经历。学校必须接受检查，以确保达到有关教师人数、物理设施、交通、床位数量和床位使用率的标准。

教育项目所属的美国教育机构和肯尼亚校区均持有地区认证。新学位项目必须在第一届招生至少 6 个月前获得地区机构的预批准。审批标准与州护理委员会基本相同。除了州护理委员会的要求之外，地区机构还将检查基础设施可行性和教育效果。通常，对提案申请答复的处理时间为两个月。

初步结论

上级教育机构和护理教育项目均已获得地区和全国认证。美国本土校区护理教育项目已获得州护理委员会的认证。如果该校区的教师和行政人员对该教育项目进行修订或开设新的专业方向，或与肯尼亚方面建立合作关系，必须编写变更建议书，并且在教育计划启动前至少 6 个月将其提交至州护理委员会和地区认证机构审核。关于教育计划的说明应在启动前 90 天提交美国大学护理教育委员会（CCNE）和肯尼亚国家护理委员会（NCK）。

财政支持

评估小组将准备一份针对上级教育机构和护理教育项目的财政来源的报告和业务理由。上级教育机构拥有超过 1.2 亿美元的捐赠基金。此外，还拥有一个活跃的校友会，每年可至少筹集 200 万美元的奖学金。机构资本运营成本与每年的学杂费收入相当。它从私人和联邦政府获得数百万美元的拨款，用于科学研究和教育项目开发。护理教育项目获得针对护理实践博士（DNP）项目的联邦拨款（60 万美元）、联邦高等教育护理见习拨款（1 万美元）、从注册护士到护理学学士学位（RN-to-BSN）项目的医疗保健系统拨款（1 万美元）以及总额为 500 万美元的奖学金。财政援助项目包括针对所在州的贫困学生学费援助项目、联邦政府资助的勤工俭学项目和见习项目、护理专业贷款项目，以及一家医疗机构设立的可免除贷款项目，后者适用于同意在毕业后为该医疗机构工作 2 年以上的学生。此外，还有多项私人奖学金可供所在州以外的护理专业学生申请。位于肯尼亚的大学通过宗教组织获得相当于1000 万美元的捐赠基金。肯尼亚大都市地区的行业机构为农业、工程和商科的学生提供学费支持。作为实习基地的医疗保健机构为护理专业的学生提供三项全额奖学金。

美方监理专员负责确保教育机构出具一份有关护理教育项目的商业计划书，以计算启动成本和扩展项目的经济效益，并且与肯尼亚方面的监理专员分享相关信息。如果该教育项目具有经济合理性，则相关机构将提供启动成本。四大医疗保健系统向评估小组表示，它们将继续提供临床场所，并且能够为护理专业的学生提供奖学金或贷款。附属医院设有实验室供学生练习临床技能，并且学生对奖学金项目或毕业后签订 2 年合同即可免除贷款相当感兴趣。

肯尼亚护理学院院长表示，他将为护生寻找一些额外的资源，如卫生部以及提供临床实习的教会医疗保健系统。他还提到，肯尼亚政府最近针对私立高等教育机构的学生推出了学费援助项目。

初步结论

美国和肯尼亚的上级机构和护理项目在财务方面是稳定的。如果扩展该项目的决定得以实现，校本部承诺给予商业计划启动资金和专业咨询。除了传统的经济资源，两国的医疗保健系统都有潜在的收入来源与支持，并且最近肯尼亚政府针对私立院校的学生推出了学费援助项目。

内部框架因素

上级学术机构的简介和组织结构

高校护理教育委员会（CCNE）和护理委员会的最新认证报告、地区认证报告以及肯尼亚全国委员会（National Council of Kenya，NCK）的报告提供了包含大学和学院的组织结构在内的描述。护理学院与科学系共用办公室、教室和部分实验室。此外，护理学院还有一个临床技能实验室、一个低仿真模拟实验室和一个高仿真模拟实验室。护理学院是该大学的第一所专业学院，护理学专业的学生约占学生总数的 4.5%（350 名护理学士、100 名护理硕士和 60 名护理实践博士）。该大学平均每年招收 8000 名本科生、3000 名研究生。共包括 6 个学院：文理学院（招生人数占 40%）、工商管理与经济学院（20%）、计算机科学学院（10%）、教育学院（10%）、继续教育学院（4%）和护理学院。除了文理学院之外，其他学院都有研究生项目，并且教育学院只招收研究生。该大学授予的最高学位是博士学位（哲学博士、工商管理博士和护理实践博士），也授予文学学士、理学学士、文学硕士和理学硕士学位。

虽然这所大学的初衷是重点倾向于文学和宗教方向，但随着专业学院的增加，这所学校变成了综合性大学。校本部的继续教育学院提供工商管理、计算机科学和教育方面的远程教育项目，并与护理学院合作开展从注册护士到护理学士学位项目。每所学院都有一名院长，护理学院院长担任院长之职已有 12 年之久，因此在院长委员会中有很强的发言权。院长向教务长汇报工作，校长则作为首席执行官。此外，还有设有一位审计员，一位负责学生事务和招生工作的主任，以及负责人力资源、图书馆、信息服务和教学支持等事务的多位主任。

学术评议会由每个学院的两名教师代表、三名普通成员、本科生和研究生学生代表、一名校长委派人员和教务长组成。评议会主要包括：课程委员会、研究生委员会和教师事务委员会。研究生委员会中包含一位护理教师，教师事务委员由一名护士担任主席，包含一位护理学院教师。护理学院教师和课程评议委员会负责批准新的学术项目和课程修订提案。如果相关提案涉及研究生项目，则由研究生委员会审查后批准，并将提案连同建议一起报评议会。

护理学院除院长外有 40 名全职终身制教师和 15 名兼职临床教师，以及 5 名行政管理人员。师生比约为 1：11。有两名教学支持和信息系统管理员。其中一名兼职临床教师负责协调临床实习。有两位副院长，一位负责研究生项目，另一位负责本科生项目。三位协调员的护理学士学位、护理硕士学位和护理实践博士项目工作占 20% 的工作时间。兼职教师的教学角色主要是指导学生临床实习。大多数教师需要同时在本科生与研究生项目中任教，但也有部分教师因临床专业知识和理论基础水平不同而主要负责其中之一。75% 的全职终身教师拥有博士学位，目前有 3 人正在攻读博士学位。护理学院每月开会一次。主要包括四个主要委员会：课程委员会、研究生委员会、同行评价委员会和学生事务委员会。所有的项目和课程修订必须通过相应的护理委员会审批，经由全体教师通过，并由院长进行最终的行政审查和批准。审批通过的提案报送到适当的委员会，由该委员会向评议会提出建议，投票决定批准或不批准。评议会批准后，教务长再完成最终审查，最后向校长提出建议。

肯尼亚护理学院院长展示了其大学和护理学院的组织结构图。与美国校本部一样，这所大学作为一所私立的教会学校在该地区享有很高的声誉，并且获得了在学术界享有很高声誉的肯尼亚高等教育委员会（Commission On Higher Education In Kenya）以及美国的地区认证。该大学共有 6000 名学生（5500 名本科生和 500 名研究生），护理学专业学生占总人数的 2%（100 名），药理学专业学生占 3%，卫生与公众服务专业学生占 5%，社会研究与人文学院学生占 25%，理工学院学生占 20%，农业与工程学院学生占 50%。有 260 名全职教师和 40 名兼职教师。护理学专业有 10 名全职和 5 名兼职教师，师生比例约为 1∶8。兼职教师负责学生临床教学指导。实验室有 1.5 名行政助理和 1 名临床教师协调员。所有全职教师工均有硕士学位，兼职教师拥有符合国家委员会要求的护理学士学位。全体教职员工每月开会一次，并根据项目需要分配指定的工作组。如果进行课程改革，首先由专门的委员会审查提案，对其进行完善，然后提交给教师批准。批准后再提交给大学评议会的课程委员会，由该委员会报送评议会审批。负责学术事务的副校长向校长提出建议，校长决定是否批准该项目。评议会中会有一位护理教师任职，护理学院院长也是校长顾问委员会的成员。

初步结论

两所大学在高水平文科和专业教育项目方面都享有很高的声誉，护理学院及其教师在大学中发挥着重要的作用。行政决策以及获得课程和项目批准都有明确且层次分明的沟通渠道。虽然护理学院只在整体学术课程中占很小的比例，但其他人对其评价很高。管理评议会中有护理学院的代表，护理学院院长在管理系统中也发挥着重要作用。

上级机构的宗旨、使命、哲学理念和目标

由于宗教背景，这两个护理项目的宗旨都与上级机构保持一致，均侧重于培养能够为社会和社区提供服务的富有同情心和责任心的专业人员。

初步结论

护理专业的宗旨、使命、哲学理念和目标与上级机构是一致的。

内部经济状况及其对课程的影响

两所护理学院的外部框架因素评估结果显示其财务状况都很稳定。美国的审计员将为拟议的项目制定项目论证，如果新项目启动，可能会有潜在的外部资金来源。提供赞助的宗教组织及其在美国和肯尼亚的医疗保健系统都表示有兴趣捐赠一部分启动资金和奖学金。但是，这需要教师有足够的时间来写拨款提案。据计算，两名来自美国校园的教师和一名来自肯尼亚的教师，每人需要 10% 的空余时间用于书写拨款提案。审计员提请双方院长委托各自的教务长 / 副校长，确保他们同意在美国提供总计 1 万美元、在肯尼亚提供 5000 美元的资金，供教师撰写拨款提案。

院长和教师关心的一个问题是，一旦获批就需要专门腾出时间进行课程改革。该过程将需要至少三名教师，并将花费他们约 5% 的固有工作时间来制定或修订现有课程。审计员建议院长们在提出下一年的预算时把这件事放入议事日程中。

初步结论

护理学院经济状况稳定。管理部门表示支持为项目扩展和（或）修订举行项目论证。教务长和副校长将在下学期提供资金，并让教师写拨款提案。院长将把教师用于课程改革的时间成本计入明年的预算。

机构和护理项目内的资源

由于拟议的改革或新项目既必须与现有项目的资源相匹配，又要满足距离学校较远的学生需求，因此评估小组调查了远程扩展所需的资源。校本部教室、学习与计算机实验室和教室，虽然不在美国学校的管控之下，但在规模和数量上足以满足目前在校学生的入学要求。临床实践实验室需要升级，并增加至少一个高仿真模拟人的模拟实验室。该校区的图书馆是该地区内护理与其他学科的期刊和教科书藏书量最大的图书馆之一。图书馆馆长以及信息系统和教学支持服务的管理员与团队合作，并为护理人员持续提供技术支持。

肯尼亚护理学院与大学共用普通教室，在安排授课日程方面没有任何问题。护理学院设有一间与药学院共享的科学实验室，并独立配备四张病床、模拟人和设备的技能实验室；有一个低仿真实验室，用来练习其他技能；还有一个计算机实验室，里面有 10 台医疗保健系统捐赠的计算机。该大学图书馆收藏了大量文理书籍和期刊，最近通过企业捐赠，增加了 100 多个数据库的在线访问，包括 PubMed、护理和联合卫生文献索引（CINAHL）和 EBSCO 信息服务。对于目前的本科生来说，校园提供了足够的学习实验室、教室和图书馆设施。随着医疗保健变得更加复杂，新的高仿真模拟实验室将有助于满足临床技能需求。如前所述，商学院和教育学院为学生开设了在线课程，因此构建了基于网络的学习基础设施。肯尼亚教师代表表示对基于网络的学习感兴趣，目前正在注册美国在线博士项目，并有意向探索护理与商学院、教育学院在远程教育方面合作的可能性。院长和教师会见了商学院、教育学院院长以及信息系统与教学支持管理员，分享了可能与美国校区合作以扩展项目的消息。院长们对这项提议很感兴趣，并同意在启动项目的计划到位后再次会面。

在美国，团队与注册服务主任会面，讨论招生、学生记录、咨询服务、经济援助计划以及护理学生的勤工俭学选择等。拟议的方案要求在上述所有服务的登记服务中至少增加一名工作人员。肯尼亚的教师与学生服务部门讨论了扩展护理项目的可能性，扩展项目将很大可能性以网络为基础；还将讨论额外的招生、财政援助和对数据库的在线访问。

初步结论

目前护理学校的设施和服务足以满足美国和肯尼亚的校园项目，包括美国目前的在线项目。然而，以下是扩展项目或基于网络的扩展项目需求列表。

校本部	肯尼亚校区
升级临床技能实验室	高仿真模拟实验室
高仿真模拟实验室	增加学生服务人员
增加负责基于网络的学习以及其他为 　学生服务的员工	服务基于网络项目的教师
	根据注册人数增加教师
根据注册人数增加教师	扩展基于网络的系统

潜在的教师和学生特征

团队同意在项目计划阶段以及在最初的管理阶段，为新项目配备一名全职协调员或为扩展项目增加一名教师。如果为扩展项目，将根据招生人数的不同增加额外的教师，以增加扩展项目协调员的空余时间。新教师的教育水平、临床专业知识、学术研究以及教学经验资格必须与新课程的需要、大学的期望和认证标准相匹配。如果肯尼亚的项目增加了研究生课程，则将需要硕士学位，最好是博士学位的教师。目前，肯尼亚的院长拥有博士学位，另一名教师正在攻读一所美国大学的在线课程以获得护理实践博士学位。师资规模取决于项目的选择、专业、是否预审项目以及项目的交付方式。目前，校本部师生比例为 1：11，肯尼亚为 1：8，处在可接受范围内。

与教师一样，学生群体的特点和规模取决于扩展项目或实施新项目的决定以及项目类型。因此，需要计算满足项目成本所需的临界学生数量。考虑到这些因素，该团队研究了过去 5 年的招生模式。本科生入学人数一直很稳定，然而，校本部的申请者人数下降了 5%。入门护理硕士学位项目申请者人数增加了 15%。护理实践博士项目非常受欢迎，录取率约为 20%（150 名申请者中有 30 人被录取），等待名单长达 1 年。校本部护理学士学位项目的毕业生可被护理实践博士项目优先录取，每年最多录取该类毕业生 15 人。在肯尼亚，护理学士学位的申请者人数在过去两年中略有增加且咨询研究生课程的人数也增加了。与肯尼亚护理学院建立伙伴关系将需要在两个校区增加工作人员，以协调招聘和录取活动。

初步结论

虽然目前的整体护理师生比例对两所学校都有好处，但任何新的或扩展的项目都需要依据注册人数和项目的性质聘用额外的教师和工作人员，以及项目、招生和入学服务的支持人员。申请这两个校区现有项目的人数保持稳定，但事实上，校本部研究生项目的申请人数正在增加。肯尼亚的申请者人数保持稳定，研究生项目的咨询人数有所增加。

有关需求评估的外部和内部框架因素的调查结果摘要，请参见附录表 1。

需求评估总结

基于第 3 章中评估外部和内部框架因素指南的预期结果（表 3.1 和表 3.2）所进行的外部和内部框架因素的需求评估显示，扩展项目的环境良好。护理学院的物理设施环境在美国和肯尼亚的大学均能获得良好支持，周围的社区也有资源可供学术使用。这两所大学持有美国地区认证，且肯尼亚大学还获得了肯尼亚高等教育委员会的认证。这两所护理学院都是全国认可的：在美国由 CCNE 认证，在肯尼亚由 NCK 认证。护理学院在校本部受到高度重视，其宗旨与使命与上级机构的相匹配，该项目的管理者和教师在校园和社区中都拥有具备影响力的职位。由于机构领导和教师的努力，大学和护理学院获得了更广泛的政治支持。

由于申请人数众多，来自邻近护理学院的竞争似乎微不足道，而美国对护士和博士项目的需求使得有可能从其毕业生中提供师资。美国教育项目的潜在申请者反映了多样化的人口，肯尼亚的申请人群比较稳定，但入门级学士学位项目的人口基数很小。卫生保健系统表明需要具备学士学位和更高学位的护士，并继续为这两所护理学院提供支持。肯尼亚的卫生保健需求非常高，护士短缺。此外，由于大多数护士都是中专文凭，因此需要为现有的护士提供学位项目。肯尼亚有商业和教育领域硕士项目经验，所以有在线合作项目的潜力。RN-BSN、硕士和博士学位项目都是线上的。

附录表 1 案例研究需求评估分析：外部和内部框架因素及决策

外部框架因素	结果			结论
	积极	消极	中性	
社区描述	家庭地区的规模、位置和基础设施在潜在地扩大；肯尼亚 BScN 项目的基础设施是支持性的，有增长的潜力			积极 美国的社区定位和支持系统，包括在线项目，可以容纳项目的扩大；肯尼亚项目有基础设施支持
人口统计	美国有足够地多样化的区域申请人群，经济稳定；美国有一批潜在的教师和工作人员；肯尼亚 BScN 的申请人群资质较好	在肯尼亚，中学毕业率很低，其中，受过教育的青年移民率很高		积极 家庭校园和肯尼亚的申请人群资质较好；美国该地区人口多样化；美国有一批潜在的教师 消极 肯尼亚扩大的 BScN 项目的潜在申请人群尚不确定
政治环境和政体	上级机构和肯尼亚校园各自社区得到认可；来自两个校区的领导职位的代表在社区均有颇具影响力的人脉			积极 护理项目及其上级机构在其社区中都受到尊重；两个地方的领导者的关系是有影响力的和良好的
卫生保健系统和居民的健康需求	多样化的卫生保健机构可提供学习经历；护理管理人员喜欢和支持 BSN 或更高学位的项目；卫生保健需求与课程内容匹配；肯尼亚迫切需要扩大护理教育	肯尼亚居民面临多重健康和社会问题		积极 卫生保健系统是支持性的，为学生提供了许多学习机会；卫生保健需求与现有课程相匹配；迫切需要护士来满足肯尼亚居民的卫生保健需求 消极 迫切需要解决肯尼亚居民的卫生保健和社会需求

（续表）

外部框架因素	结果			结论
	积极	消极	中性	
学术环境	6所美国地区的学校均有足够多样化的申请人群 肯尼亚校园只提供 BScN 项目，并有足够的申请人群			<u>积极</u> 美国有足够多样化的申请人群 肯尼亚 BScN 项目有足够的申请人群
项目需求	鉴于目前和未来的短缺，美国需要增加入门级护士 需要培养护理学学士学位及以上的护士 现有的项目供给与要求匹配 肯尼亚需要各层次，特别是具有学位的护士			<u>积极</u> 扩大后的项目可以满足地区和肯尼亚对专业的入门级和高级实践护士的需求
护理专业			在美国，学士学位及以上的护士短缺 肯尼亚护士严重短缺 肯尼亚的大多数护士都是中专层次	<u>中性</u> 正如对项目需求中所陈述，美国较高学位层次的护理人员短缺继续存在 肯尼亚护士严重短缺 肯尼亚的大多数护士是中专层次
监管和认证	上级机构和护理项目都是经过认证的		新学位项目的提案必须提交给地区认证机构和国家护理委员会	<u>积极</u> 上级机构和护理项目都是经过认证的 <u>中性</u> 如果外部和内部框架因素的评估有利于项目扩大，必须在启动前将方案提交给认证和管理机构
财政支持	财务报告显示两地的经济健康和稳定 上级机构将提供启动资金 至少有两个卫生保健系统提供财政援助		还有其他潜在的财政资源有待调查	<u>积极</u> 财务状况良好 <u>中性</u> 今后还有一些潜在资源需要进一步挖掘

（续表）

外部框架因素	结果			结论
	积极	消极	中性	
上级机构的描述和组织结构	这两所学校都受到上级机构的高度重视 组织和层次化的沟通层级对于课程批准很明确。审议会中有护理代表 院长在大学里有影响力			积极 组织结构和行政人员给予支持 院长在大学里有影响力 审议会中有护理代表
上级机构的宗旨、理念和目标	护理项目的宗旨、目的、理念和目标都与其上级机构相匹配			积极 护理项目的使命、目的、理念和目标与其上级机构相匹配
内部经济状况及其对课程的影响	这两所学校经济都很稳定 拨款申请有行政和基金支持 制定商业计划			积极 将制定商业计划 学校财政稳定 有可申请拨款的基金
机构和护理项目中的资源	目前两个校区的设施都足够 图书馆资源充足 美国有一个基于网络的系统	如果增加入门级护士项目，校园内的设施可能需要更新 可能需要增加工作人员和教师	肯尼亚有可能建立一个基于网络的系统	积极 目前两个校区的设施都足够 图书馆资源充足 美国有一个基于网络的系统 消极 如果增加入门级护士项目，校园内的设施可能需要更新 可能需要增加工作人员和教师 中性 肯尼亚有可能建立一个基于网络的系统

（续表）

外部框架因素	结果			结论
	积极	消极	中性	
潜在的教师和学生特征	生师比很好 教师是有资质的 除了校本部入门级 BSN 项目，其他项目的申请都在增加		随着项目的扩大，将需要增加教师和工作人员	积极 教师是有资质的 目前的教师比例很好 总的来说，申请率很好 中性 如果项目扩大，将需要增加教师和工作人员
总体结论				28 条积极 4 条消极 7 条中性

两家机构的财务状况均良好，并且可能有更多资源用于项目扩大。在美国，有多种助学金和奖学金可提供给护理教育项目和学生，肯尼亚的国家政府可提供学费支持，卫生保健系统也可提供奖学金。两所护理学校目前都有足够的教室、临床实验室和技术支持；然而，如果肯尼亚的项目要提供基于网络的课程，就需要连接到现有的商业和教育网络系统。目前，图书馆和教学支持系统是足够的，但是如果注册人数增加并且对技术支持的需求增加，则可能需要增加教师和工作人员。

两所大学的组织结构使得教师可以设置课程，大学的管理机构（审议会）在获得教务长（美国）或学术副校长（肯尼亚）的行政批准之前，会对提案进行审查和批准，最后由各自的董事会批准。如果教师建议扩大项目，并将与肯尼亚校园合作，该上级机构将提供开发商业案例和启动资金以表示支持。教务长和学术副主席承诺为教师提供资金，为项目设置发放补助金。

最后决定声明

根据对美国和肯尼亚护理学校周围的外部和内部框架因素的需求评估，需求评估小组建议两所学校建立伙伴关系，在美国的课程中保留可行的课程，并通过网络教育增加肯尼亚学士学位和更高学位护士的数量。

评估小组根据分析和总结，向院长提出了若干建议，供他们考虑和采取行动。为执行这些建议制定具体计划的可行性战略包括：

1. 在肯尼亚向专科毕业生开放 RN-BSN 在线项目。
   a. 肯尼亚的护理学院应该率先为肯尼亚护士提供招募和注册服务，让他们参加美国的在线项目。
   b. 美国校区提供其在线教育方面的专业知识和经验，使肯尼亚校区在其项目实施后至少承担 3 年的责任。
2. 将两个学院 RN-BSN 项目扩展为线上速成项目。
   a. 审查两所学院的本科教育项目，以确保核心概念和内容满足认证和专业标准。
   b. 审查当前的硕士项目以及注册护士硕士速成项目。
3. 面向肯尼亚 BScN 的毕业生设置线上 DNP 的高级实践路径。
   a. 如果有来自肯尼亚的学生对这个项目感兴趣，那么这个项目最多可以增加五个名额，其中至少三个名额是针对符合条件的 BScN 毕业生。
   b. 探索在孕产妇 / 儿童保健方面增设一个高级实践路径的可能性，以满足肯尼亚紧迫的卫生保健需求及其在美国的潜力。

案例研究：RN-BSN 速成项目的课程

下面介绍一个为肯尼亚专科文凭注册护士开放的美国 RN-BSN 项目，对 RN-BSN 教育项目进行了更改，以加快美国和肯尼亚学生进入 ADM 及 CHN 硕士课程。行政管理的课程是培养能够担任两国医疗体系管理职务的领导者。社区卫生护理课程培养能够提供高水平、高效率的社区 / 公共卫生护理服务的专业护士，包括对肯尼亚的护士特别有用的公共卫生科学，因为肯尼亚的农村地区、贫穷因素和基础设施不足会造成重大的健康问题。RN-BSN 项目和 RN-MSN 速成项目在以后进入 DNP 项目的路径上具有优先级。向肯尼亚护士开放 RN-BSN 项目将需要与肯尼亚的院长和教师以及两个校区的财务官员进行协商、计划和协作。为了这个案例研究的目的，下面将介绍一个线上 CHN 路径的 RN-MSN 项目的课程计划。

通过回顾两所大学和护理学院的宗旨、愿景和总体目标，发现它们很相似且足够广泛，足以涵盖现有的 RN-MSN 项目和 CHN 硕士项目的目标。整个硕士课程的结果作为学生学习成果的指南，贯穿于整个 RN-MSN 项目，并声明"硕士项目培养的护士在不断发展的复杂卫生保健系统中提供高级实践护理和跨专业领导，以预防疾病，促进健康并为各种环境中的群体、社区和人群提供照护"。

为了进入研究生阶段的课程，注册护士在完成入门级护理项目的初级课程（大专或专科文凭）后，需完成相当于高级别的 BSN 课程。注册护士的大专或专科文凭必须要进行单独评估，以确保完成初级课程或相应的课程。美国校本部与地区大专课程有衔接协议，因此大专学生毕业后可以直接转学分。对于其余的注册护士，如果发现前期基础达不到要求，则需制定个人学习计划，要么参加同等课程，要么通过美国或肯尼亚母校的考核或学习档案袋获得学分。完成前期基础的时间不应超过 1 或 2 个学期。

据计划，RN-MSN 速成项目学制 3 年，可全日制学习（也可选择兼职）。第一年（1 级）是一个学年（三个学期），学生完成相当于 BSN 项目的高级别课程。因此，项目中 1 级的级别目标与 BSN 的学生学习成果相同。这些学习成果在美国校园中已获得，与肯尼亚的 BScN 项目进行了比较，发现它们非常相似，足以得到肯尼亚护理学院、学术机构和上级机构的批准，它们还与 AACN《专业护理实践本科教育标准》（2008）一致。

RN-MSN 项目 1 级的学生将：

1. 在专业护理实践中应用人文教育和科学。
2. 在卫生保健系统中提供高质量照护和在患者安全方面发挥领导作用。
3. 提供基于证据转化的专业照护。
4. 管理信息和技术，提供高质量的患者照护。
5. 参与健康促进和疾病预防实践，以提高民众的健康水平。
6. 影响卫生保健政策、财政和法规，因为它们影响专业护理实践。
7. 通过跨专业交流和协作改善卫生保健结果。
8. 展示专业价值观，包括利他主义、自主、人类尊严、正直和社会正义。
9. 尊重专业实践的多样化，为个人、家庭、团体、社区和整个生命周期的人群提供照护。

为了达到学生学习成果，注册护士学习了许多与 BSN 项目中大三和大四学生相同的课程，然而，像 RN-BSN 项目的学生一样，这些课程是在线的，课程包括病理生理学、遗传学、健康评估、跨专业卫生保健实践——沟通与合作、护理研究概论、护理领导力、社区卫生护理理论与实践、卫生保健系统分析。实习在护士之家社区进行，在教师的监督下，由社区经批准、合格的社区卫生护理导师指导。第一个将基础课程与高级别课程连接起来的课程是一门专业的护理课程。社区 / 公共卫生护理专业的硕士课程还包括公共卫生科学、生物统计学和流行病学三门高级科学课程。完成 1 级课程后，RNs 在 MSN 项目的第 1 级别（RN-MSN 项目的 2 级）中学习 2 个学期。他们选择自己希望主修的高级实践课程，即行政管理或社区卫生护理，完成 2 级课程后，学生将进入 3 级。

注意粗体字是对社区卫生护理路径目标的调整。在行政管理路径中也有类似的调整。

RN-MSN 项目 2 级的学生将：

1. 把科学和人文的知识整合到团体、社区和人群照护中的高级护理实践。
   - 把科学、人文和公共卫生科学的知识整合到群体、社区和人群的高级护理实践中。
2. 在卫生保健机构和系统中提供护理领导力。
   - 相同
3. 参与群体、社区和人群照护中的患者安全和质量改进策略。
   - 相同
4. 把学术研究成果转化为高级实践护理。
   - 把学术和研究成果转化为社区高级实践护理。
5. 在高级护理实践中应用信息和卫生保健技术。
   - 相同
6. 倡导有利于群体、社区和人群健康的卫生保健系统改革与政策。
   - 相同
7. 参与改善群体、社区和人群健康结局的跨专业合作。
   - 相同
8. 为群体、社区和人群的临床预防和健康促进提供高级实践护理策略。
   - 相同

RN-MSN 项目 3[a] 级的学生将：

1. 把科学和人文的知识应用到群体、社区和人群的高级护理实践中。
   - 把科学、人文和公共卫生科学的知识应用到群体、社区和人群的高级护理实践中。
2. 在卫生保健机构和系统中提供领导力。
   - 相同
3. 参与群体、社区和人群照护中的患者安全和质量改进策略。
   - 相同
4. 把学术研究成果整合到高级实践护理中。
   - 把学术和研究成果整合到社区高级实践护理中。
5. 在高级护理实践中应用信息和卫生保健技术。
   - 相同
6. 制定有利于群体、社区和人群健康的卫生保健系统改革与政策。
   - 相同
7. 提供改善群体、社区和人群健康结局的跨专业合作领导。
   - 相同
8. 通过临床预防和健康促进的高级实践护理策略改善群体、社区和人群的健康。
   - 相同

[a] 这些结果与 MSN 项目的最终结果 / 目标相同。

MSN 学生的核心课程包括护理理论、研究、卫生保健系统政策、高级病理生理学、药理学和健康评估。他们的专业课程包括三门核心科学课程和三门包含临床指导的教学课程。学生在项目结束时完成 600 小时的临床实习。此外，学生还要完成一个项目作为毕业论文。下面是 MSN、CHN 路径项目的案例研究小结。

小结

教师一致认为，RN-MSN 项目的级别目标来自于学生学习成果（项目最终目标），并且以学习者为中心，包含要学习的内容；并详细说明何时完成以及完成的程度。级别目标意味着对内容的掌握，必须在每个级别的课程结束时达到，并按顺序排列。所有的目标都是可测量的，并作为设置课程目标的指南，为形成性评价（课程、师资和水平审查）和终结性评价（项目审查和认证）收集数据。

MSN、CHN 路径示例项目

1 级：护理课程（相当于护理学学士学位 BSN 项目结果）和核心公共卫生课程

第 1 学期	第 2 学期	第 3 学期
病理生理学（3）	跨专业卫生实践（3）	护理领导力（3）
专业护理（2）	实习（2）	实习（2）
健康评估（2）	卫生保健系统分析（3）	社区卫生护理（2）
实习（1）	护理研究导论（3）	实习（4）
遗传学（3）	生物统计学（3）	流行病学（3）
公共卫生科学（3）		
总学分 14	14	14

2 级：MSN 高级社区卫生护理课程

第 1 学期	第 2 学期
护理理论（3）	转化研究（3）
高级病理生理学（3）	高级药理学（3）
高级健康评估（1）	领导力与政治行动（2）
[a] 实习（2）	[a] 实习（1）
总学分 9	9

3 级：高级社区卫生护理课程

第 1 学期	第 2 学期
社区卫生护理（3）	社区卫生护理（3）
[a] 实习（3）	[a] 实习（3）
社区跨专业领导（2）	毕业论文（3）
[a] 实习（1）	
总学分 9	9

[a] 600 小时的临床实习，4 小时／学分。

问题讨论

1. 当你阅读案例研究时，你发现缺少哪些信息？你希望获得哪些额外的数据？你认为需求评估中是否存在没有必要的冗余数据信息？
2. 你认为与另一个地区、国内、国际的其他护理学院合作的利与弊是什么？

建议的学习活动

学生项目

寻找案例研究中两所护理学院可以设置的其他可能的合作项目。总结符合项目设置的数据，在数据中找到你认为需要进一步评估的不足之处。为你的选择制定一个研究项目。

教师项目

分析案例研究中的需求评估，确定为你的护理项目收集类似数据的容易或困难程度。你认为护理项目是否应该定期进行以评价为目的的需求评估，以发现未来的改革需求？为什么应该或为什么不应该？

参考文献

American Association of Colleges of Nursing. (2017). Standard data reports. Retrieved from http://www.aacnnursing.org/News-Information/Surveys-Data/Standard-Data-Reports

American Association of Colleges of Nursing. (2008). *The essentials of baccalaureate education for professional nursing practice*. Washington, DC: Author.

American Association of Community Colleges. (2017). *Nursing demographics*. Retrieved from http://www.aacc.nche.edu/Resources/aaccprograms/health/Documents/nursing_demographics.pdf

Central Intelligence Agency. (2017). The world fact book. Retrieved from https://www.cia.gov/library/publications/the-world-factbook/geos/ke.html

Child Fund International. (2017). Struggles facing the Kenyan health care system. Retrieved from https://www.childfund.org/Content/NewsDetail/2147490088

Country Meters. (2017). Kenya population. Retrieved from http://countrymeters.info/en/Kenya

Embassy of the Republic of Kenya. (2017). Education in Kenya. Retrieved from https://kenyaembassy.com/aboutkenyaeducation.html

Institute of Medicine. (2010). *The future of nursing: Leading change, advancing health*. Washington, DC: National Academies Press.

National Council. (2012). *Kenya nursing workforce report: The status of nursing in Kenya. 2012.* Retrieved from http://www.nursing.emory.edu/_includes/docs/sections/lccin/Kenya_Nursing_Workforce_Report.pdf

Okech, T. C., & Lelegwe, S. L. (2015). Analysis of universal health coverage and equity on health care in Kenya. *Global Journal of Health Science, 8*(7), 218–227.

Turin, D. R. (2010). Health care utilization in the Kenyan health system: Challenges and opportunities. *Inquiries Journal, 2*(9), 168.

U.S. Department of Health and Human Services. (2017). Key features about the Affordable Care Act by year. Retrieved from https://www.hhs.gov/healthcare/facts-and-features/key-features-of-aca-by-year/index.html#

术语释义

速成项目：项目由短期全日制的强化学习组成，可以让学生有机会花费比传统课程更短的时间来完成项目。这些项目包含了从注册护士到护理学士学位项目、从注册护士到护理硕士项目以及面向获得学士或更高学位的非护理专业学生的入门级护理学士和硕士项目。

认证：教育项目为达到国家、地区或州组织制定的基本标准或准则而获得认可的过程。尽管这是自愿的，但大多数项目都经过了认证以向消费者（学生、家长、校友和雇主）展示其质量，并满足某些经济援助和学术要求。

成人学习理论、成人教育学：一种面向成人学习的教学模式，考虑到成人的自主性、生活经历、个人目标以及对相关性和尊重的需要。

衔接协议：为确保学院和大学课程之间的等效性、支持教育流动性以及促进大专教育和学士教育项目之间学分的无缝转移而谈判达成的可更新协议（AACN，2014）。

非同步学习：在不同时间发生的学习活动。

行为主义、行为主义学习理论：一组学习理论，通常被称为刺激反应，认为学习是刺激后的特定反应（行为）。

基准：类似组织/机构中的参考点，用于比较质量并确定推动改进措施的差距。

政体：社会内官方政府背后的人民/权力。它由在社会内施加影响的人民和主要政治力量组成。

基于脑科学的学习：通过创造大脑学习效果最好的条件来增强学习，例如放松的警觉性、沉浸在复杂的多重体验中，以及积极参与有助于发展思想的体验。

临床护理主管：在微系统内的所有环境中评估、评定和协调对客户或客户群体的照护的护理硕士全能人才（AACN，n.d-a）。

认知学习理论：将学习视作一个内部过程，包括思考、理解、信息组织和意识（Aliakbari,Parvin, Heidari, & Haghani, 2015）。

概念分析/概念图：对课程中概念及其关系的详细分析，并且用箭头表示关系。

基于概念的课程：指导课程发展并使其独一无二的理论或组织课程模型；它统一了整体课程并创建了跨课程和层次的连贯方法。

建构主义、建构主义学习理论：一种学习视角，认为个人构建了他们所学和理解的大部分内容，并根据他们的信念和经验产生知识。

内容图：类似于概念图，它可以追踪特定内容在整个课程中的位置。

持续质量改进：一个旨在提供持续的评估、结果分析和组织内改进计划实施的系统。

评判性思维："提问、分析、综合、解释、推理、归纳和演绎推理、直觉、应用和创造力的全部或部分过程。评判性思维是独立和相互依赖的决策的基础"［American Association of Colleges of Nursing（AACN），2008，p. 37］。

课程框架：一个组织或概念框架，根据项目宗旨/愿景、总体目标、理念和学生学习成果指导课程计划的制定和评估，并响应专业教育标准。

课程：为实施特定的教育计划提供理念、目标和指导方针的正式学习计划。

深度学习：让学生更深入地挖掘复杂和具有挑战性的学习环境。它是有目的的，为学习者创造了新的意义。

人口学资料：描述人口特征的数据，例如年龄、性别、社会经济地位、种族、教育水平等。

远程教育：任何发生在主校区以外地点的学习经历。

护理实践博士："为最高水平的护理实践的领导者做好准备，以改善患者的治疗效果并将研究转化为实践"的博士学位（AACN，n.d-b）。

教育分类法：提供专业学习领域的术语，包括认知、精神运动、行为和情感。

教学目标（学生学习成果）：反映课程框架，并在完成护理课程后确定毕业生的具体期望或能力。

入门级硕士/普通硕士/非护理背景速成硕士/第二学位硕士课程：为非护理大学毕业生参加注册护士执照考试（NCLEX）资格做准备的项目。项目从通才学位到专业或职能角色不等。

入门级/普通课程：为学生参加注册护士执照考试（NCLEX）资格做准备的项目。项目包括文凭课程、大专学位、学士学位、硕士学位和博士学位。攻读硕士入门级项目的学生至少要获得另一个领域的学士学位。入门级项目的学生没有接受过护理方面的教育。

循证实践：基于研究并反映护理实践和研究的整体性的专科（护理）实践。

翻转课堂：学生完成课前任务并利用课堂时间开展积极学习活动的一种反向教学模式（Williams，2012）。

正式课程：一个学术学位或学科的学习计划项目。

形成性评价："评价者打算作为改进基础"的评价（Scriven，1996，p.4）。在项目或课程实施期间进行的评价。它也可以被看作过程性评价。在教育方面，这种类型的评价通常与课程或中期目标相联系。

（课程）框架因素：影响、冲击和（或）加强教育项目和课程的外部和内部因素。作为一个概念模型，它们用来收集、组织和分析对课程的设置和评价有用的信息。主要有两大类：外部因素和内部因素。

外部框架因素： 护理项目所在教育机构以外的因素。

内部框架因素： 机构内部和护理项目中影响课程的因素。

目标： 本项目对研究生预期的总体描述。描述通常是长期的，并以全局形式进行陈述。

目标导向评价： 评价是基于被评价实体的既定目标。它常用于教育并与项目或课程的既定目标、目的和教学目标（学生学习成果）紧密联系。

目标游离评价： 评价和判断某物或实体的方法。评价者对他所评价的实体（项目或课程）没有先备知识。该人员必须是评价领域和被评价实体类型方面的专家。这类评价值相对无偏差。

研究生教育： 完成学士学位后的教育，即硕士和博士学位。

人本主义、人本主义学习理论： 一种认为人性本善且具有无限增长潜力的教学和学习方法；因此它强调人身自由、选择、自主和自我实现。

混合式远程教育： 利用同步和非同步形式的混合学习。

沉浸式教学（网络沉浸式教学）： 在一学期或一学年中，学生利用标准化病人、仿真模拟人和任务训练器，来主校区进行一天或更多天的测试和参与动手练习。在这段时间里，学生们能够与教师和同伴面对面地互动。

非正式课程： 有时被称为隐性课程、辅助课程或课外活动，对学生学习产生计划性和非计划性影响。

机构认证： 对整个学院、大学或技术机构运作和效率的全面审查。为州强制规定或机构使命提供了指导审查。

学习： "行为［知识、态度和（或）技能］的改变可以被观察或测量，并且发生了……暴露于环境刺激的结果"（Bastable & Alt，2014，p. 14）。

大规模在线开放课程（慕课）： 对在线高等教育课程进行公开注册，并在满足一定课程要求的情况下提供部分学分。

宗旨陈述： 学校的信念是通过教学、服务和奖学金来提供课程。

M1、M2 硕士课程项目： 根据卡耐基教育机构分类的硕士项目的规模。

多元智能： 提出了七种智能结构，即身体动觉、视觉空间、语音语言、逻辑数学、音乐节奏、人际关系和内心世界（Gardner，1983）。

需求评估： 收集和分析信息的过程，这些信息可能会影响启动新项目或修改现有项目的决定。

目标： 达到项目总体目标所必需的步骤，包括对学习者的描述、可衡量的行为、时间框架、能力水平以及预期的主题或行为。

课程目标： 与课程终期和中期目标具有相同的属性，但适用于特定的课程，并与中期和终期目标相关。

　　教学目标：最高水平的学习者行为，表现出对毕业生所期望的特征、知识和技能，并与总体目标相关。关注学习者，必须包括一个可衡量的行为、一个时间框架、在能力的何种层次，以及预期的主题或行为。这些也可以定义为学生学习成果。

　　例如：某护理学院培养有能力的、富有同情心的护士临床专家和领导者，为国家和卫生保健系统的卫生保健需求服务。

　　中级目标：与课程结束时的目标具有相同的属性，但发生在教育课程的中途，通常高于第一级目标。

　　学生（个人）学习成果：所有这些目标都是学生或个人的学习成果，应该以学生为中心，并描述期望的行为（成果）。

　　例如：健康评估课程结束时，学生将呈现患者的健康评估结果，包括准确的病史、体格检查各部分所有的书面材料、现存或潜在的护理诊断列表以及后续问题和诊断的计划。

　　教育学：教学方法；虽然它最初是用于教育儿童的方法，但可以适用于所有年龄组。

　　护理哲学博士学位：学位强调护理理论和研究，并教育护士为科研工作做好准备，促进其卫生保健和护理新知识的发展。

　　私立教育机构：通过私人资金支持的机构。

　　基于问题的学习（PBL）：一种侧重于学生在实践中可能面临的临床问题和专业问题的教学机制。

　　项目批准：监管机构审查项目以确保消费者安全的过程。护理教育项目要遵守州法规的约束，通常由州护理委员会管理。

　　项目或专业认证：重点关注大型机构中某一特定项目或单位的运作和有效性（例如临床医学、护理学）。

　　公共机构：主要财政支持来自政府资金的机构。

　　质量：以"有目的、有变革能力、卓越和负责任"来衡量（Schindler，Puls-Elvidge，Welzant，& Crawford，2015，p. 8）。

　　质量保障：收集关于机构或项目如何满足其定义的标准、准则、目标和宗旨的数据的过程。

　　地域性认证机构：美国6个特定地区内7个私营自愿认证机构之一，其目的是对高等教育进行同行评估和制定标准。

　　监管：由联邦、州或省级政府机构要求的一种批准、认可或认证形式。

　　R1、R2和R3级博士课程项目：根据卡耐基教育机构分类在博士课程中进行的研究水平。

　　卫星校园：在上级机构的校外场所提供全部或部分课程的项目。虽然它们可能结合了技术和互联网，但学习仍然在教师和学生亲自参与的教室中进行。

教学学术：将教学活动应用于学术研究，包括四个部分——发现、整合、应用和教学。

模拟：允许学生参与模拟现实生活中的情景或情况的活动。

标准化病人：经过培训后可以扮演患有特定疾病的病人的个体；通常被雇用在模拟的临床环境中教授和评估学生的表现。

州监管机构：认可或批准学院、大学或按州法规在州内运作项目的机构。

学生学习成果（参见课程终期目标）：反映课程框架，并定义完成护理课程的毕业生的具体期望或能力。

终结性评价：一种利用形成性评价的结果对项目进行评估的整体方法（Scriven，1996）。终结性评价在项目结束时进行，并衡量最终结果。

同步性：同时进行的学习活动。

基于团队的学习：一种结构化的、主动的学习策略，包括三个关键阶段，即课前准备、准备保证过程和应用。

全面质量管理：对教育项目进行持续评估，在发生错误时进行纠正，从而提高项目的质量。

转化科学：研究成果被转化并应用于实践。

本科教育：从大专学位（传统上为 2 年）到学士学位（传统上为 4 年）的高等教育。

虚拟学习环境（VLE）：在网络空间中在线提供的教育项目。

愿景描述：以愿景为导向的描述，反映机构对未来方向的计划和梦想。

基于网络的学习：在线提供教育，学生通过计算机与教师和其他学生互动。

参考文献

Aliakbari, F., Parvin, N., Heidari, M., & Haghani, F. (2015). Learning theories application in nursing education. *Journal of Education and Health Promotion*, 4(2). doi:10.4103/2277-9531.151867

American Association of Colleges of Nursing. (n.d.-a). Clinical nurse leader toolkit. Retrieved from http://www.aacnnursing.org/Education-Resources/Tool-Kits/Clinical-Nurse-Leader-Tool-Kit

American Association of Colleges of Nursing. (n.d.-b). Developing a DNP program tool kit. Retrieved from http://www.aacnnursing.org/Education-Resources/Tool-Kits/DNP-Tool-Kit

American Association of Colleges of Nursing. (2008). *The essentials of baccalaureate education for professional nursing practice*. Washington, DC: Author.

American Association of Colleges of Nursing. (2014). Articulation agreements among nursing education programs. Retrieved from http://www.aacnnursing.org/News-Information/Fact-Sheets/Articulation-Agreements

Bastable, S., & Alt, M. (2014). Overview of education in health care. In S. Bastable (Ed.), *Nurse educator: Principles of teaching and learning for nursing practice* (4th ed., pp. 3–30). Burlington, MA: Jones & Bartlett.

Boyer, E. L. (1990). *Scholarship reconsidered: Priorities of the professorate*. Princeton, NJ: The Carnegie Foundation for the Advancement of Learning. Retrieved from http://depts.washington.edu/

gs630/Spring/Boyer.pdf

Candela, L. (2016). Theoretical foundations of teaching and learning. In D. Billings & J. Halstead (Eds.), *Teaching in nursing: A guide for faculty* (5th ed., pp. 211–229). St. Louis, MO: Elsevier Saunders.

Ervin, N. S., Bickes, J. T., & Schim, S.M. (2006). Environments of care: A curriculum model for preparing a new generation of nurses. *Journal of Nursing Education, 45*(2), 75–80.

Gardner, H. (1983). *Frames of mind*. New York, NY: Basic Books.

Schindler, L., Puls-Elvidge, S., Welzant, H., & Crawford, L. (2015). Definitions of quality in higher education: A synthesis of the literature. *Higher learning research communication, 5*(3), 3–13.

Scriven, M. (1996). Types of evaluation and types of evaluators. *Evaluation Practice, 17*(2), 151–161.

Williams, C. (2012). Flipped class method gaining ground. *District Administration, 48*(1), 64.

中英文专业词汇对照表

A

accelerated programs	速成项目
accreditation	认证
adult learning theory	成人学习理论
articulation agreements	衔接协议

B

behaviorism	行为主义
behaviorist learning theory	行为主义学习理论
benchmark	基准
brain-based learning	基于脑科学的学习

C

clinical nurse leader	临床护理主管
cognitive learning theory	认知学习理论
concept analysis/mapping	概念分析 / 概念映射
concept-based curriculum	基于概念的课程
constructivism	建构主义
constructivist learning theory	建构主义学习理论
content mapping	内容图
continuous quality improvement（CQI）	持续质量改进
course objectives	课程目标
critical thinking	评判性思维
curricular framework	课程框架
curriculum	课程

D

deep learning	深度学习
demographics	人口学资料
distance education	远程教育
doctor of nursing practice（DNP）	护理实践博士

E

educational taxonomies	教育分类系统
end-of-program objectives	教学目标（学生学习成果）
entry-level master's/generic master's/accelerated master's for nonnurses/second-degree master's programs	入门级硕士 / 普通硕士 / 非护理背景速成硕士 / 第二学位硕士课程
entry-level/generic program	初级 / 普通课程
evidence-based practice	循证实践
external frame factors	外部框架因素

F

flipped classroom	翻转课堂
formal curriculum	正式课程
formative evaluation	形成性评价
frame factors	（课程）框架因素

G

goal	目标
goal-based evaluation	目标导向评价

goal-free evaluation	目标游离评价	**Q**	
graduate education	研究生教育	quality assurance	质量保障
H		**R**	
humanism	人本主义	regional accreditation agency	地域性认证机构
humanistic learning theory	人本主义学习理论	**S**	
hybrid distance education	混合式远程教育	satellite campuses	卫星校园
I		scholarship of teaching	教学学术
informal curriculum	非正式课程	simulation	模拟
institutional accreditation	机构认证	standardized patients	标准化病人
internal frame factors	内部框架因素	state-regulatory agencies	州监管机构
L		student learning outcomes	学生学习成果
level（intermediate） objectives	中级目标	student（individual）learning outcomes	学生（个人）学习成果
M		summative evaluation	终结性评价
massive open online courses （MOOCs）	大规模在线开放课程 （慕课）	**T**	
multiple intelligences	多元智能	team-based learning	基于团队的学习
N		total quality management	全面质量管理
needs assessment	需求评估	translational science	转化科学
O		**U**	
objectives	目标	undergraduate education	本科教育
P		**V**	
pedagogy	教育学	virtual learning environment （VLE）	虚拟学习环境
private educational institution	私立教育机构	vision statement	愿景描述
problem-based learning（PBL）	基于问题的学习	**W**	
program approval	项目批准	web-based learning	基于网络的学习
public institution	公共机构		